U0203196

总主编 董尚朴

"医学衷中参西录"
临证助读系列

医案分册

主编 董尚朴
副主编 倪磊 吕金仓
编委 张明泉 刘淑彦 董 石
董君凡 张暖 焦玲霞

人民卫生出版社

图书在版编目（CIP）数据

《医学衷中参西录》临证助读系列．医案分册/董尚朴主编.—北京：
人民卫生出版社,2016

ISBN 978-7-117-21714-9

Ⅰ.①医… Ⅱ.①董… Ⅲ.①中国医药学-中国-现代②医案-汇
编-中国-现代 Ⅳ.①R2-52

中国版本图书馆 CIP 数据核字（2016）第 074794 号

人卫智网　www.ipmph.com　医学教育、学术、考试、健康,购
　　　　　　　　　　　　　书智慧智能综合服务平台
人卫官网　www.pmph.com　人卫官方资讯发布平台

《医学衷中参西录》临证助读系列　医案分册

主　　编：董尚朴
出版发行：人民卫生出版社（中继线 010-59780011）
地　　址：北京市朝阳区潘家园南里 19 号
邮　　编：100021
E - mail：pmph @ pmph.com
购书热线：010-59787592　010-59787584　010-65264830
印　　刷：三河市尚艺印装有限公司
经　　销：新华书店
开　　本：710×1000　1/16　印张：15　插页：4　字数：269 千字
版　　次：2016 年 6 月第 1 版　2016 年 6 月第 1 版第 1 次印刷
标准书号：ISBN 978-7-117-21714-9/R · 21715
定　　价：33.00 元

打击盗版举报电话：010-59787491　E-mail：WQ @ pmph.com
　（凡属印装质量问题请与本社市场营销中心联系退换）

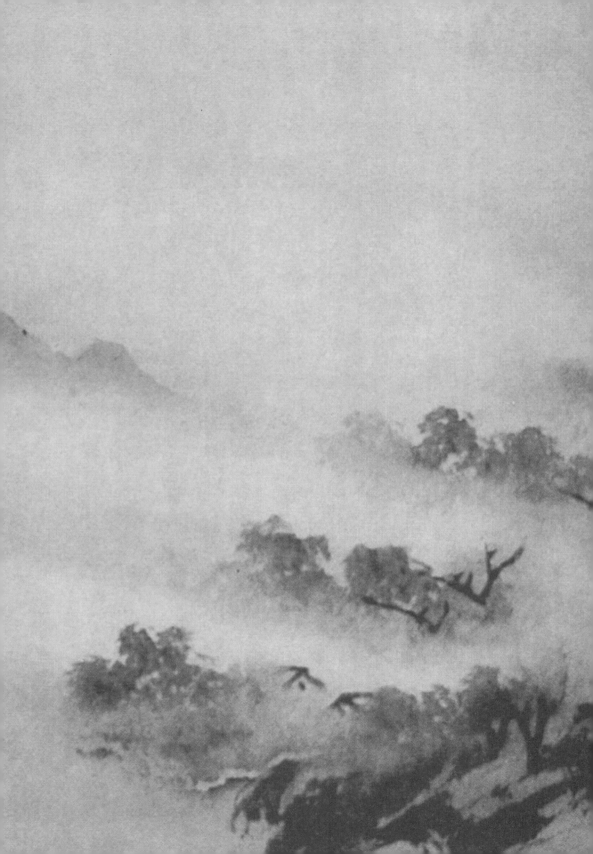

编写
说明

《医学衷中参西录》共 8 期。

第 1 期 1918 年出版。 第 2 期、第 3 期 1919 年先后出版。 1920 年将前三期合编（《处方学》），分上、下 2 册各 4 卷共 8 卷出版，印行 3 版。 第 4 期（《药物讲义》）1924 年 1 册 5 卷出版，印行 4 版。 第 5 期（《医论》）1928 年分上、下 2 册共 8 卷出版，印行 3 版。 1929 年第 6 期（《医案附诗草》）1 册 5 卷出版，印行 2 版。以上 6 期多次版行中，张锡纯多次增删，内容变化较大。 第 7 期（《伤寒讲义》）1 册 4 卷是张锡纯逝世后，其子张荫潮整理，1934 年出版，印行 2 版。

1935 年后，以上 7 期共 30 卷，又多次再版发行，每次都经过其子张荫潮、其孙张铭勋及门生好友等校订。

1957 年，经河北省卫生工作者协会审定，河北人民出版社分 3 册出版全书。其中，张铭勋献出张锡纯遗稿（《医话拾零》与《〈三三医书〉评》）作为第 8 期编入，并撰写了《先祖锡纯公传略》。 该次审定采用各期最后版本校勘、标点，但删改了与医学无关紧要的文字。 1974 年出版了上、下 2 册的修订本，1977 年出版了合订本。

1985 年河北科学技术出版社出版上、中、下 3 册本，除因篇幅较长，未收第 6 期第 5 卷《种菊轩诗草》外，收入全部内容，文字依其旧貌，各期均以最后一版为底本，参考其他版本校点。

本次"《医学衷中参西录》临证助读系列"注评本，内容、文字以河北科学技术出版社 1985 年版为底本，仍未收入第 6 期第 5 卷《种菊轩诗草》，同时参考其他版本进行了校订，并保持各期各卷独立完整性，分为《药论分册》《方论分册》《医案分册》《医论分册》《伤寒论分册》共 5 册出版。

编排方式，《医学衷中参西录》原著文字采用宋体字，其自注文字、处方药物剂量和炮制法均排小字。 我们所做的字词注释排在文内、用括号分开，学术评析按语排在文后，均采用楷体字；知识和思路提点排在翻口侧，采用仿宋体字。

原文中异体字，一律使用目前通行的规范字，如疫与痠、寖与浸、煖与暖等，用后者。

原文中词汇在各个时期有不同写法，一律使用目前通行的规范写法，如烦燥与烦躁、迟顿与迟钝、（言语）蹇涩与謇涩等，用后者。

原文中中药名称与目前《中华人民共和国药典》（2015 版）名称同音不同字者，一律使用目前通行的规范写法，如黄耆与黄芪、蝉退与蝉蜕、鸭蛋子与鸦胆子、栝楼与瓜蒌等，用后者。

编者

2016 年 3 月 1 日

前言

　　1931 年出版的"《医学衷中参西录》第六期"，凡 5 卷。第 1~4 卷为张锡纯医案，名"志诚堂医案"，第 5 卷为张锡纯诗词唱酬作品，名"种菊轩诗草"。

　　本《医案分册》即是第六期第 1~4 卷医案部分。书中分 4 卷 20 门记载 138 例病案，每例按照病因、证候、诊断、处方、方解、复诊、效果、说明、或问等项目叙述或阐释，记录完整，论说详细。

　　病案以内科病为主，兼有妇科、产科、儿科、外科、五官诸科，既有外感，也有内伤，既有疑难顽症，也有急重危候。人物缘由，诊治过从，用药始末，真实可信。展现了张锡纯精深的学术造诣，丰富的临床经验，仁慈的大医胸怀，智巧的诊疗风格。

　　张锡纯所处的时代，距今虽不辽远，但行文多属文言句式，词语半文半白。而且他对传统中医药理论、知识的理解与把握，和当今通行的认识有不同之处。更何况他对人的生理，疾病的病因、病机，诊断的方法，方药的效能等等方面，有着深入的探究、体悟和独特的见解。因而，今天阅读和学习他的著作，也常常颇费琢磨。

　　基于此，我们对张锡纯医案中的生僻字词做了注释，对一些医药术语和理论知识，做了说明，对其独特的学术思想，诊疗思路、方法、方药、技术等，做了分析、阐述、评议。力求尊重原著，简明扼要，深入浅出，帮助理解。

　　限于水平，我们所做的注释、评析等，难免有疏漏、不足、失当、错误之处，难免有失敬先哲，唐突名著之嫌。欢迎批评，恳请指正，以利于张锡纯学术发扬光大，造福民众。

董尚朴

2016 年 3 月 1 日

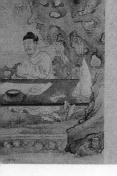

学过点儿中医的人，大都知道中国近代有一个中西医汇通学派，有几位代表医家，其中尤为卓著的是张锡纯，他的著作叫《医学衷中参西录》。这都是教材和读物里常常写着的。

张锡纯（1860~1933）先生，字寿甫，河北省盐山县张边务村人。他外祖父刘锡论，字纯嘏。《诗·小雅·宾之初筵》曰："锡尔纯嘏，子孙其湛。"他的大名看来是和姥爷的名字相关的。

先生生当国势衰颓，民生凋敝的时代，但家境尚可吧？至少自做过迁安县训导的高祖父张宗禹字绍庭者起，曾祖父张云汉字汝霞，祖父张菜字友三，父亲张彤元字丹亭，代代习儒，都是饱读四书五经之类，贡生庠生之类，舞文弄墨的读书人。先生幼受庭训，备考科举近三十年，后承乃祖乃父之业，教书训蒙也近三十年，对中国传统文化，自然是耳濡目染，寝馈其中了。亲炙门生张坤的《盐山名医张锡纯先生事略》说他"于六经诗文、天元数学，皆精研深究，尤邃易理"，应该不是虚饰之言，可见其造诣之深。用当今的话说，国学根底珊珊的。这对于学习中医是极有帮助的。

先生祖父、父亲都博通医术，并且"垂训来兹，谓凡后世子孙，读书之外，可以学医"。先生家学渊源，做学生时兼学医学，做教员时也兼授医学。他自述"广求方书，远自农轩，近至国朝著述诸家，约共搜阅百余种"。古往今来，源流本末，这么大的范围，真可谓"众里寻他千百度"，"独上高楼，望断天涯路"了。

归去来今！闱试不第之后，先生渐渐专心致志于医学了。"绝知此事要躬行"，他十余年"临症者几无虚日"，辨证辨药，孜孜矻矻。其勤笃实验情形，张铭勋《先祖锡纯公传略》中有所例举，而先生著作中呈现在读者眼前的，也满是殚精竭虑，鞠躬尽瘁的身影。古来医谚云"千方易得，一效难求"，临床实践，是医家的第一要务吧？不然，先生贡献给世人的数以百计的效验方剂从何而来呢？又何以风行近百年而至今不衰呢？

19世纪，中国内忧外患，风雨飘摇。西风东渐，有志之士欲求科学强国，救亡图存。1897年，先生年近40岁自学代数、几何又及物理、化学、生物学等，成为1904年科举废除后盐山唯一能讲授代数、几何的教员。"苟日新，日日新，又日新。"先生睁开眼睛看世界，学问由古到今至此又由中到外了。而敢为天下先的维新精神、先驱精神则使人感受到了民族和社会的希望所在。

然而，怎样对待中外之学又有着种种的不同态度。就医学而言，当时主张废除中医者有之，视西医为异端者有之。即使倡导汇通者，也各有孰为主次的差异。先生"年过三旬始见西人医书，颇喜其讲解新异多出中医之外"，但"研究功深，乃知西医新异之理，原多在中医包括之中"，因而力行汇通，命诊所为"中西汇通医社"，但汇通的方略是——衷中参西。

衷中，参西。我总觉得这是救中医于颠覆的智慧思想，是方向。昨天是，今天是，明天也是。且二者不可或缺，不可错位。但须小心，这方向也常常被有意无意、有声无声、时而貌似创新、时而俨然尊古地扭曲抑或忽视，无论是昨天、今天，还是明天。

先生说："人生有大愿力，而后有大建树……故学医者，为身家温饱计则愿力小，为济世活人计则愿力大。"愿力，原是佛教用语，即誓愿的力量，多指善愿功德之力。先生"济世活人"的"大愿力"，显然不仅仅是慈悲怜悯的菩萨心肠，而是忧国忧民、救国救民的家国情怀。他的诗句做了最好的注脚："自命生平愿不凡，良医良相总空谈。坎坷无碍胸怀阔，遭际常怜国运艰。""神州倏忽变沧桑，骤雨狂风几莫当。时事怆怀增感慨，天心搔首竟苍茫。""独有拳拳消未尽，同胞痌瘝系私衷。"他把书斋命名为"志诚堂"，就是把这"大愿力"贴成了座右铭了。张锡纯之为张锡纯，"良有以也"！

于是人们看到了一样样的建树：从戎做军医正，创办中医院做院长，著书立说筹资发行，开诊所带门徒，为医学报刊撰写文稿，办函授医校广育人才……

还有，前些天偶然浏览到先生舅舅家表兄弟的裔孙刘氏写的《张锡纯先生轶事》，说先生乳名张新，参加了1899年兴起的义和团运动。中外反动势力残酷镇压义和团时，先生避难躲在大仁村外祖父家，并在村里学堂任塾师，至今学舍仍在。还说先生帮助打算开业行医的表兄弟设计制作了药橱，药橱至今还使用着，就在黄骅镇仁村卫生院云云。这一年，先生四十岁，壮年成熟。"虽千万人，吾往矣。"反帝爱国，义薄云天！这浓墨重彩的一笔是不能落下的。还有那学舍，那药橱，也应该采取点儿什么保护措施吧？赶紧的。

然而，先生最大的建树还是中医药学的理论和经验。诸如大气下陷、升陷汤、生石膏、山萸肉、变通白虎汤、卫生防疫宝丹，不胜枚举。他影响了几代中医人，而且还将继续影响下去。高山仰止，景行行止，为民族振兴计，为民众健康计，为中医事业计，我们有责任继承、发扬、传播、普及先生的学术思想，并且也得是赶紧的。

先生不算古远，音容宛在。但时过境迁，医学理论、临床实际、语言文字都发生了一些变化，加之先生对医药又有那么多与众不同的独特见识和经验，这使得当代人特别是初学者研读先生著作有点费力了。先从小处做起，于是我们决计注释、提点、评析先生的著作，给学习、运用者提供方便。

感谢人民卫生出版社编辑的精心策划，感谢若干同好慨然担当、分头行动。我自己也虔诚敬畏地一再审读。倘若这套"助读"，能为读者学用先生著作帮一点点小忙，那就喜出望外了。

我们的修养有限，注评失当之处是难免的。在这儿，弱弱地请一句：有识之士，幸以教焉。

董尚朴

2016年3月18日

先祖锡纯公传略

先祖名锡纯，字寿甫。清咸丰十年生于河北省盐山县张边务乡。自幼聪明，稍长入学，读诗及经史百家，能过目不忘。年十余岁，先曾祖拟试帖诗课，以"天宝宫人"命题，先祖诗中有"月送满宫愁"之句，先曾祖大加称赏。稍长，于读书之暇，兼习医理，能触类旁通，于古人言外之旨，别有会心。及长，临症既多，有所悟则随时记述成篇。自立新方，亦发明其所以然之故，且附验案于后。积久成《医学衷中参西录》八卷，以后屡次重印，屡次增加，即前三期合编是也。先祖临床用药，匠心独运，往往一方中用一药至数两，或仅以一二药为方，力取其专，见效尤捷，故对于药效体验尤深。因将个人独得之秘，为前人所未道者，逐味记述，又附常用西药于后，即《医学衷中参西录》第四期是也。是时，《奉天医学杂志》《上海中医杂志》《医界春秋》《杭州三三医报》《绍兴医学报》《山西医学杂志》《汉口中西医学杂志》《如皋医学报》《新加坡医学杂志》，均先后聘先祖为特约撰述。其稿散见于各志报者甚多，后乃汇为一编，即《医学衷中参西录》第五期是也。至其临床验案，或散见于各杂志，或藏于家，汇集而成《医学衷中参西录》第六期。晚年设国医函授学校于天津，预定讲义先著《伤寒》。是年先祖已七十有四，日间诊病，夜间写稿，辛劳交加，《伤寒》稿甫成，是秋乃一病不起。先君治丧毕，整理遗稿付印，为《医学衷中参西录》第七期。先祖自幼从先曾祖读书于家，稍长即教读于乡，兼研医学。为人治病，往往力排众议，独任其责，群医束手不治之症，先祖辄以大剂生之，远近咸服其胆识。辛亥以后，从戎赴武汉。民国七年去奉天，创设立达中医院。直奉战时，由奉回乡，悬壶于沧县。民国十七年，由沧县徙居天津。先祖一生治学重实验，甘遂、细辛、巴豆、硫磺、花椒之猛，皆亲尝以验其毒性。曾记先祖服花椒二三钱，肺不能吸而胸闷，饮凉水数碗，移时始解；口嚼服甘遂一二钱，未觉瞑眩，惟泻下水饮及凝痰少许，始悟降痰之力数倍于硝、黄，而为治狂之圣药；又曾煎服麻黄八钱，以验其发散之力；又体会气功吸升呼降之法，传授多人，愈疾尤伙。各处有志之士，多列入先祖之门，其尤著者：隆昌周禹锡，如皋陈爱棠、李慰农，通县高砚樵，祁阳王攻醒，深县张方舆，天津孙玉泉、李宝和，辽宁仲晓秋……皆卓然名于时。至于当时与先祖声气相孚之挚友，如汉口冉雪峰、嘉定张山雷、奉天刘冕堂、泰兴杨如侯、广东刘蔚楚、慈溪张生甫、吴县陆晋笙诸先生，皆一时硕彦。先祖于时贤中，独心折冉雪峰先生渊博，以为不可及。先祖一九三三年八月谢世时，铭勋年方十七八，昏昧无知，所闻于先君及先祖及门诸君子者，略如是。至如先祖一生为学术奋斗之精神，及治学方针，张君方舆所撰《事略》较为详尽，附录于后。　　　盐山张铭勋述

盐山名医张锡纯先生事略

　　呜呼！ 吾师盐山张先生既殁二十一年矣！ 其独心孤诣之学，卓荦不羁之行，迄今犹在人耳目。 第恐历悠久而不彰也，于是坤谨举所知，述之如次。 先生讳锡纯，字寿甫，姓张氏。 先世由山东诸城徙居河北，遂为盐山县人。 曾祖汝霞，祖莱，父彤元，皆厚德有声庠序。 先生幼而颖悟，弱冠补博士弟子员，于六经诗文、天元数学，皆精研深究，尤邃易理。 顾性任侠好义，若不知贫富贵贱可择而取也。 丁父丧，哀毁骨立，秉遗训专心治医学，于《本经》、《内》、《难》、仲景书，寝馈有年。 其临症也，化裁古方，独出新意。 读《灵》《素》悟得大气之源，制升陷汤，能起膏肓之疾。 会西医输入，治中医者多愤慨，先生则挹其精华以翼吾道，取其药物以入吾方，不主故常，乃相得而益彰也。 辛亥革命后，应德州驻军统领黄君之聘，为军医正，移师武汉，载誉与俱。 内政部长刘君，尤器重之，民国七年设立达医院于沈阳，延先生以为之长。 中医之有院，实自此始。 西医难治之症，经先生救疗，则多立起，称之者扬溢海内。 而海内医学报刊，争列先生之名以为重。 先生与江西陆晋笙、杨如侯，广东刘蔚楚，同负盛名，为"医林四大家"；又与慈溪张生甫，嘉定张山雷，为"名医三张"。 晚年隐居天津，以著述课徒娱老。 教门弟子，力辟医不叩门之谬说。 故先生诊病，有疑义难遽断定者，辄翻书箱，或绕室往复不能休。 既有所悟，虽昏夜立命车诣病家，携药督煎，维护达旦，盖每救人于殓服已具之顷。 先生精心于医，辨症之慎，历四十余年如一日。 著述等身，而稿多散佚，行于世者有《医学衷中参西录》二十九卷，《种菊轩诗草》一卷。 先生卒于公元一九三三年农历八月八日，春秋七十有四。 其年九月，葬盐山张边务祖茔，夫人王氏祔焉。 子三：荫潮、荫沆、荫润，女一，适刘某。 孙四：铭盛、铭勋、铭凯、铭尧。 荫潮治医，胆识过人，有父风焉；铭勋好学，能席祖若父业。 先生殁时，有卢俊升者哭甚哀，众劝止，且问之。 俊升曰：我籍豫中，幼年孤苦无所依，义父怜我，抚育二十余年，为我授室，令自立门户，始得有今日。 闻者亦为泪下。 先生殁逾五年，荫潮以心疾卒。 翌年，天津洪水没其居，先生之遗书荡然尽矣，而海内求先生书者，遂不可得。 坤亲炙于先生，不敢自谓能传先生学术之百一，思先生之教泽甚深，因诠次先生之事实，翼述医学史者，有以采览焉。 　　公元一九五四年六月，弟子张坤谨述

目录

目 录

医学衷中参西录第六期

　　尝思医者济世活人之实学也。乃有半生学医，迨用之临证之际，征诸实验而仍毫无把握。此无他，"医者意也"，通变化裁之妙，原运乎一心，若不能审机观变，息息与病机相赴，纵医病皆本《灵》《素》，用药皆遵《本经》，制方皆师仲景，亦难随手奏效也。盐山张寿甫先生，素裕经猷，本怀济世深心，而遭逢不偶，遂一变方针，托医药活人，以偿其济世之初念。是以所著《衷中参西录》，自一期以至五期，医界莫不奉为金科玉律，无待仆之表彰也。今又著成《志诚堂医案》为六期。所出之书，其审病也，洞见隔垣，纤微悉彻；其用药也，化裁因心，措施咸宜。故无论证之至危、至险、至奇、至变，一经诊治，莫不立起沉疴，先生诚神明于医者哉。且自西法输入以来，中西医士恒相龃龉，而先生独博采兼收，举中医之理想、西医之实验，以互相发明。凡医理深奥之处，莫不昭然尽揭。如此汇通中西，先生以前未有也。是以医学志报，有称先生为医学革命家，当为医学开新纪元者，洵不误也。且先生书中，常发明养生之理，以辅医药所不逮。仆素读先生之书，于所论养生之处，初未知注意也，后因下焦常觉寒凉，每服补助相火之品，亦似有效，而旬余不服药则寒凉依旧，先生授以吸升呼降之法在三期敦复汤后，习之旬日，顿觉下焦元阳壮旺，始知凡经先生所发明者，皆可令人遵行。举凡欲习医者，果能于先生之书熟读深思，又何患不得真门径哉！

　　　　　　　　　通县后学李重儒澍田敬序于津沽紫竹林学舍

题词

活人事业本农黄，学富五车医更良。
考据精深追汉代，诗歌典雅重三唐。
韩康手制壶中药，抱朴心裁肘后方。
著作等身参造化，群生普济同慈航。
　　　　桓仁愚弟袁澍滋霖普敬题

先生同姓是长沙，作述当然为一家。
仲景替人欣得见，从今医界增光华。
　　　　东台后学王锡先敬题

独创奇方妙入神，农轩事业不沉沦。
从今识得真门径，化雨春风惠我深。
　　　　天津受教弟宋志良谨识

济世经纶抱未伸，安怀小试起疴沉。
良医良相原无二，书著活人字字春。
　　　　献县受业宗弟焕文云衢谨识

名著酿成万古春，中西合撰妙通神。
同胞沉疴凭公挽，的是名医第一人。
　　　　武清受业赵伯骧云卿谨识

心血结晶书等身，名山著作起疴沉。
不朽事业留天地，字字酿成万古春。
　　　　武清受业孙尚義雨亭谨识

合撰中西妙理传，名山书著活人篇。
风行寰海消炎疠，亿万苍生跻大年。
　　　　辽源受业王守信止孚谨识

医学混淆颓废年，挺生国手挽狂澜。
活人书著消灾疠，普济群生遍海寰。
　　　　青县受业张燕杰毅武谨识

医国医人理可通，良医良相本相同。
生平抱负托灵素，立德立言更立功。
　　　　沈阳受业李春元子博谨识

费尽心神五十秋，中西合撰几研究。
瑶编字字皆珠玉，普济苍黎遍九州。
　　　　邑中受业孙蕊榜香荪谨识

医界重开新纪年，中西合撰费陶甄。
功堪救世功无量，书可活人书自传。
一掬慈心同旭照，全凭国手挽狂澜。
名山著作留终古，普济群生造化参。
　　　　天津受业刘诚柱砥中谨识

例言

一、石膏为硫氧氢钙化合,宜生用不宜煅用。生用其性凉而能散,煅之则成洋灰即为鸠毒,断不可用。是以案中石膏皆生用。然又须防药房以煅者伪充,当细辨。

二、赤石脂原为陶土,津沽药房恒和以水,烧成陶瓦,以入丸散必伤脾胃。故在津沽用此药,必须加生字。然生石脂之名难登于书,是以案中石脂皆生者,而不便加生字也。

三、杏仁之皮有毒,桃仁之皮无毒,故桃仁可带皮用,取其色红能活血也。然恐药房以带皮杏仁误充,故案中桃仁亦开去皮,若真知其为桃仁,带皮用之更佳。

四、䗪虫即土鳖,曾见于《名医别录》,津沽药房竟分之为二种,若方中开䗪虫皆以光背黑甲虫伪充,必开土鳖始与以真䗪虫。是以案中用䗪虫皆开土鳖虫。

五、鲜小蓟根最能止血治肺病,而案中未用者,因药房无鲜小蓟根也。若至地邻山野,可自剖取鲜者加入肺病及吐血药中。若不识小蓟者,四期药物讲义曾详言其形状。

六、凡案中所用大剂作数次服者,用其方时亦必须按其服法方为稳妥。又宜切嘱病家如法服药,不可疏忽,病愈药即停服,不必尽剂也。

医学衷中参西录第六期第一卷

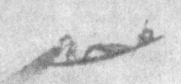

虚劳喘嗽门

虚劳证[1] 阳亢阴亏

天津南门外升安大街张媪（ǎo，老妇，对老年妇女的敬称），年九十二岁，得上焦烦热病[2]。

[病因] 平素身体康强，所禀（bǐng，承受，来自先天的）元阳独旺，是以能享高年。至八旬后阴分浸（jìn，浸渍，渗透，渐渐）衰，阳分偏盛，胸间恒觉烦热，延（延请，聘请）医服药，多用滋阴之品始愈。迨至（dàizhì，及至，等到）年过九旬，阴愈衰而阳愈亢，仲春阳气发生，烦热旧病反复甚剧。其哲嗣（敬称他人之子）馨山君，原任哈尔滨税捐局局长，因慈亲年高，于民纪（民国纪年）十年辞差归侍温清（生活寒暖）。见愚所著《衷中参西录》深相推许，延为诊视。

[证候] 胸中烦热异常，剧时若屋中莫能容，恒（常常，总是）至堂中，当户久坐以翕（xī，敛聚）收庭中空气。有时觉心为热迫，怔忡不宁。大便干燥，四五日一行，甚或服药始通。其脉左右皆弦硬，间现结脉，至数如常[3]。

[诊断] 即此证脉细参，纯系阳分偏盛、阴分不足之象。然所以享此大年，实赖元阳充足。此时阳虽偏盛，当大滋真阴以潜其阳，实不可以苦寒泻之。至脉有结象，高年者虽在所不忌[4]，而究系（究，终究；系，是；终究是）气分有不足之处，宜以大滋真阴之药为主，而少加补气之品以调其脉。

[处方] 生怀山药一两 玄参一两 熟怀地黄一两 生怀地黄八钱 天冬八钱 甘草二钱 大甘枸杞八钱 生杭芍五钱 野台参[5]三钱 赭石轧细，六钱 生鸡内金黄色的，捣，二钱

共煎三大盅，为一日之量，徐徐分多次温饮下。

[方解] 方中之义，重用凉润之品以滋真阴，少用野台参三钱以调其脉。犹恐参性温升不宜于上焦之烦

《医学衷中参西录》临证助读系列

医案分册

页边注：

[1] 也叫虚损证，是由多种原因所致的身体严重亏损，久虚不复的多种慢性衰弱病证的总称。

[2] 此病难以现代病名对应之。在今日之临床，亦见许多八九十岁的老人，症状繁多，痛苦不堪，西医束手，中医辨治效果显著，优势明显。

[3] 心中怔忡、大便干燥、脉弦硬是为辨证法眼。怔忡者为虚，便干、脉硬必是阴亏。由此可见，滋养阴津为治病延寿之法门。

[4] 老年人长期脉象结代，对生命并非危险征象，张锡纯经验，与现代临床也很吻合。

[5] 五台山一带的野生党参，称野台参。

热，又倍用生赭石以引之下行，且此证原艰于大便，赭石又能降胃气以通大便也。用鸡内金者，欲其助胃气以运化药力也；用甘草者，以其能缓脉象之弦硬，且以调和诸凉药之性也。

[**效果**] 每日服药一剂至三剂，烦热大减，脉已不结，且较前柔和。遂将方中玄参、生地黄皆改用六钱，又加龙眼肉五钱，连服五剂诸病皆愈。

按语：张锡纯已明示重用凉润之品，大滋真阴。也指出赭石降胃气、通大便、制约参性温升的作用。须知，方中玄参、生地也均润肠通便，只是较为柔和。一般来说，多数病证，但凡大便燥结数日不下者，通便常是第一考虑。气机升降，畅通无阻，才能祛邪扶正。此病下燥结即是清热，下燥结即是护阴。

每观张锡纯处方，顿觉浑然天成，料其必效。此方虽以滋补真阴为重，而补气、和胃、通降之药随之，使全方滋补而不滞涩，养阴津而不碍胃气，故能效佳。

虚劳兼劳碌过度

天津二区宁氏妇，年近四旬，素病虚劳，偶因劳碌过甚，益增剧。

[**病因**] 处境不顺，家务劳心，饮食减少，浸成虚劳，已病到卧床懒起矣。又因有讼（sòng，诉讼，打官司）事，强令公堂对质，劳苦半日，归家，病大加剧[1]。

[**证候**] 卧床闭目，昏昏似睡，呼之眼微开，不发言语，有若能言而甚懒于言者。其面色似有浮热，身间温度三十八度八分，问其心中发热乎？觉怔忡乎？皆颔（hàn，点头）之。其左脉浮而弦硬，右脉浮而芤，皆不任重按，一息六至[2]。两日之间，惟少饮米汤，大便数日未行，小便亦甚短少。

[**诊断**] 即其脉之左弦右芤，且又浮数无根，知系气血亏极，有阴阳不相维系之象。是以阳气上浮而面热，阳气外越而身热，此乃虚劳中极危险之证也。所幸

[1] 近贤蒲辅周强调，中医治病必遵《黄帝内经》"伏其所主，而先其所因"之说。张锡纯病案，对于病因之记述颇详细，读者宜细审。临证之时，也应注重对患者发病原因的探究，以使随后的处方用药有的放矢。

[2] 脉象浮芤而数，必是大虚，此为辨证法眼，更有不任重按之象，确实虚损无疑。临证诊治疾病时，虽见症繁多，而反映本质者只在几个重点症状。有时医者也难以述清，全在有心者细心体察。

气息似稍促而不至于喘，虽有咳嗽亦不甚剧，知犹可治。斯当培养其气血，更以收敛气血之药佐之，俾（bǐ，使）其阴阳互相维系，即可安然无虞矣。

[处方] 野台参四钱　生怀山药八钱　净萸肉八钱　生龙骨捣碎，八钱　大甘枸杞六钱　甘草二钱　生怀地黄六钱　玄参五钱　沙参五钱　生赭石轧细，五钱　生杭芍四钱

共煎汤一大盅，分两次温饮下。

[复诊] 将药连服三剂，已能言语，可进饮食，浮越之热已敛，温度下降至三十七度六分，心中已不发热，有时微觉怔忡，大便通下一次，小便亦利，遂即原方略为加减，俾再服之。

[处方] 野台参四钱　生怀山药一两　大甘枸杞八钱　净萸肉六钱　生怀地黄五钱　甘草二钱　玄参五钱　沙参五钱　生赭石轧细，四钱　生杭芍三钱　生鸡内金黄色的，捣，钱半

共煎汤一大盅，温服。

[方解] 方中加鸡内金者，因虚劳之证，脉络多瘀，《金匮》所谓血痹[1]虚劳也。用鸡内金以化其血痹，虚劳可以除根，且与台参并用，又能运化参之补力不使作胀满也。

[效果] 将药连服四剂，新得之病全愈，其素日虚劳未能尽愈。俾停服汤药，日用生怀山药细末煮粥，少加白糖当点心服之。每服时送服生鸡内金细末少许，以善其后。

按语： 此病纯虚无邪，适宜大补。细品处方，不仅补气血，也且敛气血，也且补阴阳，也且敛阴阳，以达气充血盈，阴平阳秘。而山药、内金的补脾消食，则在于强化自身气血生化之源。

新病已愈，辅以食疗，慢慢调养，符合《黄帝内经》"无毒治病，十去其九，谷肉果菜，食养尽之，无使过之，伤其正也"之旨。对于虚劳性疾病，皆宜缓缓图之。

[1]《金匮要略》中的血痹虚劳篇，记述了此类病证。血痹是指身体虚弱，复感外邪导致气血瘀滞，表现为身体麻木不仁或轻微疼痛。

切记"虚劳之证，脉络多瘀"，补益之中，当辅以活血化瘀通络，方中鸡内金、生地、白芍，皆具此功。

肺劳咳嗽由于伏气化热所伤证

高瑞章，沈阳户口登记生，年三十二岁。因伏气[1]化热伤肺，致成肺劳咳嗽证。

[病因] 腊底（阴历十二月末）冒寒挨户检查，感受寒凉，未即成病，而从此身不见汗。继则心中渐觉发热，至仲春（春季第二个月，即农历二月）其热加甚，饮食懒进，发生咳嗽，浸成肺劳病[2]。

[证候] 其咳嗽昼轻夜重，时或咳而兼喘，身体羸（léi，瘦弱）弱，筋骨酸疼，精神时昏愦（hūnkuì，昏迷，神志不清），腹中觉饥，而饮食恒不欲下咽。从前惟心中发热，今则日昳（rìdié，未时，即13—15时）时身恒觉热。大便燥，小便短赤，脉左右皆弦长、右部重按有力，一息五至。

[诊断] 此病之原因，实由伏气化热，久留不去，不但伤肺，而兼伤及诸脏腑也。按此证自述，因腊底受寒，若当时即病，则为伤寒矣。乃因所受之寒甚轻，不能即病，惟伏于半表半里三焦脂膜之中，阻塞气化之升降流通，是以从此身不见汗，而心渐发热。迨时至仲春，阳气萌动，原当随春阳而化热以成温病《内经》谓"冬伤于寒，春必病温"，乃其所化之热又非如温病之大热暴发能自里达表，而惟缘（yuán，沿，顺着）三焦脂膜散漫于诸脏腑[3]。是以胃受其热而懒于饮食，心受其热而精神昏愦，肾受其热而阴虚潮热，肝受其热而筋骨酸疼，至肺受其热而咳嗽吐痰，则又其显然者也。治此证者，当以清其伏气之热为主，而以滋养津液药辅之。

[处方] 生石膏捣碎，一两　党参三钱　天花粉八钱　玄参八钱　生杭芍五钱　甘草钱半　连翘三钱　滑石三钱　鲜茅根三钱　射干三钱　生远志二钱

共煎汤一大盅半，分两次温服。若无鲜茅根，可以

[1] 伏气发病学说是温病发病的重要病因学说，始于《黄帝内经》"冬伤于寒，春必温病"。张锡纯此案也是本此说而论发热病因。

[2] 古代多见于肺结核病，但不等同于肺结核，是指由于肺气损伤所致，主要表现为咳嗽、胸满、背痛、怕冷、面容瘦削无华、皮毛枯槁等症状的病证。

[3] 中西医汇通时期，两种医学的解剖生理等知识、理论进行比附、融会是常见情况。今日看来，似乎幼稚，但与目前用生化指标来分析证候等研究方法并不异趣。

鲜芦根代之。

[**方解**] 方中之义，用石膏以清伏气之热，而助之以连翘、茅根，其热可由毛孔透出；更辅之以滑石、杭芍，其热可由水道（尿道）泻出[1]；加花粉、玄参者，因石膏但能清实热，而花粉、玄参兼能清虚热也[2]；用射干、远志者，因石膏能清肺宁嗽，而佐以射干、远志，更能利痰定喘也；用甘草者，所以缓诸凉药之下趋，不欲其寒凉侵下焦也；至加党参者，实仿白虎加人参汤之义，因身体虚弱者，必石膏与人参并用，始能逐久匿（nì，隐藏）之热邪外出也，今之党参，即古之人参也[3]。

[**复诊**] 将药连服四剂，热退三分之二，咳嗽吐痰亦愈强半（多半），饮食加多，脉象亦见缓和。知其伏气之热已消，所余者惟阴虚之热也，当再投以育阴之方，俾多服数剂，自能全愈。

[**处方**] 生怀山药一两　大甘枸杞八钱　玄参五钱　生怀地黄五钱　沙参五钱　生杭芍三钱　生远志二钱　川贝母二钱　生鸡内金黄色的，捣，钱半　甘草钱半

共煎汤一大盅，温服。方中加鸡内金者，不但欲其助胃消食，兼欲借之以化诸药之滞泥也。

[**效果**] 将药连服五剂，病遂全愈。而夜间犹偶有咳嗽之时，俾停服汤药，日用生怀山药细末煮作粥，调以白糖当点心服之，以善其后。

按语：此病不可谓轻，壮年患此重证，寒热错杂，虚实夹杂，开方用药是很难把握的。张锡纯处方抓住伏热病机，既清其热又补其虚，奏效迅速。在临床上，初学医者总是欣羡《伤寒论》方治疗热性病"一剂知，二剂已"的神奇疗效，研读诸家医案之时，忽略了常规治法，殊非正道。今如张锡纯治疗此证，其效已经十分快捷，效后立即调以扶正之方，以治其本。可见医之道，妙在机圆法活，标本兼治，切莫一见发热，孟浪从事，处以虎狼之药，伤人于无形。

[1] 给伏邪以出路。

[2] 既清实热，又清虚热。

[3] 张锡纯一直认为党参就是古代的人参，并广泛应用。

虚劳咳嗽兼外感实热证

抚顺姚旅长公子，年九岁，因有外感实热久留不去，变为虚劳咳嗽证。

[**病因**] 从前曾受外感，热入阳明。医者纯用甘寒之药清之，致病愈之后，犹有些些（少许，一点儿）余热稽（jī，停留）留脏腑，久之阴分亏耗，浸成虚劳咳嗽证[1]。

[**证候**] 心中常常发热，有时身亦觉热，懒于饮食，咳嗽频吐痰涎，身体瘦弱。屡服清热宁嗽之药，即稍效病仍反复，其脉象弦数，右部尤弦而兼硬。

[**诊断**] 其脉象弦数者，热久涸（hé，水干竭）阴，血液亏损也。其右部弦而兼硬者，从前外感之余热，犹留滞于阳明之腑也。至其咳嗽吐痰，亦热久伤肺之现象也。欲治此证，当以清其阳明余热为初步，热清之后，再用药滋养其真阴，病根自不难除矣[2]。

[**处方**] 生石膏捣细，两半　大潞参三钱　玄参五钱
生怀山药五钱　鲜茅根三钱　甘草二钱

共煎汤一盅半，分两次温饮下。若无鲜茅根时，可用鲜芦根代之。

[**方解**] 此方即白虎加人参汤以玄参代知母，生山药代粳米，而又加鲜茅根也。盖阳明久郁之邪热，非白虎加人参汤不能清之，为其病久阴亏，故又将原方少为变通，使之兼能滋阴也。加鲜茅根者，取其具有升发透达之性，与石膏并用，能清热兼能散热也[3]。

[**复诊**] 将药煎服两剂，身心之热大减，咳嗽吐痰已愈强半，脉象亦较前和平。知外邪之热已清，宜再用药专滋其阴分，俾阴分充足，自能尽消其余热也。

[**处方**] 生怀山药一两　大甘枸杞八钱　生怀地黄五钱　玄参四钱　沙参四钱　生杭芍三钱　生远志二钱
白术二钱　生鸡内金黄色的，捣，二钱　甘草钱半

共煎汤一盅，温服。

[**效果**] 将药连服三剂，饮食加多，诸病皆愈。

[1] 9 岁男孩，由实转虚，虚劳咳嗽，久久不愈，治疗颇为棘手。

[2] 张锡纯治病之初即已预料到阳明余热清解以后，仍需滋养真阴，达到标本兼治的效果。在临证时，若能在初诊时即已明确整体的治疗方案，了解药后反应，做到有的放矢，又按部就班，乃是医道成熟的标志。

[3] 知常达变，是中医的治疗原则之一。张锡纯活用白虎加人参汤，紧扣阳明余热病机，真阴亏损现状，用玄参代替知母以增强清热滋阴之力，用山药代替粳米以增强健脾滋养之力。

[1] 陆懋修,字九芝,清代著名医家。著有《世补斋医书文集》等。

[2] 佛学词汇。意为"真谛"。

[3] 临床诊病,先辨体质。人身诸病,都与体质因素相关。张锡纯论述病因,已然考虑体质因素。

[4] 徐大椿,字灵胎,晚号洄溪老人,清代医家。著有《医贯砭》《医学源流论》《兰台轨范》《慎疾刍言》《洄溪医案》等。

[**方解**] 陆九芝[1]谓:"凡外感实热之证,最忌但用甘寒滞泥之药治之。其病纵治愈,亦恒稽留余热,永锢闭于脏腑之中,不能消散,致热久耗阴,浸成虚劳,不能救药者多矣。"此诚(确实是)见道[2]之言也。而愚遇此等证,其虚劳不至过甚,且脉象仍有力者,恒治以白虎加人参汤,复略为变通,使之退实热兼能退虚热,约皆可随手奏效也。

按语:此案虽为9岁患儿,张锡纯却不减药量。一为辨证准确,胸有成竹,故此敢用大量;二因选药性味平和无毒,虽儿童亦可放胆用之。在临床上,选取药味平和之药治疗重证,亦是王道之举。

劳热咳嗽

邻村许姓学生,年十八岁,于季春得劳热咳嗽证。

[**病因**] 秉性刚强,校中岁底季考,未列前茅,于斯发愤用功,劳心过度;又当新婚之余,或年少失保养,迫至春阳发动,渐成劳热咳嗽证[3]。

[**证候**] 日晡(rìbū,申时,即15—17时)潮热,通夜作灼,至黎明得微汗其灼乃退。白昼咳嗽不甚剧,夜则咳嗽不能安枕。饮食减少,身体羸瘦,略有动作即气息迫促。左右脉皆细弱,重按无根,数逾七至。夫脉一息七至,即难挽回,况复逾七至乎?犹幸食量犹佳,大便干燥此等证忌滑泻,知犹可治。拟治以峻补真阴之剂,而佐以收敛气化之品。

[**处方**] 生怀山药一两 大甘枸杞八钱 玄参六钱 生怀地黄六钱 沙参六钱 甘草三钱 生龙骨捣碎,六钱 净萸肉六钱 生杭芍三钱 五味子捣碎,三钱 牛蒡子捣碎,三钱

共煎汤一大盅,温服。

[**方解**] 五味入汤剂,药局照例不捣。然其皮味酸,核味辛,若囫囵(húlún,完整,整个儿)入煎则其味过酸,服之恒有满闷之弊。故徐灵胎[4]谓,宜与

干姜之味辛者同服。若捣碎入煎，正可借其核味之辛以济皮味之酸，无事（不用）伍以干姜而亦不发满闷[1]。是以欲重用五味以治嗽者，当注意令其捣碎，或说给病家自检点。至于甘草多用至三钱者，诚以此方中不但五味酸，萸肉亦味酸，若用甘草之至甘者与之化合即甲己化土，可增加其补益之力[2]如酸能齼齿，得甘则不齼齿是明征（齼，chǔ，齿酸），是以多用至三钱。

[复诊] 将药连服三剂，灼热似见退，不复出汗，咳嗽亦稍减，而脉仍七至强[3]。因恍悟此脉之数，不但因阴虚，实亦兼因气虚，犹若力小而强任重者其体发颤也。拟仍峻补其真阴，再辅以补气之品。

[处方] 生怀山药一两　野台参三钱　大甘枸杞六钱　玄参六钱　生怀地黄六钱　甘草三钱　净萸肉五钱　天花粉五钱　五味子捣碎，三钱　生杭芍三钱　射干二钱　生鸡内金黄色的，捣，钱半

共煎一大盅，温服。为方中加台参，恐服之作闷，是以又加鸡内金以运化之。且凡虚劳之甚者，其脉络间恒多瘀滞，鸡内金又善化经络之瘀滞也。

[三诊] 将药连服四剂，灼热咳嗽已愈十之七八，脉已缓至六至，此足征补气有效也。爰（yuán，于是）即原方略为加减，多服数剂，病自除根。

[处方] 生怀山药一两　野台参三钱　大甘枸杞六钱　玄参五钱　生怀地黄五钱　甘草二钱　天冬五钱　净萸肉五钱　生杭芍三钱　川贝母三钱　生远志二钱　生鸡内金黄色的，捣，钱半

共煎一大盅，温服。

[效果] 将药连服五剂，灼热咳嗽全愈，脉已复常，遂停服汤剂。俾日用生怀山药细末煮作茶汤，兑以鲜梨自然汁，当点心服之，以善其后。

按语：张锡纯诊疗疾病之模式，病因、证候、诊断、处方，丝丝入扣。更为可贵之处，药后药食调理，调理之法，各有不同。此案以生山药为末，兑以鲜梨汁，益气滋阴补虚，健脾润肺，切中病机。

[1] 实践出真知，经验即学问。中医发展在临床，临床进步在探索。现代医家也证实，五味子捣碎与否，效果不同，尤其是在降低转氨酶方面。

[2] 此补益是指滋阴，即酸甘化阴。

[3] 脉数，一息七至，张锡纯辨为阴虚兼气虚。思忖其脉必是数而无力或者细弱，所谓细数之脉，必有不足。金元时期李东垣甘温除热，亦见此脉，不能不察。

肺劳喘嗽遗传性证

陈林生，江苏浦口人，寓（居住）天津一区玉山里，年十八岁。自幼得肺劳喘嗽证。

[病因] 因其令堂（对别人母亲的尊称）素有肺劳病，再上推之，其外祖母亦有斯病。是以自幼时，因有遗传性亦患此病[1]。

[证候] 其证，初时犹轻，至热时即可如常人，惟略有感冒即作喘嗽。治之即愈，不治则两三日亦可自愈。至过十岁则渐加重，热时亦作喘嗽，冷时则甚于热时，服药亦可见轻，旋即反复。至十六七岁时，病又加剧，屡次服药亦无效，然犹可支持也。迨（dài，等到）愚为诊视，在民纪十九年仲冬（指冬季第二个月，即农历十一月）。其时病剧已难支持，昼夜伏几（趴在小桌子上），喘而且嗽，咳吐痰涎，连连不竭，无论服何中药，皆分毫无效。惟日延（邀请）西医注射药针一次，虽不能止咳喘而可保当日无虞（yú，忧患）。诊其脉左右皆弦细，关前微浮，两尺重按无根。

[诊断] 此等证，原因肺脏气化不能通畅，其中诸细管即易为痰涎滞塞，热时肺胞松缓，故病犹轻，至冷时肺胞紧缩，是以其病加剧[2]。治之者当培养其肺中气化，使之阖辟（xìbì，阖当作翕。翕辟，开合）有力，更疏瀹（yuè，疏浚，疏通）其肺中诸细管，使之宣通无滞，原为治此病之正规（正确方法）也。而此证两尺之脉无根，不但其肺中有病，其肝肾实亦有病，且病因又为遗传性，原非一蹴（yīcù，"一蹴而就"的略语）所能治愈，当分作数步治之。

[处方] 生怀山药一两　大甘枸杞一两　天花粉三钱　天冬三钱　生杭芍三钱　广三七捣细，二钱　射干三钱　杏仁去皮，二钱　五味子捣碎，二钱　葶苈子微炒，二钱　细辛一钱

药共十一味，前十味煎汤一大盅，送服三七末一钱，至煎渣再服时仍送服余一钱。

[1] 且不论此证是否确因遗传而致，但从张锡纯论述及此，可知张锡纯已然融合西方遗传学说。中医之道，虽以继承传统为重，但是融会新知亦不可忽视。面对日新月异之科学技术，后学若能师法张锡纯，中医学为体，现代科学为用，则光大中医有望。

[2] 这是张锡纯当时衷中参西的病机认识。现今当从气候寒温的不同刺激引起的机体反应着眼。

［方解］ 方中用三七者，恐肺中之气窒塞，肺中之血亦随之凝滞，三七为止血妄行之圣药，更为流通瘀血之圣药，故于初步药中加之；五味必捣碎用者，因其外皮之肉偏于酸，核中之仁味颇辛，酸辛相济，能敛又复能开，若囫囵入汤剂煎之，则力专酸敛，服后或有满闷之弊，若捣碎用之，无事伍以干姜小青龙汤中五味、干姜并用，徐氏谓此借干姜之辛以减五味之酸，服后自无满闷之弊也。

［复诊］ 将药连服四剂，咳、喘皆愈三分之二，能卧睡两三点钟[1]。其脉关前不浮，至数少减，而两尺似无根，拟再治以纳气归肾之方。

［处方］ 生怀山药一两　大甘枸杞一两　野党参三钱　生赭石轧细，六钱　生怀地黄六钱　生鸡内金黄色的，捣，钱半　净萸肉四钱　天花粉四钱　天冬三钱　牛蒡子捣碎，三钱　射干二钱

共煎汤一大盅，温服。

［方解］ 参之性补而微升，惟与赭石并用，其补益之力直达涌泉。况咳喘之剧者，其冲胃之气恒因之上逆，赭石实又为降胃镇冲之要药也。至方中用鸡内金者，因其含有稀盐酸，原善化肺管中之瘀滞以开其闭塞，又兼能运化人参之补力不使作满闷也。

［三诊］ 将药连服五剂，咳喘皆愈[2]，惟其脉仍逾五至，行动时犹觉气息微喘，此乃下焦阴分犹未充足，不能与阳分相维系也。此当峻补其真阴，俾阴分充足自能维系其阳分，气息自不上奔矣。

［处方］ 生怀山药一两　大甘枸杞一两　熟怀地黄一两　净萸肉四钱　玄参四钱　生远志钱半　北沙参四钱　怀牛膝三钱　大云苓片二钱　苏子炒捣，二钱　牛蒡子捣碎，二钱　生鸡内金钱半

共煎汤一大盅，温服。

［方解］ 按远志，诸家本草皆谓其味苦性善补肾，而愚曾嚼服之，则其味甚酸，且似含有矾味。后阅西药本草，谓其含有林禽酸[3]，且谓可作轻吐药服其末至二

［1］ 用药 4 剂，喘愈大半，可见中药对证之后，效力快捷。张锡纯以补益平喘为前导，治标兼治本。

［2］ 又进 5 剂药，咳喘皆愈，可以称为神效。喘虽愈，而脉仍偏数。张锡纯并未停手，续以峻补真阴善后。凡大家治病，必前后得法，进退自如。初习医者，一效而洋洋自得，不效则束手无策，尤须细心体验张锡纯诊疗步法。

［3］ 禽字误，当为林檎酸，即苹果酸。在各种片剂、糖浆中配用可以呈现水果味，并有利于在体内吸收、扩散，现代常配入复合氨基酸注射液中，以提高氨基酸的利用率。

钱即可作吐，是其中含有矾味可知。为其味酸，且含有矾味，是以能使肺中多生津液以化凝痰，又可为理肺要药。此原为肺肾同治之剂，故宜用此肺肾双理之药也。

［**效果**］ 将药连服八剂，行走动作皆不作喘，其脉至数已复常。从此停服汤药。俾日用生怀山药细末，水调煮作茶汤，少调以生梨自然汁，当点心用之，以善其后。

按语：此病自幼罹患，累年不愈，遇寒气加重，咳吐痰涎，连连不竭。加之张锡纯所虑"遗传性"，当考虑体质过敏因素。久病正虚，属于本虚标实。张锡纯大剂峻补真阴药中，配用射干、牛蒡子之属，疏风利咽，化痰止喘，可减缓咽喉刺激。虽张锡纯未予明言，个中道理，读者忖之。

诸证皆愈，食疗善后，此张锡纯诊疗疾病之特点。现代临床，诊疗疾病，尤须注重患者饮食因素，将息得法，有益于身体康复。

肺劳痰喘

徐益林，住天津一区，年三十四岁，业商，得肺劳痰喘证。

［**病因**］ 因弱冠（古人二十岁行冠礼，以示成年，但体犹未壮，还比较年少，故称"弱"）时游戏竞走，努力过度伤肺，致有喘病，入冬以来又兼咳嗽。

［**证候**］ 平素虽有喘证，然安养时则不犯，入冬以来，寒风陡至，出外为风所袭，忽发咳嗽。咳嗽不已，喘病亦发，咳、喘相助为虐，屡次延医，服药不愈，夜不能卧。其脉左部弦细而硬，右部濡而兼沉，至数如常。

［**诊断**］ 此乃气血两亏，并有停饮之证，是以其左脉弦细者，气虚也。弦细兼硬者，肝血虚津液短也。其右脉濡者，湿痰留饮也。濡而兼沉者，中焦气化亦有所不足也[1]。其所以喘而且嗽者，亦痰饮上溢之所迫

[1] 无"右脉濡"，何以知"湿痰留饮也"？张锡纯凭脉辨证，洞察秋毫，体现了中医诊病的细微、精深。脉诊幽微处，绝知需躬行。

致也。拟用小青龙汤，再加滋补之药治之[1]。

　　［处方］　生怀山药一两　当归身四钱　天冬四钱　寸麦冬四钱　生杭芍三钱　清半夏三钱　桂枝尖二钱五分　五味子捣碎，二钱　杏仁去皮，二钱　干姜钱半　细辛一钱　甘草钱半　生姜三片

　　共煎一大盅，温饮下。

　　［方解］　凡用小青龙汤，喘者去麻黄、加杏仁，此定例也。若有外感之热者，更宜加生石膏，此证无外感之热，故但加二冬以解姜、桂诸药之热。

　　［复诊］　将药煎服一剂，其喘即愈，又继服两剂，咳嗽亦愈强半，右脉已不沉，似稍有力，左脉仍近弦硬，拟再以健胃养肺滋生血脉之品。

　　［处方］　生怀山药一两　生百合五钱　大枸杞子五钱　天冬五钱　当归身三钱　苏子炒捣，钱半　川贝母三钱　白术炒，三钱　生薏米捣碎，三钱　生远志二钱　生鸡内金黄色的，捣，钱半　甘草钱半

　　共煎汤一大盅，温服。

　　［效果］　将药连服四剂，咳嗽全愈，脉亦调和如常矣。

　　按语：此案患者年壮，陡受风寒，外寒内饮，痰湿是患。虽素喘体虚，但标实为主。故张锡纯主用小青龙汤，兼以补虚。须知张锡纯组方遣药，常别有用意，如"加二冬以解姜、桂诸药之热"，并不重在滋阴。复诊时更加苏子、川贝母、白术、生薏米、生远志、生鸡内金等健脾祛湿化痰，重心尤为明了。

　　又，张锡纯遵"定例"去麻黄、加杏仁，然麻黄散寒解表、宣肺平喘、利水消肿，于此证似无不妥。配用麻杏果真如何？请临床验之。

肺劳喘咳

　　罗金波，天津新旅社理事，年三十四岁，得肺劳喘嗽病。

　　［病因］　数年之前，曾受肺风发咳嗽，治失其宜，

[1]　虚劳宜补，凡属虚劳为病，必用大量炒山药健脾补虚，或佐枸杞子、熟地、山萸肉补肝肾，或佐台参、生地、天冬、麦冬补气阴，此张锡纯治疗虚劳之常法。此处合以小青龙汤，亦属标本兼顾。

病虽暂愈，风邪锢闭肺中未去，致成肺劳喘嗽证。

［**证候**］ 其病在暖燠（yù，暖，热）之时甚轻，偶发喘嗽，一半日即愈，至冬令（冬季的气候），则喘嗽连连，必至天气暖和时，始渐愈。其脉左部弦硬，右部濡滑，两尺皆重按无根。

［**诊断**］ 此风邪锢闭肺中，久而伤肺，致肺中气管滞塞，暖时肌肉松缓，气管亦随之松缓，其呼吸犹可自如；冷时肌肉紧缩，气管亦随之紧缩，遂至吸难呼易而喘作，更因痰涎壅滞而嗽作矣。其脉左部弦硬者，肝肾之阴液不足也。右部濡滑者，肺胃中痰涎充溢也。两尺不任重按者，下焦气化虚损，不能固摄，则上焦之喘嗽益甚也。欲治此证，当先宣通其肺，俾气管之郁者皆开后，再投以滋阴培气、肺肾双补之剂，以袚除（fúchú，清除，消除）其病根。

［**处方**］ 麻黄钱半　天冬三钱　天花粉三钱　牛蒡子捣碎，三钱　杏仁去皮，捣碎，二钱　甘草钱半　苏子炒，捣，二钱　生远志去心，二钱　生麦芽二钱　生杭芍二钱　细辛一钱

共煎汤一大盅，温服。

［**复诊**］ 将药煎服两剂，喘嗽皆愈，而劳动时仍微喘。其脉左部仍似弦硬，右部仍濡，不若从前之滑，两尺犹虚，此病已去而正未复也。宜再为谋根本之治法，而投以培养之剂。

［**处方**］ 野台参三钱　生赭石轧细，八钱　生怀山药一两　熟怀地黄一两　生怀地黄一两　大云苓片二钱　大甘枸杞六钱　天冬六钱　净萸肉五钱　苏子炒，捣，三钱　牛蒡子捣碎，三钱

共煎一大盅，温服。

［**方解**］ 人参为补气主药，实兼具上升之力。喻嘉言谓，气虚欲上脱者，专用之转（zhuǎn，俗语，反，反而）气高不返。是以凡喘逆之证，皆不可轻用人参。惟重用赭石以引之下行，转能纳气归肾，而下焦之气化，遂因之壮旺而固摄。此方中人参、赭石并用，

不但欲导引肺气归肾，实又因其两尺脉虚，即借以培补下焦之气化也。

　　[**效果**]　将药连服十余剂，虽劳动亦不作喘。再诊其脉，左右皆调和无病，两尺重按不虚，遂将赭石减去二钱，俾多服以善其后。

　　按语：此案初诊麻杏合用，宣肺止咳喘以治标，复诊参赭相伍，补气培下元以固本，井井有条。人参与赭石配对，是张锡纯的创举，洵为难得。

肺劳喘嗽兼不寐证

　　天津一区竹远里，于姓媪，年近五旬，咳嗽有痰微喘，且苦不寐。

　　[**病因**]　夜间因不能寐，心中常觉发热，久之则肺脏受伤咳嗽多痰，且微作喘。

　　[**证候**]　素本夜间不寐，至黎明时始能少睡。后因咳嗽不止，痰涎壅盛，且复作喘，不能安卧，恒至黎明亦不能睡。因之心中发热益甚，懒于饮食，大便干燥[1]，四五日一行，两旬之间大形（体貌）困顿，屡次服药无效。其脉左部弦而无力，右部滑而无力，数逾五至。

[1] 心中发热，大便干燥，均属阴虚有热的明征。

　　[**诊断**]　此真阴亏损，心肾不能相济，是以不眠。久则心血耗散，心火更易妄动以上铄（shuò，消毁，消损）肺金，是以咳嗽有痰作喘。治此证者，当以大滋真阴为主，真阴足则心肾自然相交，以水济火而火不妄动；真阴足则自能纳气归根，气息下达，而呼吸自顺。且肺肾为子母之脏，原相连属，子虚有损于母，子实即有益于母，果能使真阴充足，则肺金既不受心火之铄耗，更可得肾阴之津润，自能复其清肃下行之常，其痰涎咳嗽不治自愈也。若更辅以清火润肺、化痰宁嗽之品，则奏效当更捷矣。

　　[**处方**]　沙参一两　大枸杞一两　玄参六钱　天冬六钱　生赭石轧细，五钱　甘草二钱　生杭芍三钱　川贝母三钱　牛蒡子捣碎，一钱　生麦芽三钱　枣仁炒，捣，三

钱　射干二钱

共煎汤一大盅，温服。

[复诊]　将药连服六剂，咳喘痰涎愈十分之八，心中已不发热，食欲已振，夜能睡数时，大便亦不甚燥。诊其脉至数复常，惟六部重按仍皆欠实，左脉仍有弦意。拟再峻补其真阴，以除病根，所谓上病取诸下也。

[处方]　生怀山药一两　大枸杞一两　辽沙参八钱　生怀地黄六钱　熟怀地黄六钱　甘草二钱　生赭石轧细，六钱　净萸肉四钱　生杭芍三钱　生麦芽三钱　生鸡内金黄色的，捣，钱半

共煎汤一大盅，温服。

[效果]　将药连服二剂，诸病皆愈，俾用珠玉二宝粥在三期一卷[1]，常常当点心服之，以善其后。

[或问]　两方中所用之药，若滋阴润肺，清火理痰，止嗽诸品，原为人所共知，而两方之中皆用赭石、麦芽，且又皆生用者，其义何居？答曰：胃居中焦，原以传送饮食为专职，是以胃中之气，以息息下行为顺，果其气能息息下行，则冲气可阻其上冲，胆火可因之下降，大便亦可按时下通，至于痰涎之壅滞、咳嗽喘逆诸证，亦可因之递减，而降胃之药，固莫赭石若也[2]。然此物为铁氧化合，煅之则铁氧分离，即不宜用，此所以两方皆用赭石，而又必须生赭石也。至于麦芽，炒用之善于消食，生用之则善于升达肝气。人身之气化原左升右降，若但知用赭石降胃，其重坠下行之力或有碍于肝气之上升，是以方中用赭石降胃，即用麦芽升肝，此所以顺气化之自然，而还其左升右降之常也。

按语：此案阴虚火旺而发热，心肾不交而失眠，心火铄金而咳喘，阴亏肠燥而便结，胃气不降而厌食。且《黄帝内经》云"胃不和则卧不安"，肠愈燥则阴愈耗，肠不通则肺不宣（肺与大肠相表里），咳喘甚则难入寐。症状互为因果，结成连环套。张锡纯画龙点睛，已自述赭石配生麦芽降胃气、升肝气、消饮食之功。这

[1]　生山药二两、生薏米二两、柿霜饼八钱，治脾肺阴分亏损，饮食懒进，虚热劳嗽，并治一切阴虚之证。

[2]　倒装句式，同"固莫若赭石也"，意即"当然没有比得上赭石的"。

也是他药物配伍的一大心得，然此其一端。初诊方大剂滋阴之外，赭石、枣仁养心镇静安神，射干、牛蒡子、玄参、天冬、川贝母利咽化痰宁嗽，赭石、玄参镇冲通便、解热润燥，多管齐下，环环破解，无怪乎诸症同时向愈。复诊方再用赭石，仍引众多滋润之品下行补肾，其赭石之用，一石三鸟，堪称精妙。

肺病咳嗽吐血

张耀华，年二十六岁，盐山人，寓居天津一区，业商，得肺病咳嗽吐血。

[**病因**] 经商劳心，又兼新婚，失于调摄遂患劳嗽[1]。继延推拿者为推拿两日，咳嗽分毫未减，转添吐血之证。

[1] 心劳伤血，房劳伤阴，阴血不足，肺失润降。

[**证候**] 连声咳嗽不已，即继以吐血，或痰中带血，或纯血无痰，或有咳嗽兼喘，夜不能卧，心中发热，懒食，大便干燥，小便赤涩。脉搏五至强，其左部弦而无力，右部浮取似有力，而尺部重按豁然（缺失）[2]。

[2] 阴虚火旺，一派燥热之象，而脉象明示阴亏之甚。

[**处方**] 生怀山药一两　大潞参三钱　生赭石轧细，六钱　生怀地黄六钱　玄参六钱　广三七轧细，二钱　天冬五钱　净萸肉五钱　生杭芍四钱　射干三钱　甘草二钱

药共十一味，将前十味煎汤一大盅，送服三七末一半，至煎渣重服时，再送服其余一半。

[**复诊**] 此药服两剂后，血已不吐，又服两剂，咳嗽亦大见愈，大小便已顺利，脉已有根，不若从前之浮弦。遂即原方略为加减，俾再服之。

[**处方**] 生怀山药一两　大潞参三钱　生赭石轧细，六钱　生怀地黄六钱　大甘枸杞六钱　广三七轧细，钱半　净萸肉五钱　沙参五钱　生杭芍三钱　射干二钱　甘草二钱

药共十一味，将前十味煎汤一大盅，送服三七末一半，至煎渣重服时，再送其余一半。

[**效果**] 将药连服五剂，诸病皆愈，脉已复常，

而尺部重按仍欠实。遂于方中加熟怀地黄五钱，俾再服数剂，以善其后。

　　按语：此案大补阴血治本为主。用赭石镇冲降逆以止血，生地黄清热滋阴凉血以止血，三七活血以止血，射干宁嗽止咳，玄参、生地、天冬、赭石润燥通便，多措并举治标。主次分明，标本兼顾。且滋阴兼清热，止血不留瘀。

肺病咳吐脓血

　　叶凤桐，天津估衣（出售的旧衣服或原料较次、加工较粗的新衣服）街文竹斋经理，年三十二岁，得肺病，咳吐脓血。

　　[**病因**]　其未病之前数月，心中时常发热，由此浸成肺病。

　　[**证候**]　初觉发热时，屡服凉药，热不减退，大便干燥，小便短赤，后则渐生咳嗽，继则痰中带血，继则痰血相杂，又继则脓血相杂。诊其脉左部弦长，右部洪长，皆重按颇实[1]。

　　[**诊断**]　此乃伏气化热，窜入阳明之腑。医者不知病因，见其心中发热，而多用甘寒滞腻之品，稽留其热，俾无出路。久之上熏肺部，至肺中结核[2]因生咳嗽，其核溃烂遂吐脓血，斯必先清其胃腑之热，使不复上升熏肺，而后肺病可愈。特是此热为伏气之热所化，原非轻剂所能消除，当先投以治外感实热之剂。

　　[**处方**]　生石膏捣细，两半　大潞参[3]三钱　生怀山药六钱　天花粉六钱　金银花四钱　鲜芦根四钱　川贝母三钱　连翘二钱　甘草二钱　广三七轧细，二钱

　　药共十味，将前九味煎汤一大盅，送服三七末一钱，至煎渣再服时，仍送服余一钱。

　　[**方解**]　此方实仿白虎加人参汤之义而为之变通也。方中以天花粉代知母，以生山药代粳米，仍与白虎加人参汤无异，故用之以清胃腑积久之实热。而又加金

《医学衷中参西录》临证助读系列

医案分册

[1] 温病重舌象，杂病重脉象，张锡纯亦明此理。凡伤寒与内伤杂病记述脉象尤详。

[2] 此患咳嗽、咳血，但无低热、盗汗、消瘦等表现，不像西医之结核病。而咳吐脓血，当为化脓性肺炎，即中医之"肺痈"。张锡纯的处方和效果也能证实。张锡纯书中多处指"肺痈"为"结核"，或许当时张锡纯对肺结核的认识还不甚清晰。

[3] 生石膏配党参是张锡纯用药特色，生石膏辛凉退热，党参甘温益气，使得正气充足而热邪自除。

银花、三七以解毒，芦根、连翘以引之上行，此肺胃双理之剂也。

[复诊] 将药连服三剂，脓血已不复吐，咳嗽少愈，大便之干燥、小便之短赤亦见愈。惟心中仍觉发热，脉象仍然有力，拟再投以清肺泻热之剂。

[处方] 天花粉八钱　北沙参五钱　玄参五钱　鲜芦根四钱　川贝母三钱　牛蒡子捣碎，三钱　五味子捣细，二钱　射干二钱　甘草轧细，二钱

药共九味，将前八味煎汤一大盅，送服甘草末一钱，至煎渣再服时，仍送服余一钱[1]。方中五味，必须捣碎入煎，不然则服之恒多发闷；方中甘草，无论红者黄者，皆可用，至轧之不细时，切忌锅炮，若炮则其性即变，非此方中用甘草之意矣。用此药者，宜自监视轧之，或但罗取（过筛取细末，华北地区多处将细目筛子称为罗）其头次所轧之末亦可。

[效果] 将药连服五剂，诸病皆愈，惟心中犹间有发热之时，脉象较常脉似仍有力。为善后计，俾用生怀山药轧细，每用七八钱或两许，煮作茶汤，送服离中丹钱许或至钱半多少宜自酌，当点心用之。后此方服阅（经历）两月，脉始复常，心中亦不复发热矣。离中丹为愚自制之方，即益元散方以生石膏代滑石也。盖滑石宜于湿热，石膏宜于燥热，北方多热而兼燥者，故将其方变通之，凡上焦有实热者，用之皆有捷效。

[或问] 伏气化热，原可成温，即无新受之外感，而忽然成温病者是也。此证伏气所化之热，何以不成温病而成肺病？答曰：伏气之侵人，伏于三焦脂膜之中，有多有少，多者化热重，少者化热轻，化热重者当时即成温病，化热轻者恒循三焦脂膜而窜入各脏腑。愚临证五十年，细心体验，知有窜入肝胆病目者，窜入肠中病下痢者；有窜入肾中病虚劳者，窜入肺中病咳嗽久而成肺病者；有窜入胃中病吐衄而其热上熏亦可成肺病者，如此证是也。是以此证心中初发热时，医者不知其有伏气化热入胃，而泛以凉药治之，是以不效，而投以白虎

[1] 古方治肺痈初起，有单用粉甘草四两，煮汤饮之者，恒有效验。对于肺结核之初起，咳嗽吐痰，微带腥臭者，恒用生粉甘草为细末，每服钱半，用金银花三钱煎汤送下，日服三次，屡屡获效。若肺病已久，或兼吐脓血，可用粉甘草细末三钱，浙贝母、三七细末各钱半，共调和为一日之量，也用金银花煎汤送下（见《医学衷中参西录》第四期第二卷甘草解）。

加人参汤即随手奏效。至于不但用白虎汤而必用白虎加人参汤者，诚以此证已阅数月，病久气化虚损，非人参与石膏并用，不能托深陷之热外出也。

按语：此案张锡纯初诊方解已指出用白虎加人参汤加减，构成"肺胃双理之剂"。笔者认为，此方融入了《备急千金要方》中治疗"肺痈"的苇茎汤意。其中，芦根与苇茎是同一植物的不同部分，功用相同，均可清热凉血，滋阴利水；三七功同桃仁，活血化瘀；金银花、连翘、川贝母、天花粉，清热解毒，化痰排脓，不亚于冬瓜仁、薏苡仁。因药证吻合，故"连服三剂，脓血已不复吐，咳嗽少愈"。

肺病咳吐痰血

乔邦平，年三十余，天津河东永和甡（shēn，众多）木厂分号经理，得咳吐痰血病。

[**病因**] 前因偶受肺风，服药失宜，遂患咳嗽，咳嗽日久，继患咳血。

[**证候**] 咳嗽已近一年，服药转浸加剧，继则痰中带血，又继则间有呕血之时，然犹不至于倾吐（大量吐）。其心中时常发热，大便时常燥结，幸食欲犹佳，身形不至羸弱，其脉左部近和平，右部寸关俱有滑实之象。

[**诊断**] 证脉合参，知系从前外感之热久留肺胃[1]，金畏火刑，因热久而肺金受伤，是以咳嗽；至于胃腑久为热铄，致胃壁之膜腐烂连及血管，是以呕血；至其大便恒燥结者，因其热下输肠中，且因胃气因热上逆失其传送之职也。治此证者，当以清肺胃之热为主，而以养肺降胃之药辅之。

[**处方**] 生石膏二两，细末　粉甘草六钱，细末　镜面朱砂[2]二钱，细末

共和匀，每服一钱五分。

[**又方**] 生怀山药一两　生赭石轧细，八钱　天冬六钱　玄参五钱　沙参五钱　天花粉五钱　生杭芍四钱　川

《医学衷中参西录》临证助读系列

医案分册

24

[1] 张锡纯常将"心中时常发热"作为"伏气化热"的指征。

[2] 张锡纯善用生石膏，此药凉而能散，透表解肌，凡伏热或者肺热多采用之。粉甘草之用，参见上案。张锡纯认为朱砂"外用之，又能敷疮疡疥癫诸毒"，此处服用散末，针对"胃壁之膜腐烂连及血管"。

贝母三钱　射干二钱　儿茶二钱　甘草钱半　广三七轧细，二钱

共药十二味，将前十一味煎汤送服三七一钱，至煎渣再服时，再送服一钱。

每日午前十点钟服散药一次，临睡时再服一次，汤药则晚服头煎，翌（yì，新一天或年）晨服次煎。

[**效果**]　服药三日，咳血吐血皆愈。仍然咳嗽，遂即原方去沙参加生百合五钱，米壳钱半，又服四剂，咳嗽亦愈，已不发热，大便已不燥结。俾将散药惟头午（上午、午前）服一次，又将汤药中赭石减半，再服数剂以善后。

按语：此病咳血、呕血，肺胃同病，处方直清肺胃之热，降胃气之逆，兼以化痰止咳，并未排列大队止血药，是治病求本的典范。而以三七粉冲服，间时服用散剂，则重在止血敛疮，且止血而不留瘀。

气病门

大气下陷兼小便不禁

陈禹廷，天津东四里沽人，年三十五岁，在天津业商，于孟冬（指冬季第一个月，即农历十月）得大气下陷[1]兼小便不禁证。

[**病因**]　禀赋素弱，恒觉呼吸之气不能上达，屡次来社求诊，投以拙（zhuō，自我谦称）拟（初步制定，起草制订）升陷汤在三期四卷即愈。后以出外劳碌过度，又兼受凉，陡然反复甚剧，不但大气下陷且又小便不禁。

[**证候**]　自觉胸中之气息息下坠，努力呼之犹难上达，其下坠之气行至少腹，小便即不能禁，且觉下焦凉甚，肢体无力，其脉左右皆沉濡，而右部寸关之沉濡

[1]　大气下陷之说始于张锡纯。在大众饥寒交迫、流离失所的民国时期，此证尤多。金元时期，亦是源于当时人们避躲战乱，东奔西走，居无定所，食不果腹，从而脾虚气弱者众，故有李东垣脾胃学说出现。一个时代必然培育适应当时，引领当代的医学家。因此说，中医治病，必须因时、因地、因人制宜，尤其是不能脱离时代的发病特点。

[1] 温病重视舌象，伤寒和杂病重视脉象，这是中医的传统。在读张锡纯医案时，我们还是要揣测患者的舌象。比如大气下陷证，张锡纯虽未论及舌象，笔者认为舌质可能是淡白、淡嫩或者淡暗的，舌苔可能是淡白、薄白的。如见舌红或苔腻患者，应该慎重对待。

尤甚[1]。

[**诊断**] 此胸中大气下陷之剧者也。按胸中大气，一名宗气，《内经》谓其积于胸中，以贯心脉，而行呼吸。盖心肺均在膈上，原在大气包举之内，是以心血之循环，肺气之呼吸，皆大气主之。此证因大气虚陷，心血之循环无力，是以脉象沉濡而迟，肺气之呼吸将停，是以努力呼气外出而犹难上达。不但此也，大气虽在膈上，实能斡旋（wòxuán，调解周旋）全身，统摄三焦，今因下陷而失位无权，是以全身失其斡旋，肢体遂酸软无力，三焦失其统摄，小便遂泄泻不禁。其下焦凉甚者，外受之寒凉随大气下陷至下焦也。此证之危已至极点，当用重剂升举其下陷之大气，使复本位，更兼用温暖下焦之药，祛其寒凉，庶（shù，几乎，差不多）能治愈。

[**处方**] 野台参五钱　乌附子四钱　生怀山药一两

煎汤一盅，温服，此为第一方。

[**又方**] 生箭芪一两　生怀山药一两　　白术四钱，炒

净萸肉四钱　萆薢二钱　升麻钱半　柴胡钱半

共煎药一大盅，温服。此为第二方。先服第一方，后迟一点半钟即服第二方。

[**效果**] 将药如法各服两剂，下焦之凉与小便之不禁皆愈。惟呼吸犹觉气分不足，肢体虽不酸软，仍觉无力。遂但用第二方，将方中柴胡减去，加桂枝尖钱半，连服数剂，气息已顺。又将方中升麻、桂枝，皆改用一钱，服至五剂，身体健康如常，遂停药勿服。

[**或问**] 此二方前后相继服之，中间原为时无多，何妨将二方并为一方？答曰：凡欲温暖下焦之药，宜速其下行，不可用升药提之。若将二方并为一方，附子与升、柴并用，其上焦必生烦躁，而下焦之寒凉转不能去。惟先服第一方，附子得人参之助，其热力之敷布最速，是以为时虽无多，下焦之寒凉已化其强半；且参附与山药并用，大能保合下焦之气化，小便之不禁者亦可因之收摄，此时下焦受参、附、山药之培养，已有一阳

来复，徐徐上升之机。已陷之大气虽不能因之上升，实已有上升之根基。遂继服第二方，黄芪与升、柴并用，升提之力甚大，借之以升提下陷之大气，如人欲登高山则或推之，或挽之，纵肢体软弱，亦不难登峰造极也。且此一点余钟，附子之热力已融化于下焦，虽遇升、柴之升提，必不至上升作烦躁，审斯，则二方不可相并之理由，及二方前后继服之利益（好处）不昭然（明显，显然）乎[1]！

[或问] 萆薢之性，《别录》谓其治失溺，是能缩小便也；甄权[2]谓其治肾间膀胱宿水，是能利小便也。今用于第二方中，欲借之以治小便不禁明矣，是则《别录》之说可从，甄权之说不可从欤？答曰：二书论萆薢之性相反，而愚从《别录》不从甄权者，原从实验中来也。曾治以小便不通证，其人因淋疼，医者投以萆薢分清饮两剂，小便遂滴沥不通。后至旬（十为一旬）日，迎愚为诊视。既至已舁（yú，抬）诸床，奄奄一息，毫无知觉，脉细如丝，一息九至。愚谓病家曰：此证小便不通，今夜犹可无碍，若小便通下则危在目前矣。病家再三恳求，谓小便通下纵有危险，断不敢怨先生。愚不得已为开大滋真阴之方，而少以利小便之药佐之。将药灌下，须臾小便通下，其人遂脱，果如所料。由此深知，萆薢果能缩小便，断不能通小便也。然此药在药房中，恒以土茯苓伪充。土茯苓固利小便者也，若恐此药无真者，则方中不用此药亦可。再者，凡药方之名美而药劣者，医多受其误，萆薢分清饮是也。其方不但萆薢能缩小便，即益智之涩、乌药之温亦皆与小便不利。尝（曾经）见有以治水肿，而水肿反加剧者；以之治淋病，而淋病益增疼者，如此等方，宜严加屏斥，勿使再见于方书，亦扫除医学障碍之一端也。

[或问] 人身之血，原随气运行，如谓心血之循环大气主之，斯原近理，至肺之呼吸，西人（西方人）实验之而知关于延髓，若遵《内经》之谓呼吸亦关大气，是西人实验亦不足凭欤？答曰：西人之实验原足

[1] 肾阳虚与大气下陷同见的病人在临床并不少见，若将温阳方与升提方并用，的确有上焦上火的弊端。张锡纯将二方分开，隔时而用，用心良苦。笔者在临床也曾遵循张锡纯法，金匮肾气丸配补中益气丸治疗阳虚气陷证，二药同服则上焦火盛，上午、下午服补中益气丸，晚睡前服金匮肾气丸，则无烦热之弊，温阳益气之功显著。

[2] 唐代医家，著有《药性论》等多部著作，均佚。其内容可见于《备急千金要方》《外台秘要》等著作。此处以作者名代其书。

[1] 《易经·系辞》："形而上者谓之道，形而下者谓之器。"通常的理解是，大道无形，故称形而上；器用之物为有形，是为形而下。张锡纯引文"气"字有误，不知是否当初排字之误。

[2] 劳力过度而饥饱无度，是大气下陷的常见原因。

凭，《内经》之所论亦宜确信。譬如火车，延髓者，机轮也；大气者，水火之蒸汽也。无机轮火车不能行，无水火之蒸汽火车亦不能行。《易》云："形而上者谓之道，形而下者谓之气。"[1]西人注重形下，是以凡事皆求诸实见；中医注重形上，恒由所见而推及于所不见。《内经》谓："上气不足，脑为之不满，耳为之苦鸣，头为之倾，目为之眩。"夫上气者即胸中大气也，细审《内经》之文，脑部原在大气斡旋之中，而延髓与脑相连，独不在大气斡旋之中乎？由斯知延髓之能司呼吸，其原动力固在大气也，《内经》与西说原不相背。是以当今欲求医学进步，当汇通中西，以科学开哲学之始，即以哲学济（帮助，弥补）科学之穷（缺失，不足），通变化裁，运乎一心，自于医学能登峰造极也。

按语：张锡纯评析草薢分清饮方为缩尿药，非利小便药。按照一般认识，该方是治疗真元不足，下焦虚寒之膏淋、白浊。临床表现为小便频数，混浊不清，白如米泔，凝如膏糊，舌淡苔白，脉沉。使用时以下焦虚寒为指征，若有下焦湿热蕴毒等断不可用。

大气下陷

李登高，山东恩县人，年三十二岁，寓天津河东瑞安街，拉洋车为业，得大气下陷证[2]。

[病因] 腹中觉饥，未暇（没有时间）吃饭，枵腹（xiāofù，空腹，即饥饿）奔走七八里，遂得此病。

[证候] 呼吸短气，心中发热，懒食，肢体酸懒无力，略有动作即觉气短不足以息。其脉左部弦而兼硬，右部则寸关皆沉而无力。

[诊断] 此胸中大气下陷，其肝胆又蕴有郁热也。盖胸中大气，原为后天宗气，能代先天元气主持全身，然必赖水谷之气以养之。此证因忍饥劳力过度，是以大气下陷，右寸关之沉而无力其明征也。其举家数口生活，皆赖一人劳力，因气陷不能劳力，继将断炊（饮食无着），肝胆之中遂多起急火，其左脉之弦而兼硬是

明征也。治之者，当用拙拟之升陷汤在《衷中参西录》三期四卷，升补其胸中大气，而辅以凉润之品以清肝胆之热。

[**处方**] 生箭芪八钱　知母五钱　桔梗二钱　柴胡二钱　升麻钱半　生杭芍五钱　龙胆草二钱

共煎汤一大盅，温服。

[**效果**] 将药连服两剂，诸病脱然全愈。

按语：大气下陷之证，张锡纯论述最多。所谓大气下陷者，宗气不足也。宗气赖水谷之气以养之。当时，许多人忍饥挨饿却劳力过度，是以宗气不足而下陷。张锡纯之大气下陷与东垣之脾胃论是否相同？或者说用东垣之补中益气汤能否治愈张锡纯之大气下陷证？笔者认为，张锡纯之升陷汤诸方以大补宗气为治，李东垣之补中益气诸方以补养脾胃为治。人们或常年颠沛流离，日久脾胃虚弱，出现虚损病证。或人们奔走忙碌，饥而劳力，耗气劳身，出现大气下陷证。再明确一点来说，脾胃虚弱者，饥不能食，发病日久，故而其用药小量常用；大气下陷者，饥而劳力，发病日短，得食得补易愈，故此张锡纯升陷汤用量较大。临证者宜细心体察，据证用药，权衡用量。

大气下陷身冷

天津东门里东箭道，宋氏妇，年四旬，于仲夏得大气下陷周身发冷证。

[病因] 禀赋素弱，居（日常生活）恒自觉气分不足，偶因努力搬运重物，遂觉呼吸短气，周身发冷。

[证候] 呼吸之间，恒觉气息不能上达，时当暑热，着袷（jiá，双层的衣服）衣犹觉寒凉，头午病稍轻，午后则渐剧，必努力始能呼吸，外被大氅（chǎng，大衣，外套）犹或寒战，饮食少许，犹不消化。其脉关前沉细欲无，关后差胜亦在沉分，一息不足四至。

[诊断] 此上焦心肺之阳虚损，又兼胸中大气下

陷也。为其心肺阳虚，是以周身恶寒而饮食不化；为其胸中大气下陷，是以呼吸短气，头午气化上升之时是以病轻，过午气化下降之时所以增剧也。拟治以回阳升陷汤方在三期四卷加党参之大力者以补助之。

[处方] 生箭芪八钱 野台党参四钱 干姜四钱 当归身四钱 桂枝尖三钱 甘草二钱

共煎汤一大盅，温服。

[效果] 将药连服三剂，气息已顺，而兼有短气之时，周身已不发冷，惟晚间睡时仍须厚覆，饮食能消化，脉象亦大有起色。遂即原方去党参，将干姜、桂枝皆改用二钱，又加生怀山药八钱，俾再服数剂，以善其后。

[说明] 心为君火，全身热力之司命，肺与心同居膈上，一系相连，血脉之循环又息息相通，是以与心相助为理，同主上焦之阳气。然此气虽在上焦，实如日丽中天[1]，照临下土，是以其热力透至中焦，胃中之饮食因之熟腐，更透至下焦，命门之相火因之生旺，内温脏腑，外暖周身，实赖此阳气为布护、宣通也。特是心与肺皆在胸中大气包举之中，其布护、宣通之原动力，实又赖于大气。此证心肺之阳本虚，向（一直，一向）赖大气为之保护，故犹可支持，迨大气陷而失其保护，遂致虚寒之象顿呈（顿时出现）。此方以升补胸中大气为主，以培养心肺之阳为辅，病药针芥相投[2]，是以服之辄（zhé，往往，总是）能奏效也。

按语：此案与前案提示，大气下陷证也有寒热之分，也有不同兼症，临床使用升陷汤当辨证加减，如肝热加白芍、龙胆草以清解，阳虚加桂枝、干姜以温化。

大气下陷兼消食

李景文，年二十六岁，北平大学肄业（yìyè，在学校学习没有毕业或尚未毕业）生，得大气下陷兼消食证。

[病因] 其未病之前二年，常觉呼吸短气，初未

---

[1] 心居于胸中，如天之丽日。古人云：离照当空，阴霾自散。临床见周身恶寒，尤其是体弱年高者，当考虑心肺阳虚一证。

[2] 磁石能吸引针，琥珀能黏附芥，常以针芥相投比喻情性投合。

注意。继因校中功课劳心短气益剧[1]，且觉食量倍增，因成消食之证。

[**证候**] 呼吸之间，觉吸气稍易而呼气费力，夜睡一点钟许，即觉气不上达，须得披衣起坐，迟移时，气息稍顺，始能再睡。一日之间，进食四次犹饥，饥时若不急食，即觉怔忡。且心中常觉发热，大便干燥，小便短赤，其脉浮分无力，沉分稍实，至数略迟。

[**诊断**] 此乃胸中大气下陷，兼有伏气化热，因之成消食也。为其大气下陷，是以脉象浮分无力，为其有伏气化热，是以其沉分犹实，既有伏气化热矣，而脉象转稍迟者，因大气下陷之脉原多迟也。盖胃中有热者，恒多化食，而大气下陷其胃气因之下降甚速者，亦恒能多食。今既病大气下陷，又兼伏气化热侵入胃中，是以日食四次犹饥也。此宜升补其胸中大气，再兼用寒凉之品，以清其伏气所化之热，则短气与消食原不难并愈也。

[**处方**] 生箭芪六钱　生石膏捣细，一两　天花粉五钱　知母五钱　玄参四钱　升麻钱半　柴胡钱半　甘草钱半

共煎汤一大盅，温服。

[**复诊**] 将药连服四剂，短气已愈强半，发热与消食亦大见愈，遂即原方略为加减，俾再服之。

[**处方**] 生箭芪六钱　天花粉六钱　知母六钱　玄参六钱　净萸肉三钱　升麻钱半　柴胡钱半　甘草钱半

共煎汤一大盅，温服。

[**方解**] 方中去石膏者，以伏气所化之热所余无多也。既去石膏而又将花粉、知母诸凉药加重者，因花粉诸药原用以调剂黄芪之温补生热，而今则兼用之以清伏气所化之余热，是以又加重也[2]。至于前方之外，又加萸肉者，欲以收敛大气之涣散，俾大气之已升者不至复陷，且又以萸肉得木气最厚，酸敛之中大具条畅之性，虽伏气之热犹未尽消，而亦不妨用之也。

[**效果**] 将药又连服四剂，病遂全愈。俾停服汤

[1] 大气下陷多见于劳力之人，此学生劳心过度而诱发，病因又备一格。

[2] 请注意前后两方中知母、天花粉的不同用意。

医学衷中参西录第六期第一卷

药，再用生箭芪、天花粉等分轧为细末，每服三钱，日服两次，以善其后。

[或问] 脉之迟数，恒关于人身之热力，热力过盛则脉数，热力微弱则脉迟，此定理也。今此证虽有伏气化热，因大气下陷而脉仍迟，何以脉之迟数与大气若斯有关系乎？答曰：胸中大气亦名宗气，为其实用能斡旋全身，故曰大气，为其为后天生命之宗主，故又曰宗气。《内经》谓宗气积于胸中，以贯心脉，而行呼吸。深思《内经》之言，知肺叶之阖辟，固为大气所司，而心机之跳动，亦为大气所司也。今因大气下陷而失其所司，是以不惟肺受其病，心机之跳动亦受其病，而脉遂迟也。

按语：*伏气化热，即《素问》所谓"冬伤于寒，春必温病"之类。张锡纯认为，伏气可入多种脏腑，例如阳明胃腑、少阴肾脏。伏气再遇外感，多陡发壮热；不遇外感者，常见心中发热而肌肤却无甚热。并提出用白虎汤或白虎加人参汤治疗。本案无"冬伤于寒"之类的记述，张锡纯从"心中常觉发热"而断定，是审证求因的方法。*

大气下陷兼疝气

陈邦启，天津盐道公署科员，年三十八岁，得大气下陷兼疝气证。

[病因] 初因劳心过度，浸觉气分不舒，后又因出外办公劳碌过甚，遂觉呼吸短气，犹不以为意也。继又患疝气下坠作疼，始来寓（住所），求为诊治[1]。

[证候] 呼吸之际，常觉气短似难上达，劳动时则益甚。夜间卧睡一点钟许，即觉气分不舒，披衣起坐移时将气调匀，然后能再睡。至其疝气之坠疼，恒觉与气分有关，每当呼吸不利时，则疝气之坠疼必益甚。其脉关前沉而无力，右部尤甚，至数稍迟。

[诊断] 即此证脉参之，其呼吸之短气，疝气之下坠，实皆因胸中大气下陷也。盖胸中大气，原为后天

[1] 张锡纯论病，病因叙述翔实。此案初因劳心，又兼外事劳碌，发为短气、疝气坠疼。

《医学衷中参西录》临证助读系列

医案分册

生命之宗主是以亦名宗气，以代先天元气用事，故能斡旋全身，统摄三焦气化。此气一陷，则肺脏之阖辟失其斡旋，是以呼吸短气，三焦之气化失其统摄，是以疝气下坠。斯当升补其下陷之大气，俾仍还其本位，则呼吸之短气，疝气之坠疼，自皆不难愈矣。

[**处方**]　生箭芪六钱　天花粉六钱　当归三钱　荔枝核三钱　生明没药三钱　生五灵脂三钱　柴胡钱半　升麻钱半　小茴香一钱，炒捣

共煎汤一大盅，温饮下。

[**复诊**]　将药连服三剂，短气之病已大见愈，惟与人谈话多时，仍觉短气。其疝气已上升，有时下坠亦不作疼，脉象亦大有起色。此药已对证，而服药之功候未到也。爰（yuán，于是）即原方略为加减，俾再服之。

[**处方**]　生箭芪六钱　天花粉六钱　净萸肉四钱　当归三钱　荔枝核三钱　生明没药三钱　生五灵脂三钱　柴胡钱半　升麻钱半　广砂仁捣碎，一钱

共煎一大盅，温服。

[**效果**]　将药连服四剂，呼吸已不短气，然仍自觉气分不足，疝气亦大轻减，犹未全消。遂即原方去萸肉，将柴胡、升麻皆改用一钱，又加党参、天冬各三钱，俾多服数剂，以善其后。

按语：所用方药，大补宗气，提升下陷，同时顾及肝经气滞血瘀是疝气的基本病机，故用生没药、生五灵脂理气活血化瘀，用荔枝核、小茴香、柴胡疏畅肝经，引药入肝，可谓细致周到。该患者年38岁，尚在壮年。现在临床，此证多见于中老年人。素有疝气者，最忌劳心忙碌。若有气虚者，借用张锡纯方药，当有卓效。而疝气手术效果也最为肯定。

冲气上冲兼奔豚

张继武，住天津河东吉家胡同，年四十五岁，业商，得冲气上冲兼奔豚证。

［**病因**］ 初秋之时，患赤白痢证，医者两次用大黄下之，其痢愈而变为此证。

［**证候**］ 每夜间当丑寅之交（凌晨3点），有气起自下焦挟热上冲，行至中焦，觉闷而且热，心中烦乱，迟十数分钟，其气上出为呃，热即随之消矣。其脉大致近和平，惟两尺稍浮，按之不实。

［**诊断**］ 此因病痢时，连服大黄下之，伤其下焦气化，而下焦之冲气遂挟肾中之相火上冲也。其在丑寅之交者，阳气上升之时也。宜用仲师桂枝加桂汤[1]加减治之。

［**处方**］ 桂枝尖四钱　生怀山药一两　生芡实捣碎，六钱　清半夏水洗三次，四钱　生杭芍四钱　生龙骨捣碎，四钱　生牡蛎捣碎，四钱　生麦芽三钱　生鸡内金黄色的，捣，二钱　黄柏二钱　甘草二钱

共煎汤一大盅，温服。

［**效果**］ 将药煎服两剂，病愈强半。遂即原方将桂枝改用三钱，又加净萸肉、甘枸杞各四钱，连服三剂，全愈。

［**说明**］ 凡气之逆者可降，郁者可升。惟此证冲气挟相火上冲，则升降皆无所施。桂枝一药而升降之性皆备，凡气之当升者遇之则升，气之当降者遇之则降，此诚天生使独而为不可思议之妙药也；山药、芡实皆能补肾，又皆能敛辑下焦气化，龙骨、牡蛎亦收敛之品，然敛正气而不敛邪气，用于此证初无收敛过甚之虞，此四药并用，诚能于下焦之气化培养而镇安之也；用芍药、黄柏者，一泻肾中之相火，一泻肝中之相火，且桂枝性热，二药性凉，凉热相济，方能奏效；用麦芽、鸡内金者，所以运化诸药之力也；用甘草者，欲以缓肝之急，不使肝木助气冲相火上升也；至于服药后病愈强半，遂减轻桂枝加萸肉、枸杞者，俾肝肾壮旺自能扫除病根。至医界同人，或对于桂枝升降之妙用而有疑义者，观本书三期二卷参赭镇气汤后所载单用桂枝治愈之案自能了然。

［1］桂枝、芍药、生姜、炙甘草、大枣。主治太阳病，误用烧针发汗，使心阳虚，下焦寒气上冲，致发奔豚，气从少腹上冲心胸者。

按语：张锡纯认为，此患者奔豚的病机是"下焦之冲气遂挟肾中之相火上冲"。《伤寒论》茯苓桂枝甘草大枣汤"治伤寒发汗后，其人脐下悸者，欲作奔豚"，与桂枝加桂汤均用于阳虚"奔豚"，用桂枝意在温阳降逆。成无己《注解伤寒论》云："桂枝能泄奔豚。"而张锡纯对桂枝性能的剖析和灵活运用，使后人对桂枝治疗奔豚气的理解更加深入全面。

张锡纯处方，药味简明而兼顾全面。此方有桂枝、半夏降逆气，山药、芡实补肾气，生龙牡敛正气，芍药、黄柏清虚火，妙在生麦芽、鸡内金和胃气。全方寒热并用，收敛清解并用，补养和胃并用。此方针对寒热错杂、虚实夹杂之奔豚证，方证合拍，而收速效。

胃气不降

大城王家口，王祐三夫人，年近四旬，时常呕吐，大便迟下，数年不愈[1]。

[**病因**]　其人禀性暴烈，处境又多不顺，浸成此证。

[**证候**]　饭后每觉食停胃中，似有气上冲阻其下行，因此大便恒至旬日始下。至大便多日不下时，则恒作呕吐，即屡服止呕通便之药，下次仍然如故。祐三因愚曾用药治愈其腹中冷积，遂同其夫人来津，求为诊治。其脉左右皆弦，右脉弦而且长，重诊颇实，至数照常。

[**诊断**]　弦为肝脉，弦而且长则冲脉也。弦长之脉，见于右部，尤按之颇实，此又为胃气上逆之脉。肝、胃、冲三经之气化皆有升无降[2]，故其下焦便秘而上焦呕吐也。此当治以泻肝、降胃、镇冲之剂，其大便自顺，呕吐自止矣。

[**处方**]　生赭石轧细，两半　生杭芍六钱　柏子仁六钱　生怀山药六钱　天冬六钱　怀牛膝五钱　当归四钱　生麦芽三钱　茵陈二钱　甘草钱半

共煎汤一大盅，温服。

[1] 此病于今日之临床亦十分常见，尤其是胃气不降，脐气不通之女性患者，其治疗方药参考此例。

[2] 脉象分析，层层深入。且属经验之谈。

医学衷中参西录第六期第一卷

[1] 茵陈与青蒿不是同一植物，张锡纯认识有误。读者宜详辨。

[2] 生麦芽、茵陈疏肝气之功为张锡纯发明，于多方中用之，用量不宜大，6~10g即可。

[**效果**]　服药一剂，大便即通下，即原方略为加减，又服数剂，大便每日一次，食后胃中已不觉停滞，从此病遂除根。

[**或问**]　麦芽生用能升肝气，茵陈为青蒿之嫩者[1]，亦具有升发之力，此证即因脏腑之气有升无降，何以方中复用此二药乎？答曰：肝为将军之官，中寄相火，其性最刚烈，若强制之，恒激发其反动之力；麦芽、茵陈，善舒肝气而不至过于升提，是将顺肝木之性使之柔和，不至起反动力也[2]。

*按语：*中医辨证论治确为法宝。前医多用通便之药，病情如故，张锡纯根据患者禀性暴烈，脉象弦长，断为肝、胃、冲三经气化有升无降，治宜泻肝、降胃、镇冲，不专于通便，候其脏腑气机调顺，当升者升，当降者降，其便自通。这也是中医治病求本之一法。其中尤以柔肝泻肝，调畅肝气，抑制其横逆为重要，此证显为肝木克脾土，致使胃失和降而呕吐便秘。

肝气郁兼胃气不降

姚景仁，住天津鼓楼东，年五十二岁，业商，得肝郁胃逆证。

[**病因**]　其近族分支多门，恒不自给，每月必经心为之补助，又设有买卖数处，亦自经心照料，劳心太过，因得斯证。

[**证候**]　腹中有气，自下上冲，致胃脘满闷，胸中烦热，胁下胀疼，时常呃逆，间作呕吐。大便燥结，其脉左部沉细，右部则弦硬而长，大于左部数倍。

[**诊断**]　此乃肝气郁结，冲气上冲，更迫胃气不降也。为肝气郁结，是以左脉沉细；为冲气上冲，是以右脉弦长。冲脉上隶阳明，其气上冲不已，易致阳明胃气不下降。此证之呕吐呃逆，胃脘满闷，胸间烦热，皆冲胃之气相并冲逆之明征也。其胁下胀疼，肝气郁结之明征也。其大便燥结者，因胃气原宜息息下行，传送饮食下为二便，今其胃气既不下降，是以大便燥结也。拟

治以舒肝降胃安冲之剂[1]。

[**处方**] 生赭石轧细，一两　生怀山药一两　天冬一两　寸麦冬去心，六钱　清半夏四钱，水洗三次　碎竹茹三钱　生麦芽三钱　茵陈二钱　川续断二钱　生鸡内金黄色的，捣，二钱　甘草钱半

煎汤一大盅，温服。

[**方解**] 肝主左而宜升，胃主右而宜降，肝气不升则先天之气化不能由肝上达，胃气不降则后天之饮食不能由胃下输，此证之病根，正因当升者不升，当降者不降也。故方中以生麦芽、茵陈以升肝，生赭石、半夏、竹茹以降胃，即以安冲；用续断者，因其能补肝，可助肝气上升也；用生山药、二冬者，取其能润胃补胃，可助胃气下降也；用鸡内金者，取其能化瘀止疼，以运行诸药之力也。

[**复诊**] 右方随时加减，连服二十余剂，肝气已升，胃气已降，左右脉均已平安，诸病皆愈。惟肢体乏力，饮食不甚消化，拟再治以补气健胃之剂。

[**处方**] 野台参四钱　生怀山药一两　生赭石轧细，六钱　天冬六钱　寸麦冬六钱　生鸡内金黄色的，捣，三钱　生麦芽三钱　甘草钱半

煎汤一大盅，温服。

[**效果**] 将药煎服三剂，饮食加多，体力渐复。于方中加枸杞五钱、白术三钱，俾再服数剂，以善其后。

[**说明**] 身之气化，原左升右降，若但知用赭石降胃，不知用麦芽升肝，久之肝气将有郁遏之弊，况此证之肝气原郁结乎？此所以方中用赭石即用麦芽，赭石生用而麦芽亦生用也。且诸家本草谓麦芽炒用者为丸散计也，若入汤剂何须炒用，盖用生者煮汁饮之，则消食之力愈大也。

[**或问**] 升肝之药，柴胡最效，今方中不用柴胡而用生麦芽者，将毋别有所取乎？答曰：柴胡升提肝气之力甚大，用之失宜，恒并将胃气之下行者提之上逆。

[1] 肝郁胃逆，常规治法为舒肝降胃有效，张锡纯疏肝选用茵陈、生麦芽，降胃选用代赭石、清夏、竹茹，此用药规律是张锡纯独特的用药方法。而代赭石与山药，茵陈与生麦芽，是张锡纯常用的对药。

曾有患阳明厥逆吐血者《内经》谓阳明厥逆，衄、呕血。此阳明指胃腑而言也。凡论六经不言足经手经者，皆指足经而言，初不甚剧。医者误用柴胡数钱即大吐不止，须臾盈一痰盂，有危在顷刻之惧，取药无及，适备有生赭石细末若干，俾急用温开水送下，约尽两半，其血始止，此柴胡并能提胃气上逆之明征也。况此证之胃气原不降乎？至生麦芽虽能升肝，实无妨胃气之下降，盖其萌芽发生之性，与肝木同气相求，能宣通肝气之郁结，使之开解而自然上升，非若柴胡之纯于升提也。

按语：川续断的作用、代赭石和生麦芽的升降配伍、生麦芽与柴胡升提肝气的差别，张锡纯分析详细，且来自于临床案例，可谓真知灼见。

胃气不降

掖县任维周夫人，年五旬，得胃气不降证，因维周在津经商，遂来津求为诊治。

[**病因**] 举家人口众多，因其夫在外，家务皆自操劳，恒动肝火，遂得此证[1]。

[**证候**] 食后停滞胃中，艰于下行，且时觉有气挟火上冲，口苦舌胀，目眩耳鸣，恒有呃欲呕逆或恶心，胸膈烦闷，大便六七日始行一次，或至服通利药始通，小便亦不顺利。其脉左部弦硬，右部弦硬而长，一息搏近五至，受病四年，屡次服药无效。

[**诊断**] 此肝火与肝气相并，冲激胃腑，致胃腑之气不能息息下行传送饮食，久之胃气不但不能下行，且更转而上逆，是以有种种诸病也。宜治以降胃理冲之品，而以滋阴清火之药辅之[2]。

[**处方**] 生赭石轧细，两半　生怀山药一两　生杭芍六钱　玄参六钱　生麦芽三钱　茵陈二钱　生鸡内金黄色的，捣，二钱　甘草钱半

共煎汤一大盅，温服。

[**效果**] 每日服药一剂，三日后大便日行一次，小便亦顺利。上焦诸病亦皆轻减，再诊其脉，颇见柔

[1] 读张锡纯医案，要反复思忖张锡纯所处的时代和环境，观内伤诸案，病因多为劳心劳力，将息失宜。

[2] 张锡纯所处年代，世人颠沛流离，生活窘迫，饥饱无度，并因此发生许多操心劳力的情志病。张锡纯用玄参、白芍滋肝阴清肝热，用生麦芽、茵陈升肝气，用代赭石、鸡内金等降胃气、消食滞，都是针对时代人群的患病特点而采用的方法。

和。遂将赭石减去五钱，又加柏子仁五钱，连服数剂，霍然全愈。

按语：胃气不降而见便秘者，通便是治疗上的首务。本案中代赭石、玄参均有通便之功。胃气不降者用代赭石，源自张仲景之旋覆代赭汤，张锡纯又广而用之，用此药镇肝、降胃、通便、止吐逆等。在张锡纯著作中，凡用代赭石命名之方34首，凡方中含代赭石一药者占总计200余方中的1/4。

血病门

吐血证

张焕卿，年三十五岁，住天津特别第一区三义庄，业商，得吐血证，年余不愈。

[**病因**] 禀性褊急（biǎnjí，气量狭小，性情急躁），劳心之余又兼有拂意（拂：违背；拂意：不如意）之事，遂得斯证[1]。

[**证候**] 初次所吐甚多，屡经医治，所吐较少，然终不能除根。每日或一次或两次，觉心中有热上冲，即吐血一两口。因病久身羸弱，卧床不起，亦偶有扶起少坐之时，偶或微喘，幸食欲犹佳，大便微溏，日行两三次，其脉左部弦长，重按无力，右部大而芤，一息五至。

[**诊断**] 凡吐血久不愈者，多系胃气不降，致胃壁破裂，出血之处不能长肉生肌也[2]。再即此脉论之，其左脉之弦，右脉之大，原现有肝火浮动挟胃气上冲之象，是以其吐血时，觉有热上逆，至其脉之弦而无力者，病久而气化虚也。大而兼芤者，失血过多也。至其呼吸有时或喘，大便日行数次，亦皆气化虚而不摄之故。治此证者，当投以清肝降胃，培养气血，固摄气化之剂。

[**处方**] 赤石脂两半　生怀山药一两　净萸肉八钱　生龙骨捣碎，六钱　生牡蛎捣碎，六钱　生杭芍六钱　大生地黄四钱　甘草二钱　广三七二钱

[1] 在张锡纯所处的民国时期，业商之人更是困难，再兼之禀性褊急，易患胃病。

[2] 即现代临床之胃溃疡。

药共九味，将前八味煎汤，送服三七末。

[**方解**]　降胃之药莫如赭石，此愚治吐衄恒用之药也。此方中独重用赤石脂者，因赭石为铁氧化合，其重坠之力甚大，用之虽善降胃，而其力达于下焦，又善通大便，此证大便不实，赭石似不宜用；赤石脂之性，重用之亦能使胃气下降，至行至下焦，其粘滞之力又能固涩大便，且其性能生肌，更可使肠壁破裂出血之处早愈，诚为此证最宜之药也。所最可异（吃惊）者，天津药房中之赤石脂，竟有煅与不煅之殊。夫石药多煅用者，欲化质之硬者为软也。石脂原系粉末陶土，其质甚软，宜兴人以之烧作瓦器。天津药房其石脂之煅者，系以水和石脂作泥，在煤炉中煅成陶瓦。如此制药以入汤剂，虽不能治病，犹不至有害。然石脂入汤剂者少，入丸散者多。若将石脂煅成陶瓦竟作丸散用之，其伤胃败脾之病可胜言（数得清）哉？是以愚在天津诊病出方，凡用石脂必于药名上加生字，所以别于煅也[1]。然未免为大雅（泛指学识渊博的人）所笑矣。

[**效果**]　将药煎服两剂，血即不吐，喘息已平，大便亦不若从前之勤，脉象亦较前和平，惟心中仍有觉热之时。遂即原方将生地黄改用一两，又加熟地黄一两，连服三剂，诸病皆愈。

按语：胃溃疡的发生与胃酸高密切相关。胃酸高可导致胃火亢进，消谷善饥，故患者"觉心中（此处指胃中）有热上冲"，"食欲犹佳"；胃酸腐蚀黏膜肌肉，故"致胃壁破裂，出血之处不能长肉生肌也"。张锡纯已阐明赤石脂"性能生肌，更可使肠壁破裂出血之处早愈，诚为此证最宜之药也"。

须知，方中三七粉止血、消瘀、止痛，生牡蛎收敛固摄制酸，也是当代临床治疗胃溃疡的常用之品。此外，尚可选用白及、大黄、浙贝母等。

咳血兼吐血证

堂侄女住姑，适（婚配）邻村王氏，于乙酉仲春，

[1]　医者须识药，这是公认的。尤其是中医，必须要了解药材的品性，知药方能善用。张锡纯在病案以及方剂中，遇有特殊药品，必然说明药物品性，以免初习医者混淆用之。

得吐血证，时年三十岁。

[**病因**] 侄婿筱（xiǎo）楼孝廉（孝廉，明代、清代对举人的雅称），在外设教，因家务自理，劳心过度，且禀赋素弱，当此春阳发动之时，遂病吐血[1]。

[**证候**] 先则咳嗽痰中带血，继则大口吐血，其吐时觉心中有热上冲，一日夜吐两三次，剧时可吐半碗。两日之后，觉精神气力皆不能支持，遂急迎愚诊治。自言心中摇摇似将上脱，两颧发红，面上发热，其脉左部浮而动，右部浮而濡，两尺无根，数逾五至。

[**诊断**] 此肝肾虚极，阴分阳分不相维系，而有危在顷刻之势。遂急为出方取药，以防虚脱。

[**处方**] 生怀山药一两　生怀地黄一两　熟怀地黄一两　净萸肉一两　生赭石一两，轧细

急火煎药取汤两盅，分两次温服下。

[**效果**] 将药甫（fǔ，刚刚）煎成未服，又吐血一次，吐后忽停息闭目，惛（hūn，迷乱，糊涂）然罔（wǎng，不）觉。诊其脉跳动仍旧，知能苏醒，约四分钟呼吸始续，两次将药服下，其血从此不吐。俾即原方再服一剂，至第三剂即原方加潞党参三钱、天冬四钱，连服数剂，身形亦渐复原。继用生怀山药为细面，每用八钱煮作茶汤，少调以白糖，送服生赭石细末五分，作点心用之，以善其后。

按语：患者失血量大，气随血脱，精神气力不支。且阴虚阳泛，相互难以维系，而以阴虚为主，即张锡纯所云"肝肾虚极"，故颧红面热，两尺无根。病势岌岌可危。方中赭石止血补血，山药滋阴补气，生熟地黄滋阴养血，山萸肉益气温润，平补阴阳。各取一两，药少量重，力挽溃颓。特别是，张锡纯用大剂山萸肉培元摄敛固脱，每每成功，已被后人临床屡屡证实。

吐血兼咳嗽

王宝森，天津裕大纺纱厂理事，年二十四岁，得咳嗽吐血证。

[1] 胃病吐血多因劳心过度，现代研究情绪对人的影响首当其冲是消化系统和内分泌系统。此案住姑，劳心日久，饮食不规律，日久始有此病。

［1］寸浮乃外感未除，弦则肝横胃逆，尺按不实是气虚不充且肾脏尤甚，数逾五至表明热邪内蕴。

　　［**病因**］　禀赋素弱，略有外感，即发咳嗽，偶因咳嗽未愈，继又劳心过度，心中发热，遂至吐血。

　　［**证候**］　先时咳嗽犹轻，失血之后则嗽益加剧。初则痰中带血，继则大口吐血，心中发热，气息微喘，胁下作疼，大便干燥。其脉关前浮弦，两尺重按不实，左右皆然，数逾五至[1]。

　　［**诊断**］　此证乃肺金伤损，肝木横恣，又兼胃气不降，肾气不摄也。为其肺金受伤，是以咳嗽痰中带血；为胃气不降，是以血随气升，致胃中血管破裂而大口吐血。至胁下作疼，乃肝木横恣之明证；其脉上盛下虚，气息微喘，又肾气不摄之明征也。治之者，宜平肝降胃，润肺补肾，以培养调剂其脏腑，则病自愈矣。

　　［**处方**］　生怀山药一两　生赭石六钱，轧细　生怀地黄一两　生杭芍五钱　天冬五钱　大甘枸杞五钱　川贝母四钱　生麦芽三钱　牛蒡子捣碎，三钱　射干二钱　广三七细末，三钱　粉甘草细末，二钱

　　药共十二味，将前十味煎汤一大盅，送服三七、甘草末各一半，至煎渣再服，仍送服其余一半。

　　［**效果**］　服药一剂，吐血即愈，诸病亦轻减。后即原方随时为之加减，连服三十余剂，其嗽始除根，身体亦渐壮健。

　　按语：久咳致气虚，肺肾俱怯，宣肃摄敛失司；气郁致热结，肝胃同病，升发通降失常。代赭石、生地黄、天冬、牛蒡子均有润肠通便作用，山药、天冬、枸杞滋润肺肾，白芍、生地黄清肝热抑制肝气横逆，麦芽升发疏肝，浙贝母、牛蒡子、射干清热化痰、利咽宁嗽，三七、甘草止血，针对多重病机，可谓面面俱到。

　　临证须知，标急易缓，本虚难填，故一剂血止，三十余剂"其嗽始除根，身体亦渐壮健"。

吐血兼咳嗽

　　孙星桥，天津南开义聚成铁工厂理事，年二十八岁，得吐血兼咳嗽证。

［**病因**］　因天津南小站分有支厂，彼在其中经理，因有官活若干，工人短少，恐误日期，心中着急起火，遂致吐血咳嗽。

［**证候**］　其吐血之始，至今已二年矣。经医治愈，屡次反复，少有操劳，心中发热[1]即复吐血。又频作咳嗽，嗽时吐痰亦恒带血。肋下恒作刺疼，嗽时其疼益甚，口中发干，身中亦间有灼热，大便干燥。其脉左部弦硬，右部弦长，皆重按不实，一息搏近五至。

［**诊断**］　此证左脉弦硬者，阴分亏损而肝胆有热也，右部弦长者，因冲气上冲并致胃气上逆也。为其冲胃气逆，是以胃壁血管破裂以至于吐血咳血也。其脉重按不实者，血亏而气亦亏也。至于口无津液，身或灼热，大便干燥，无非血少阴亏之现象。拟治以清肝降胃，滋阴化瘀之剂。

［**处方**］　生赭石八钱，轧细　生怀地黄一两　生怀山药一两　生杭芍六钱　玄参五钱　川楝子四钱，捣碎　生麦芽三钱　川贝母三钱　甘草钱半　广三七二钱，细末

药共十味，将前九味煎汤一大盅，送服三七末一半，至煎渣重服时，再送服余一半。

［**方解**］　愚治吐血，凡重用生地黄，必用三七辅之，因生地黄最善凉血，以治血热妄行，犹恐妄行之血因凉而凝，瘀塞于经络中也。三七善化瘀血，与生地黄并用，血止后自无他虞（yú，忧虑）；且此证肋下作疼，原有瘀血，则三七尤在所必需也。

［**复诊**］　将药连服三剂，吐血全愈，咳嗽吐痰亦不见血，肋疼亦愈强半，灼热已无，惟口中仍发干，脉仍有弦象。知其真阴犹亏也，拟再治以滋补真阴之剂。

［**处方**］　生怀山药一两　生怀地黄六钱　大甘枸杞六钱　生杭芍四钱　玄参四钱　生赭石四钱，轧细　生麦芽二钱　甘草二钱　广三七二钱，细末

服法如前。

［**效果**］　将药连服五剂，病全愈，脉亦复常，遂去三七，以熟地黄易生地黄，俾多服数剂以善其后。

［1］从多个吐血案看，心中发热是吐血先兆。

按语：此案宜与前案互参，而生地黄与三七的配伍意义尤当重视。初诊方中川楝子清肝理气，善治肝经蕴热，气滞疼痛，如胁痛、乳房痛、少腹痛、疝痛、腹股沟痛等，与元胡相配名金铃子散，效果更好。而且也能滑肠通便，治疗胃肠热蕴大便干燥。但该药有小毒，临床用量不宜过大。

吐血证

冯松庆，年三十二岁，原籍浙江，在津充（充任，担任）北宁铁路稽查，得吐血证久不愈。

［**病因**］ 处境多有拂意，继因劳心劳力过度，遂得此证。

［**证候**］ 吐血已逾二年，治愈，屡次反复。病将发时，觉胃中气化不通，满闷发热，大便滞塞，旋即吐血，兼咳嗽多吐痰涎。其脉左部弦长，右部长而兼硬，一息五至。

［**诊断**］ 此证当系肝火挟冲胃之气上冲，血亦随之上逆，又兼失血久而阴分亏也。为其肝火炽盛，是以左脉弦长；为其肝火挟冲胃之气上冲，是以右脉长而兼硬；为其失血久而真阴亏损，是以其脉既弦硬弦硬即有阴亏之象而又兼数也。此宜治以泻肝降胃之剂，而以大滋真阴之药佐之。

［**处方**］ 生赭石一两，轧细　玄参八钱　大生地八钱　生怀山药六钱　瓜蒌仁炒捣，六钱　生杭芍四钱　龙胆草三钱　川贝母三钱　甘草钱半　广三七二钱，细末

药共十味，先将前九味煎汤一大盅，送服三七细末一半，至煎渣重服时，再送服其余一半。

［**效果**］ 每日煎服一剂，初服后血即不吐，服至三剂咳嗽亦愈，大便顺利。再诊其脉，左右皆有和柔之象，问其心中闷热全无。遂去蒌仁、龙胆草，生山药改用一两，俾多服数剂，吐血之病可从此永远除根矣。

按语：此案与前案也相似。上案胁下刺痛用川楝

子。此案胃中满闷用瓜蒌仁。第四期张锡纯《瓜蒌解》认为:"瓜蒌味甘,性凉。能开胸间及胃口热痰……若但用其仁,须用新炒熟者,捣碎煎服,其开胸降胃之力较大,且善通小(疑为"大"之误)便。"而《龙胆草解》指出:"龙胆草……能降胃气、坚胃质;其酸也,能补益胃中酸汁、消化饮食……又能入胆肝,滋肝血,溢胆汁,降肝胆之热使不上炎。举凡目疾、吐血、衄血、二便下血、惊痫、眩晕,因肝胆有热而致病者,皆能愈之。"故此案用龙胆草更为贴切,而不再复用生麦芽。

吐血证

张姓,年过三旬,寓居天津南门西沈家台,业商,偶患吐血证。

[**病因**] 其人性嗜酒,每日必饮,且不知节。初则饮酒过量即觉胸间烦热,后则不饮酒时亦觉烦热,遂至吐血。

[**证候**] 其初吐血之时,原不甚剧,始则痰血相杂,因咳吐出。即或纯吐鲜血,亦不过一日数口,继复因延医服药,方中有柴胡三钱,服药半点钟后,遂大吐不止,仓猝迎愚往视。及至则所吐之血已盈痰盂,又复连连呕吐,若不立为止住,实有危在目前之惧。幸所携药囊中有生赭石细末一包,俾先用温水送下五钱,其吐少缓,须臾又再送下五钱,遂止住不吐。诊其脉弦而芤,数逾五至,其左寸摇摇有动意,问其心中觉怔忡乎?答曰:怔忡殊甚,几若不能支持。

[**诊断**] 此证初伤于酒,继伤于药,脏腑之血几于倾囊而出。犹幸速为立止,宜急服汤药以养其血,降其胃气保其心气,育其真阴,连服数剂,庶其血不至再吐。

[**处方**] 生怀山药一两 生赭石六钱,轧细 玄参六钱 生地黄六钱 生龙骨六钱,捣碎 生牡蛎六钱,捣碎 生杭芍五钱 酸枣仁炒捣,四钱 柏子仁四钱 甘草钱半

广三七三钱，细末

此方将前十味煎汤，三七分两次用，头煎及二煎之汤送服。

[**效果**] 每日服药一剂，连服三日，血已不吐，心中不复怔忡。再诊其脉，芤动皆无，至数仍略数，遂将生地黄易作熟地黄，俾再服数剂以善其后。

按语： 此案与前不同者，怔忡，脉芤、数逾五至。柏子仁补助心气以安心神，龙骨、牡蛎收敛心气而镇心安神，酸枣仁养心血而安心神，心神安宁，怔忡自除，芤脉得充，数脉得缓。

医学衷中参西录第六期第二卷

血病门

大便下血

袁镜如，住天津河东，年三十二岁，为天津统税局科员，得大便下血证。

[**病因**] 先因劳心过度，心中时觉发热，继又因朋友宴会，饮酒过度，遂得斯证[1]。

[**证候**] 自孟夏（夏季第一月，即农历四月）下血，历六月不止，每日六七次，腹中觉疼即须入厕，心中时或发热，懒于饮食。其脉浮而不实，有似芤脉，而不若芤脉之硬，两尺沉分尤虚，至数微数。

[**诊断**] 此证临便时腹疼者，肠中有溃烂处也。心中时或发热者，阴虚之热上浮也。其脉近芤者，失血过多也。其两尺尤虚者，下血久而阴亏，更兼下焦气化不固摄也。此宜用化腐生肌之药治其肠中溃烂，滋阴固气之药固其下焦气化，则大便下血可愈矣。

[**处方**] 生怀山药两半　熟地黄一两　龙眼肉一两　净萸肉六钱　樗（chū，臭椿）白皮五钱　金银花四钱　赤石脂四钱，研细　甘草二钱　鸦胆子仁八十粒，成实者　生硫黄[2]八分，细末

共药十味，将前八味煎汤，送服鸦胆子、硫黄各一半，至煎渣再服时，仍送服其余一半，至于硫黄生用之理，详于三期八卷。

[**方解**] 方中鸦胆子、硫黄并用者，因鸦胆子善治下血，而此证之脉两尺过弱，又恐单用之失于寒凉，故少加硫黄辅之，况其肠中脂膜，因下血日久易至腐败酿毒，二药之性皆善消除毒菌也。又其腹疼下血，已历半载不愈，有似东人（日本人）志贺洁所谓阿米巴赤痢[3]，硫黄实又为治阿米巴赤痢之要药也。

[**复诊**] 前药连服三剂，下血已愈，心中亦不发热，脉不若从前之浮，至数如常，而其大便犹一日溏泻

[1] 观此令人想起《素问·上古天真论》"今时之人，以酒为浆，以妄为常"一语，劳心、嗜酒多为损寿之因。今日临床亦多见此因致病，医者能多加劝慰，再施以药食调治，方能万全。

[2] 为自然元素类矿物硫族自然硫。酸，温；有毒。外用止痒杀虫疗疮；内服补火助阳通便。

[3] 阿米巴痢疾是由溶组织阿米巴原虫引起的肠道传染

四五次，此宜投以健胃固肠之剂。

[**处方**] 炙箭芪三钱　炒白术三钱　生怀山药一两　龙眼肉一两　生麦芽三钱　建神曲三钱　大云苓片二钱

共煎汤一大盅，温服。

[**效果**] 将药连服五剂，大便已不溏泻，日下一次，遂停服汤药。俾用生怀山药细末煮作粥，调以白糖，当点心服之，以善其后。

按语：久泻伤气阴，下血日久必然阴亏，因此初诊方用大量山药、熟地、山萸肉、龙眼肉滋补脾肾，此为治本。其他诸药解毒、化腐生肌、固涩以止泻、止血，此为治标。治本者对证处理，治标者对症处理。辨病为先，标本兼治，可保无虞。

张锡纯当时已十分重视中西互参，且中学为体西学为用，衷中参西，故此以卓越之临床疗效屹立医林，独步天下，引领一代医风。

大便下血

高福亭，年三十六岁，胶济路警察委员，得大便下血证。

[**病因**] 冷时出外办公，寝于寒凉屋中，床衾又甚寒凉，遂得斯证。

[**证候**] 每日下血数次，或全是血，或兼有大便，或多或少，其下时多在夜间，每觉腹中作疼，即须入厕，夜间恒苦不寐，其脉迟而芤，两尺尤不堪重按，病已二年余，服温补下元药则稍轻，然终不能除根，久之，则身体渐觉羸弱。

[**诊断**] 此下焦虚寒太甚，其气化不能固摄而血下陷也。视其从前所服诸方，皆系草木之品，其质轻浮，温暖之力究难下达，当以矿质之品温暖兼收涩者投之。

[**处方**] 生硫黄色纯黄者，半斤　赤石脂纯系粉末者，半斤

将二味共轧细过罗，先空心服七八分，日服两次，

病，病变主要在盲肠与升结肠。临床上以腹痛、腹泻、排暗红色果酱样大便为特征。分布遍及全球，以热带和亚热带地区为多见。易变为慢性，并可引起肝脓肿等并发症。肠壁可因纤维组织增生而增厚变硬，甚至引起肠腔狭窄。可因肉芽组织增生过多形成局限性包块，称为阿米巴肿，多见于盲肠。该病我国少见，与当今常见的慢性非特异性溃疡性结肠炎临床表现难于区分，但病原体检测可以鉴别。本案后者可能性大，可惜没有详述大便性状、血色、是否肠鸣等症状。

品验（衡量，检验，此处义为尝试）渐渐加多，以服后移时（过一会儿）微觉腹中温暖为度。

[**效果**] 后服至每次二钱，腹中始觉温暖，血下亦渐少。服至旬余，身体渐壮，夜睡安然，可无入厕。服至月余，则病根被除矣。

[**方解**] 按硫黄之性，温暖下达，诚为温补下焦第一良药，而生用之尤佳，惟其性能润大便本草谓其能使大便润、小便长，西医以为轻泻药，于大便滑泻者不宜，故辅以赤石脂之粘腻收涩，自有益而无弊矣。

按语：张锡纯在敦复汤条下详述硫黄之性。曰：尝观葛稚川《肘后方》，首载扁鹊玉壶丹，系硫黄一味九转而成。治一切阳分衰惫之病。而其转法所需之物颇难备具，今人鲜有服者。愚临证实验以来，觉服制好之熟硫黄，犹不若径服生者其效更捷。盖硫黄制熟则力减，少服无效，多服又有燥渴之弊，服生硫黄少许，既有效而又无他弊也。十余年间，用生硫黄治愈沉寒锢冷之病不胜计。盖硫黄原无毒，其毒也即其热也，使少服不令觉热，即于人分毫无损，故不用制熟即可服，更可常服也。

大便下血

天津公安局，崔姓工友之子，年十三岁，得大便下血证。

[**病因**] 仲夏（农历五月）天热，赛球竞走，劳力过度，又兼受热，遂患大便下血。

[**证候**] 每日大便必然下血，便时腹中作疼，或轻或剧，若疼剧时，则血之下者必多，已年余矣。饮食减少，身体羸弱，面目黄白无血色，脉搏六至，左部弦而微硬，右部濡而无力。

[**诊断**] 此证当因脾虚不能统血，是以其血下陷至其腹，所以作疼，其肠中必有损伤溃烂处也。当用药健补其脾胃，兼调养其肠中溃烂。

[**处方**] 生怀山药一两　龙眼肉一两　金银花四钱

甘草三钱　鸦胆子[1]去皮，拣其仁之成实者，八十粒　广三七二钱半，轧细末

共药六味，将前四味煎汤，送服三七、鸦胆子各一半，至煎渣再服时，仍送服余一半。

［**效果**］　将药如法服两次，下血病即除根矣。

　　按语： 医案读法，当思作者本意和辨证论治方法，然后观其处方用药，配伍法度，炮制用量。张锡纯与许多医家一样，临床常用药不过数十味，治某病某证之方药已然十分精炼，必须多例互参，方能更深刻地体会作者本意。

　　如此案腹泻便血从脾虚肠损伤溃烂立意，用山药、龙眼肉补气养血，用金银花清热解毒，用鸦胆子为特效药，用三七粉生肌愈疡。与前数案比，注意体会病证虚实寒热的差异和处方遣药的不同。

　　注意，鸦胆子壳及种子均有毒，对中枢神经、肝肾实质有损害作用，并能引起内脏出血。其挥发油对皮肤和黏膜有强烈的刺激性。中毒时主要表现为恶心，呕吐，腹痛，便血，尿量减少，体温增高，眼结膜充血，四肢麻木或瘫痪，昏迷，抽搐等。

大便下血

　　杜澧芑（lǐqǐ），年四十五岁，阜城建桥镇人，湖北督署秘书，得大便下血证。

　　［**病因**］　向因办公劳心过度，每大便时下血，服药治愈。因有事还籍（回老家），值夏季暑热过甚，又复劳心过度，旧证复发，屡治不愈。遂来津入西医院治疗，西医为其血在便后，谓系内痔，服药血仍不止，因转而求治于愚。

　　［**证候**］　血随便下，且所下甚多，然不觉疼坠[2]，心中发热懒食，其脉左部弦长，右部洪滑。

　　［**诊断**］　此因劳心生内热，因牵动肝经所寄相火，致肝不藏血而兼与溽暑（rùshǔ，溽暑，犹言暑湿之气，指盛夏）之热相并，所以血妄行也。宜治以清心

[1] 第四期《鸦胆子解》指出："味极苦，性凉，为凉血解毒之要药。善治热性赤痢……下血。最能清血分之热及肠中之热，防腐生肌，诚有奇效。"

[2] 便血源于内痔，故而"血在便后"，"不觉疼坠"。

凉肝兼消暑热之剂，而少以培补脾胃之药佐之。

[**处方**] 生怀地黄一两　白头翁五钱　龙眼肉五钱
生怀山药五钱　知母四钱　秦皮三钱　黄柏二钱　龙胆草
二钱　甘草二钱

共煎汤一大盅，温服。

[**复诊**] 右方煎服一剂，血已不见，服至两剂，
少腹觉微凉。再诊其脉，弦长与洪滑之象皆减退，遂为
开半清半补之方，以善其后。

[**处方**] 生怀山药一两　熟怀地黄八钱　净萸肉五
钱　龙眼肉五钱　白头翁五钱　秦皮三钱　生杭芍三钱
地骨皮三钱　甘草二钱

共煎汤一大盅，温服。

[**效果**] 将药煎服一剂后，食欲顿开，腹已不
疼[1]，俾即原方多服数剂，下血病当可除根。

按语：此案与前两案均为大便下血，其血来源不
同，前案源于肠腑，此案则源于内痔，"血在便后"，
"不觉疼坠"。故此，处方与前案有异，读者宜细心
体察。

前案用熟地，此案先用生地，后用熟地；前案用金
银花、鸦胆子解毒杀菌，此案用知柏、白头翁、秦皮、
龙胆草清解毒热；两案均兼用养血之品填补失血之亏。
便血不止血，除因则血自止。

瘀血短气

刘书林，盐山城西八里庄人，年二十五岁，业泥瓦
工，得瘀血短气证。

[**病因**] 因出外修工，努力抬重物，当时觉胁下
作疼，数日疼愈，仍觉胁下有物妨碍呼吸。

[**证候**] 身形素强壮，自受病之后，迟延半载，
渐渐羸弱，常觉右胁之下有物阻碍呼吸之气，与人言时
恒半句而止，候至气上达再言，若偶忿怒则益甚，脉象
近和平，惟稍弱不能条畅。

[**诊断**] 此因努力太过，致肝经有不归经之血，

[1] 据前后文，
"疼"字似为"凉"
字之误。

瘀经络之间，阻塞气息升降之道路也。喜其脉虽稍弱，犹能支持，可但用化瘀血之药，徐徐化其瘀结，气息自能调顺。

[**处方**]　广三七四两

轧为细末，每服钱半，用生麦芽三钱煎汤送下，日再服。

[**方解**]　三七为止血妄行之圣药，又为化瘀血之圣药，且又化瘀血不伤新血，单服久服无碍。此乃药中特异之品，其妙处直不可令人思议。愚恒用以消积久之瘀血，皆能奏效。至麦芽原为消食之品，生煮服之则善舒肝气，且亦能化瘀，试生麦芽于理石即石膏上，其根盘曲之处，理石皆成凹形，为其根含有稀盐酸，是以有此能力，稀盐酸固亦善化瘀血者也。是以用之煎汤，以送服三七也。

[**效果**]　服药四日后，自鼻孔中出紫血一条，呼吸较顺，继又服至药尽，遂脱然全愈。

[**或问**]　人之呼吸在于肺，今谓肝经积有瘀血，即可妨碍呼吸，其义何居？答曰：按生理之学，人之呼吸可达于冲任，方书又谓呼出心肺，吸入肝肾，若谓呼吸皆在于肺，是以上两说皆可废也。盖心、肺、肝，原一系相连，下又连于冲任，而心肺相连之系，其中原有两管，一为血脉管，一为回血管，血脉管下行，回血管上行。肺为发动呼吸之机关，非呼吸即限于肺也，是以吸入之气可由血脉管下达，呼出之气可由回血管上达，无论气之上达下达，皆从肝经过，是以血瘀肝经，即有妨于升降之气息也。据斯以论呼吸之关于肺者固多，而心肺相连之系亦司呼吸之分支也。

按语：此病当为闪挫、抻拉造成的胁下肌肉或胸膜或软骨组织的损伤、瘀肿。无论何种情况，用三七配生麦芽化瘀疏通，简练、精妙，均可获满意疗效，堪称一绝。病机上，指出"肝经有不归经之血，瘀经络之间，阻塞气息升降之道路"深得中医理论之精髓，特色鲜明。

其与西医生理之比附，今天看来，尚属牵强。至于"鼻孔中出紫血一条"，可能与偶然鼻腔出血、渗血巧合（此案未说明发病季节，青壮年春夏衄血是常见现象），不可能是胁下瘀血块的整体排出。但此"紫血"对病症向愈有利，暗合刺络放血之理。

脑充血门

脑充血头疼

谈丹崖，北平大陆银行总理，年五十二岁，得脑充血头疼证。

[**病因**] 秉性强干精明，分行十余处多经其手设立，因此劳心过度，遂得脑充血头疼证。

[**证候**] 脏腑之间恒觉有气上冲，头即作疼，甚或至于眩晕，其夜间头疼益甚，恒至疼不能寐。医治二年无效，浸至言语謇涩（说话不流利），肢体渐觉不利，饮食停滞胃口不下行，心中时常发热，大便干燥。其脉左右皆弦硬，关前有力，两尺重按不实[1]。

[**诊断**] 弦为肝脉，至弦硬有力无论见于何部，皆系有肝火过升之弊。因肝火过升，恒引动冲气胃气相并上升，是以其脏腑之间恒觉有气上冲也。人之血随气行，气上升不已，血即随之上升不已，以致脑中血管充血过甚，是以作疼。其夜间疼益剧者，因其脉上盛下虚，阴分原不充足，是以夜则加剧，其偶作眩晕亦职此也。至其心常发热，肝火炽，其心火亦炽也。其饮食不下行，大便多干燥者，又皆因其冲气挟胃气上升，胃即不能传送饮食以速达于大肠也。其言语肢体謇涩不利者，因脑中血管充血过甚，有妨碍于司运动之神经也。此宜治以镇肝降胃安冲之剂，而以引血下行兼清热滋阴之药辅之。又须知肝为将军之官，中藏相火，强镇之恒起其反动力，又宜兼用舒肝之药，将顺其性之作引也。

[1] 张锡纯所论之脑充血证，应参考今日之高血压、脑血管痉挛、脑供血不足、脑栓塞、脑出血诸病。笔者临床，凡见脉象弦硬之中老年人，以眩晕、头痛、急躁、食滞为主诉，选用张锡纯镇肝降胃安冲之剂，效果很好。

《医学衷中参西录》临证助读系列

医案分册

54

[**处方**] 生赭石一两，轧细　生怀地黄一两　怀牛膝六钱　大甘枸杞六钱　生龙骨六钱，捣碎　生牡蛎六钱，捣碎　净萸肉五钱　生杭芍五钱　茵陈二钱　甘草二钱

共煎汤一大盅，温服。

[**复诊**] 将药连服四剂，头疼已愈强半，夜间可睡四五点钟，诸病亦皆见愈，脉象之弦硬已减，两尺重诊有根，拟即原方略为加减，俾再服之。

[**处方**] 生赭石一两，轧细　生怀地黄一两　生怀山药八钱　怀牛膝六钱　生龙骨六钱，捣碎　生牡蛎六钱，捣碎　净萸肉五钱　生杭芍五钱　生鸡内金钱半，黄色的，捣　茵陈钱半　甘草二钱

共煎汤一大盅，温服。

[**三诊**] 将药连服五剂，头已不疼，能彻夜安睡，诸病皆愈。惟经理行中事物，略觉操劳过度，头仍作疼，脉象犹微有弦硬之意，其心中仍间有觉热之时，拟再治以滋阴清热之剂。

[**处方**] 生怀山药一两　生怀地黄八钱　玄参四钱　北沙参四钱　生杭芍四钱　净萸肉四钱　生珍珠母四钱，捣碎　生石决明四钱，捣碎　生赭石四钱，轧细　怀牛膝三钱　生鸡内金钱半，黄色的，捣　甘草二钱

共煎汤一大盅，温饮下。

[**效果**] 将药连服六剂，至经理事务时，头亦不疼，脉象已和平如常。遂停服汤药，俾日用生山药细末，煮作茶汤，调以白糖令适口，送服生赭石细末钱许，当点心服之，以善其后。

[**说明**] 脑充血之病名，倡自西人，实即《内经》所谓诸厥证，亦即后世方书所谓内中风证，三期七卷镇肝熄风汤后及五期三卷建瓴汤后皆论之甚详，可参观。至西人论脑充血证，原分三种，其轻者为脑充血，其血虽充实于血管之中，犹未出于血管之外也，其人不过头疼，或兼眩晕，或口眼略有歪斜，或肢体稍有不利；其重者为脑溢血，其血因充实过甚，或自分支细血管中溢出少许，或隔血管之壁因排挤过甚渗出少许，其所出之

血着于司知觉之神经则有累知觉，着于司运动之神经则有累运动，治之得宜，其知觉运动亦可徐复其旧。其又重者为脑出血，其血管充血至于极点，而忽然破裂也，其人必忽然昏倒，人事不知，其稍轻者，或血管破裂不剧，血甫出即止，其人犹可徐徐苏醒。若其人不能自醒，亦可急用引血下行之药使之苏醒。然苏醒之后，其知觉之迟钝，肢体之痿废，在所不免矣。此证治之得宜，亦可渐愈，若欲治至脱然无累，不过百中之一二耳。至于所用诸种治法，五期三卷中论之颇详可参观。

按语：读前人医案，应回到作者所处的时代，结合作者生活环境来思考其处方和立意。张锡纯的一些论述与今日之中西病证诊疗规范大有不同。读者宜从症测证，证症测病，对今日临床有所启迪。

张锡纯此处论西医三种脑充血证与今日之脑血管病略有不同，今日西医分类已经十分详细，诊断也十分清楚。但是，在临床治疗时，中医仍然需要在参考西医诊断的基础上，采用中医辨证论治为主。此案方用赭石、生龙牡、石决明、珍珠母等镇潜，用枸杞、山萸肉、白芍、山药滋阴，少佐茵陈疏肝，甘草、鸡内金和中、消食、化瘀，并防止金石药碍胃，辅以牛膝引血下行，使得上逆之气血归原，属于中医滋阴潜降之法。今日之肝阳上亢、肝火上炎或者肝风初动者，皆可参用本法治疗。

脑充血头疼

天津一区，李氏妇，年过三旬，得脑充血头疼证。

[**病因**] 禀性褊急，家务劳心，常起暗火，因得斯证。

[**证候**] 其头疼或左或右，或左右皆疼，剧时至作呻吟。心中常常发热，时或烦躁，间有眩晕之时，其大便燥结非服通下药不行。其脉左右皆弦硬而长，重诊甚实。经中西医诊治二年，毫无功效。

[诊断]　其左脉弦硬而长者，肝胆之火上升也；其右脉弦硬而长者，胃气不降而逆行，又兼冲气上冲也。究之，左右脉皆弦硬，实亦阴分有亏损也。因其脏腑之气化有升无降，则血随气升者过多，遂至充塞于脑部，排挤其脑中之血管而作疼，此《内经》所谓"血之与气，并走于上"之厥证[1]也。亦即西人所谓脑充血之证也。其大便燥结不行者，因胃气不降，失其传送之职也。其心中发烦躁者，因肝胃之火上升也。其头部间或眩晕者，因脑部充血过甚，有碍于神经也。此宜清其脏腑之热，滋其脏腑之阴，更降其脏腑之气，以引脑部所充之血下行，方能治愈。

[处方]　生赭石两半，轧细　怀牛膝一两　生怀山药六钱　生怀地黄六钱　天冬六钱　玄参五钱　生杭芍五钱　生龙齿五钱，捣碎　生石决明五钱，捣碎　茵陈钱半　甘草钱半

共煎汤一大盅，温服。

[方解]　赭石为铁氧化合，其质重坠下行，能降胃平肝，镇安冲气；其下行之力，又善通大便燥结而毫无开破之弊。方中重用两半者，因此证大便燥结过甚，非服药不能通下也。盖大便不通，是以胃气不下降，而肝火之上升，冲气之上冲，又多因胃气不降而增剧。是治此证者，当以通其大便为要务，迨服药至大便自然通顺时，则病愈过半矣。牛膝为治腿疾要药，以其能引气血下行也。而《名医别录》及《千金翼方》，皆谓其除脑中痛，盖以其能引气血下行，即可轻减脑中之充血也。愚生平治此等证必此二药并用，而又皆重用之。用玄参、天冬、芍药者，取其既善退热兼能滋阴也。用龙齿、石决明者，以其皆为肝家之药，其性皆能敛缉肝火，镇熄肝风，以缓其上升之势也。用山药、甘草者，以二药皆善和胃，能调和金石之药与胃相宜，犹白虎汤用甘草、粳米之义，而山药且善滋阴，甘草亦善缓肝也。用茵陈者，因肝为将军之官，其性刚果，且中寄相火，若但用药平之镇之，恒至起反动之力，茵陈为青蒿

[1]《素问·调经论》："血之与气并走于上，则为大厥，厥则暴死，气复反则生，不反则死。"厥，病名，指突然昏倒、手足逆冷等症。

之嫩者，禀少阳初生之气春日发生最早，与肝木同气相求，最能将顺肝木之性，且又善泻肝热，李氏《本草纲目》谓善治头痛，是不但将顺肝木之性使不至反动，且又为清凉脑部之要药也。诸药汇集为方，久服之自有殊效。

[复诊] 将药连服二十余剂其中随时略有加减，头已不疼，惟夜失眠时则仍疼，心中发热烦躁皆无，亦不复作眩晕，大便届时自行，无须再服通药，脉象较前和平而仍有弦硬之意，此宜注意滋其真阴以除病根。

[处方] 生赭石一两，轧细　怀牛膝八钱　生怀山药八钱　生怀地黄八钱　玄参六钱　大甘枸杞六钱　净萸肉五钱　生杭芍四钱　柏子仁四钱　生麦芽三钱　甘草二钱

共煎汤一大盅，温服。方中用麦芽者，借以宣通诸药之滞腻也。且麦芽生用原善调和肝气，亦犹前方用茵陈之义也。

[效果] 将药又连服二十余剂亦随时略有加减，病遂全愈，脉象亦和平如常矣。

按语：用药如用兵，医者必须善知药性，灵活运用。张锡纯论述所用诸药，亲切从容，如数家珍，这是临床取得良好效果的基础。读者宜细细咀嚼体会。

本案也体现了滋阴潜降法的具体应用。张锡纯治疗脑充血最善用赭石、生龙牡、珍珠母、石决明、生龙齿等镇潜之药，辅以牛膝引血下行。阳亢必阴虚，潜降必滋阴，这是张锡纯治疗脑充血的特色，滋阴用山药、生地、枸杞子或配白芍、天冬、玄参之类。少佐茵陈或麦芽疏肝。处方标本兼治，生气勃勃。

脑充血头疼

天津北马路西首，于氏妇，年二十二岁，得脑充血头疼证。

［病因］　其月信（月经）素日短少不调，大便燥结，非服降药不下行，浸至脏腑气化有升无降，因成斯证。

［证候］　头疼甚剧，恒至夜不能眠，心中常觉发热，偶动肝火即发眩晕，胃中饮食恒停滞不消，大便六七日不行，必须服通下药始行。其脉弦细有力而长，左右皆然，每分钟八十至，延医诊治历久无效。

［诊断］　此因阴分亏损，下焦气化不能固摄，冲气遂挟胃气上逆，而肝脏亦因阴分亏损水不滋木，致所寄之相火妄动，恒助肝气上冲。由斯脏腑之气化有升无降，而自心注脑之血为上升之气化所迫，遂至充塞于脑中血管而作疼作晕也。其饮食不消、大便不行者，因冲胃之气皆逆也。其月信不调且短少者，因冲为血海，肝为冲任行气，脾胃又为生血之源，诸经皆失其常司，是以月信不调且少也；《内经》谓"血菀同郁于上，使人薄厥"[1]，言为上升之气血偪薄（音义同"逼迫"）而厥也。此证不急治则薄厥将成，宜急治以降胃镇冲平肝之剂，再以滋补真阴之药辅之，庶可转上升之气血下行不成薄厥也。

［处方］　生赭石一两，轧细　怀牛膝一两　生怀地黄一两　大甘枸杞八钱　生怀山药六钱　生杭芍五钱　生龙齿五钱，捣碎　生石决明五钱，捣碎　天冬五钱　生鸡内金二钱，黄色的，捣　苏子[2]二钱，炒捣　茵陈钱半　甘草钱半

共煎汤一大盅，温服。

［复诊］　将药连服四剂，诸病皆见轻，脉象亦稍见柔和。惟大便六日仍未通行，因思此证必先使其大便如常，则病始可愈，拟将赭石加重，再将余药略为加减以通其大便。

［处方］　生赭石两半，轧细　怀牛膝一两　天冬一两　黑芝麻[3]八钱，炒捣　大甘枸杞八钱　生杭芍五钱　生龙齿五钱，捣碎　生石决明五钱，捣碎　苏子三钱，炒捣　生

[1] 《素问·生气通天论》："阳气者，大怒则形气绝，而血菀于上，使人薄厥。"薄，音义同"迫"。

[2] 苏子，辛，温，归肺经。功能降气，消痰，平喘，润肠。用于痰壅气逆，咳嗽气喘，肠燥便秘。

[3] 黑芝麻功能补肝肾，益精血，润肠燥。用于头晕眼花，耳鸣耳聋，须发早白，病后脱发，肠燥便秘等

鸡内金钱半，黄色的，捣　甘草钱半　净柿霜[1]五钱

　　共药十二味，将前十一味煎汤一大盅，入柿霜融化温服。

　　［三诊］　将药连服五剂，大便间日（隔一日）一行，诸证皆愈十之八九，月信适来，仍不甚多，脉象仍有弦硬之意，知其真阴犹未充足也。当即原方略为加减，再加滋阴生血之品。

　　［处方］　生赭石一两，轧细　怀牛膝八钱　大甘枸杞八钱　龙眼肉六钱　生怀地黄六钱　当归五钱　玄参四钱　沙参四钱　生怀山药四钱　生杭芍四钱　生鸡内金一钱，黄色的，捣　甘草二钱　生姜三钱　大枣三枚，掰开

　　共煎汤一大盅，温服。

　　［效果］　将药连服四剂后，心中已分毫不觉热，脉象亦大见和平，大便日行一次，遂去方中玄参、沙参，生赭石改用八钱，生怀山药改用六钱，俾多服数剂，以善其后。

　　*按语：*在大队补益镇潜药物中，配用苏子、柿霜，意在润上开上，与滋下潜降相反相成。而且苏子宽中理气降气，使静中有动，补中有通，免成呆补之势。

脑充血兼腿痿弱

　　崔华林，天津金钢桥旁德兴木厂理事，年三十八岁，得脑充血兼两腿痿弱证[2]。

　　［病因］　出门采买木料，数日始归，劳心劳力过度，遂得斯证。

　　［证候］　其初常觉头疼，时或眩晕，心中发热，饮食停滞，大便燥结，延医治疗无效。一日早起下床，觉痿弱无力，痿坐于地，人扶起，坐床沿休息，移时，自扶杖起立，犹可徐步，然时恐颠仆。其脉左部弦而甚硬，右部弦硬且长[3]。

　　［诊断］　其左脉弦硬者，肝气挟火上升也。右脉弦硬且长者，胃气上逆更兼冲气上冲也。因其脏腑间之气化有升无降，是以血随气升充塞于脑部作疼作眩晕。

[1] 柿霜，甘，凉。《本草经疏》谓"其功长于清肃上焦火邪，兼能益脾开胃"。张锡纯在前三期合编"水晶桃"方中指出："色白入肺，而甘凉滑润。其甘也，能益肺气；其凉也，能清肺热；其滑也，能利肺痰；其润也，能滋肺燥。"

[2] 青壮年之脑充血，多为肝阳上亢证。

[3] 未见偏瘫症状，或许为今日之高血压急性发作。

《医学衷中参西录》临证助读系列

医案分册

60

其脑部充血过甚，或自微细血管溢血于外，或隔血管之壁些些渗血于外，其所出之血，若着于司运动之神经，其重者可使肢体痿废，其轻者亦可使肢体软弱无力。若此证之忽然痿坐于地者是也。至其心中之发热，饮食之停滞，大便之燥结，亦皆其气化有升无降之故，此宜平肝清热，降胃安冲，不使脏腑之气化过升，且导引其脑中过充之血使之下行，则诸证自愈矣。

[**处方**] 生赭石一两，轧细　怀牛膝一两　生怀地黄一两　生珍珠母六钱，捣碎　生石决明六钱，捣碎　生杭芍五钱　当归四钱　龙胆草二钱　茵陈钱半　甘草钱半

共煎汤一大盅，温服。

[**复诊**] 将药连服七剂，诸病皆大见愈，脉象亦大见缓和，惟其步履之间，仍须用杖未能复常，心中仍间有发热之时。拟即原方略为加减，再佐以通活血脉之品。

[**处方**] 生赭石一两，轧细　怀牛膝一两　生怀地黄一两　生杭芍五钱　生珍珠母四钱，捣碎　生石决明四钱，捣碎　丹参四钱　生麦芽三钱　土鳖虫五个　甘草一钱

共煎汤一大盅，温服。

[**效果**] 将药连服八剂，步履复常，病遂全愈。

按语：当前中医临床上对于脑血管疾病的治疗，多数医生一般都以活血化瘀方药为主，意在通畅血管血流，防止、消除出血或血栓。这几乎成了通行的套路。张锡纯明知病在脑血管，仍用传统理论思维辨证求因，辨因论治，治病求本。此案平肝清热，降胃安冲，引血下行，并不主要活血。只是在"诸病皆大见愈"时，"再佐以通活血脉之品"，如丹参、土鳖虫之类。辨证？辨病？值得后学深思。

脑充血兼痰厥

骆义波，住天津东门里谦益里，年四十九岁，业商，得脑充血兼痰厥证。

[**病因**] 平素常患头晕，间有疼时，久则精神渐似短少，言语渐形謇涩，一日外出会友，饮食过度，归

[1] 商人多虑，常扰心神。复遇饮食无度，肝火炎上，生风动血，此为发病因由。

[2] 观此症状，怀疑为今日之轻症脑卒中（脑血管出血或栓塞）。

[3] 此方仍本张锡纯滋阴镇潜之旨，生铁锈水亦取其平肝镇潜之力。

家因事有拂意，怒动肝火，陡然（突然）昏厥[1]。

[证候] 闭目昏昏，呼之不应，喉间痰涎杜塞（dùsè，堵塞，屏绝），气息微通。诊其脉左右皆弦硬而长，重按有力，知其证不但痰厥实素有脑充血病也[2]。

[诊断] 其平素头晕作疼，即脑充血之现证也。其司知觉之神经为脑充血所伤，是以精神短少。其司运动之神经为脑充血所伤，是以言语謇涩。又凡脑充血之人，其脏腑之气多上逆，胃气逆则饮食停积不能下行，肝气逆则痰火相并易于上干，此所以因饱食动怒而陡成痰厥也。此其危险即在目前，取药无及，当先以手术治之。

[手术] 治痰厥之手术，当以手指点其天突穴处，穴在结喉下宛宛（凹陷处）中，即项与胸交际之处也。点法用右手大指端着穴，指肚向外，指甲贴颈用力向下点之不可向里，一点一起，且用指端向下向外挠动，令其杜塞之痰活动，兼可令其喉中发痒作嗽，兼用手指捏其结喉以助其发痒作嗽。如此近八分钟许，即咳嗽呕吐。约吐出痰涎饮食三碗许，豁然顿醒，自言心中发热，头目胀疼，此当继治其脑部充血以求全愈。拟用建瓴汤方在五期三卷治之，因病脉之所宜而略为加减。

[处方] 生赭石一两，轧细　怀牛膝一两　生怀地黄一两　天花粉六钱　生杭芍六钱　生龙骨五钱，捣碎　生牡蛎五钱，捣碎　生麦芽三钱　茵陈钱半　甘草钱半

磨取生铁锈浓水以之煎药，煎汤一盅，温服下[3]。

[复诊] 将药服三剂，心中已不发热，头疼目胀皆愈，惟步履之时觉头重足轻，脚底如踏棉絮。其脉象较前和缓，似有上盛下虚之象，爰即原方略为加减，再添滋补之品。

[处方] 生赭石一两，轧细　怀牛膝一两　生怀地黄一两　大甘枸杞八钱　生杭芍六钱　净萸肉六钱　生龙骨五钱，捣碎　生牡蛎五钱，捣碎　柏子仁炒捣，五钱　茵陈钱半　甘草钱半

磨取生铁锈浓水以之煎药，煎汤一大盅，温服。

［**效果**］ 将药连服五剂，病遂脱然全愈。将赭石、牛膝、地黄皆改用八钱，俾多服数剂，以善其后。

　　按语：张锡纯据患者"喉间痰涎杜塞"判断"痰厥"。并用"手术"即手法点按天突穴使其"吐出痰涎饮食三碗许"。处方中没有体现化痰逐痰之意。临床上若患者有痰多、喉间辘辘有声，舌苔厚腻、脉滑等痰涎之象，当酌情配用远志、竹沥、竹茹、胆南星、川贝母、半夏、陈皮等化痰之品。

脑充血兼偏枯

　　孙聘卿，住天津东门里季家大院，年四十六岁，业商，得脑充血证遂至偏枯。

　　［**病因**］ 禀性褊急，又兼处境不顺，恒触动肝火致得斯证。

　　［**证候**］ 未病之先恒觉头疼，时常眩晕[1]。一日又遇事有拂意，遂忽然昏倒，移时醒后，左手足皆不能动，并其半身皆麻木，言语謇涩[2]。延医服药十阅月，手略能动，其五指则握而不伸，足可任地而不能行步，言语仍然謇涩，又服药数月病仍如故。诊其脉左右皆弦硬，右部似尤甚[3]，知虽服药年余，脑充血之病犹未除也。问其心中发热乎？脑中有时觉疼乎？答曰：心中有时觉有热上冲胃口，其热再上升则脑中可作疼，然不若病初得时脑疼之剧也。问其大便两三日一行[4]，证脉相参，其脑中犹病充血无疑。

　　［**诊断**］ 按此证初得，不但脑充血实兼脑溢血也。其溢出之血，着于左边司（掌管，指挥）运动之神经则右半身痿废，着于右边司运动之神经则左半身痿废，此乃交叉神经以互司其身之左右也。想其得病之初，脉象之弦硬，此时尤剧，是以头疼眩晕由充血之极而至于溢血，因溢血而至于残废也。即现时之证脉详参，其脑中溢血之病想早就愈[5]，而脑充血之病根确未除也[6]。宜注意治其脑充血，而以通活经络之药辅之。

［1］ 高血压常见症状。

［2］ 此是典型的中风表现。

［3］ 肝阳上亢。

［4］ 腑气不降以至热气上冲。

［5］ 已治疗10个月，若再出血，必持续加重。但以今观之，已出之死血未必消散殆尽。

［6］ 脑卒中诊断明确。

[1] 病至偏枯能获得这种疗效，已是十分难得。此例46岁，尚属壮年，兼之服药得法，故此见效。今日临床，凡见此类病证，尤须慢慢调理，既要重视康复，又要防止复发，服用中药的同时，一定要注意饮食调理和心情调适。

[2] 特别为此三味药作解，是张锡纯经验独到之处的阐发，以补前人认识之不足。因叙述简略，不知患者有无阳气不足见证，须知方中黄芪、鹿角胶是补气温阳之品，较初诊处方，填补之力增强。

[处方] 生怀山药一两　生怀地黄一两　生赭石八钱，研细　怀牛膝八钱　生杭芍六钱　柏子仁炒捣，四钱　白术三钱，炒　滴乳香三钱　明没药三钱　土鳖虫四大个，捣　生鸡内金钱半，黄色的，捣　茵陈一钱

共煎汤一大盅，温服。

[复诊] 将药连服七剂，脑中已不作疼，心中间有微热之时，其左半身自觉肌肉松活，不若从前之麻木，言语之謇涩稍愈，大便较前通顺，脉之弦硬已愈十之七八，拟再注意治其左手足之痿废。

[处方] 生箭芪五钱　天花粉八钱　生赭石六钱，轧细　怀牛膝五钱　滴乳香四钱　明没药四钱　当归三钱　丝瓜络三钱　土鳖虫四大个，捣　地龙二钱，去土

共煎汤一大盅，温服。

[三诊] 将药连服三十余剂随时略有加减，其左手之不伸者已能伸，左足之不能迈步者今已举足能行矣。病患问从此再多多服药可能撤消否？答曰：此病若初得即治，服药四十余剂即能脱然，今已迟延年余，虽服数百剂亦不能保全愈，因关节经络之间瘀滞已久也。然再多服数十剂，仍可见愈，遂即原方略为加减，再设法以腘动其神经，补助其神经当更有效[1]。

[处方] 生箭芪六钱　天花粉八钱　生赭石六钱，轧细　怀牛膝五钱　滴乳香四钱　明没药四钱　当归三钱　土鳖虫四大个，捣　地龙二钱，去土　真鹿角胶二钱，轧细　广三七二钱，轧细　制马钱子末三分

药共十二味，先将前九味共煎汤一大盅，送服后三味各一半，至煎渣再服时，仍送服其余一半。

[方解] 方中用鹿角胶者，因其可为左半身引经理详三期四卷活络效灵丹后，且其角为督脉所生，是以其性善补益脑髓以滋养脑髓神经也。用三七者，关节经络间积久之瘀滞，三七能融化之也。用制马钱子者，以其能腘动神经使灵活也制马钱子法，详三期七卷振颓丸下[2]。

[效果] 将药又连服三十余剂，手足之举动皆较前便利，言语之謇涩亦大见愈，可勉强出门作事矣。遂俾

停服汤药，日用生怀山药细末煮作茶汤，调以白糖令适口，送服黄色生鸡内金细末三分许，当点心用之，以善其后。此欲用山药以补益气血，少加鸡内金以化瘀滞也。

［**说明**］ 按脑充血证，最忌用黄芪，因黄芪之性补而兼升，气升则血必随之上升，致脑中之血充而益充，排挤脑中血管可至溢血，甚或至破裂而出血，不可救药者多矣。至将其脑充血之病治愈，而肢体之痿废仍不愈者，皆因其经络瘀塞血脉不能流通也。此时欲化其瘀塞，通其血脉，正不妨以黄芪辅之，特是其脑中素有充血之病，终嫌黄芪升补之性能助血上升，故方中仍加生赭石、牛膝，以防血之上升，即所以监制黄芪也。又虑黄芪性温，温而且补即能生热，故又重用花粉以调剂之也[1]。

按语：此案首方滋阴镇潜、活血通络，兼以通便，且顾护脾胃，以免金石寒凉之品败胃，影响持续用药。但以清热之地黄、茵陈，柔肝之白芍、茵陈，降逆代赭石、怀牛膝为特点，以解除肝胃之热上冲为首务，着眼点在于胃热上冲与脉象弦硬。复诊主治转换，以活血通络为主，有补阳还五汤之义，而遣药有所不同，王清任擅用桃仁、红花，张锡纯擅用乳香、没药、土鳖虫。三诊进一步加大了药力。须注意，马钱子有毒，谨慎制法与服法。

张锡纯关于黄芪之论可以与王清任之《医林改错》互参，至于中风治法，亦各有千秋，读者宜在临床细心体会之。医家经验，各有所长，妙在对证，务必以实效为主。

[1] 至此明了天花粉凉润佐制之义。王清任大量用黄芪在于气虚血瘀，张锡纯用量较小，在于气滞血瘀，又唯恐其热其升，故佐凉润沉降之品。

肠胃病门

噎膈

盛隽（jùn，同"隽"）卿，天津锅店街老德记西药房理事，年五旬，得噎膈证。

[**病因**] 处境恒多不顺，且又秉性褊急，易动肝火，遂得斯证[1]。

[**证候**] 得病之初，间（有时）觉饮食有不顺时，后则常常如此，始延医为调治，服药半年，更医十余人皆无效验。转觉病势增剧，自以为病在不治，已停药不服矣。适其友人何翼云孝廉何子真公曾孙来津，其人博雅通医，曾阅拙著《衷中参西录》，力劝其求愚为之诊治，其六脉细微无力，强食饼干少许，必嚼成稀糜方能下咽，咽时偶觉龃龉（jǔyǔ，上下牙齿对不齐，比喻不顺达）即作呕吐，带出痰涎若干。惟饮粳米所煮稠汤尚无阻碍，其大便燥结如羊矢，不易下行。

[**诊断**] 杨素园[2]谓："此病与失血异证同源，血之来也暴，将胃壁之膜冲开则为吐血；其来也缓，不能冲开胃膜，遂瘀于上脘之处，致食管窄隘即成噎膈。"至西人则名为胃癌，所谓癌者，如山石之有岩，其形凸出也。此与杨氏之说正相符合，其为瘀血致病无疑也。其脉象甚弱者，为其进食甚少气血两亏也。至其便结如羊矢，亦因其饮食甚少，兼胃气虚弱不输送下行之故也。此宜化其瘀血兼引其血下行，而更辅以培养气血之品。

[**处方**] 生赭石一两，轧细　野台参五钱　生怀山药六钱　天花粉六钱　天冬四钱　桃仁去皮，捣，三钱　红花二钱　土鳖虫五枚，捣碎　广三七二钱，捣细

药共九味，将前八味煎汤一大盅，送服三七末一半，至煎渣再服时，再送服余一半。

[**方解**] 方中之义，桃仁、红花、土鳖虫、三七诸药，所以消其瘀血也。重用生赭石至一两，所以引其血下行也。用台参、山药者，所以培养胃中之气化，不使因服开破之药而有伤损也。用天冬、天花粉者，恐其胃液枯槁，所瘀之血将益干结，故借其凉润之力以滋胃液，且即以防台参之因补生热也。

[**效果**] 将药服至两剂后，即可进食；服至五剂，

[1] 因郁致病尤为张锡纯重视，今日临床亦当详审情志因素对于发病的影响。

[2] 即杨照藜，字素园，定州人，清代官吏，精医学，与王孟英友善，曾阅订《医砭》等著作。

大便如常。因将赭石改用八钱，又服数剂，饮食加多，仍觉胃口似有阻碍不能脱然。俾将三七加倍为四钱，仍分两次服下，连进四剂，自大便泻下脓血若干，病遂全愈[1]。

[**说明**] 按噎膈之证，有因痰饮而成者，其胃口之间生有痰囊即喻氏[2]《寓意草》中所谓窠囊，本方去土鳖虫、三七，加清半夏四钱，数剂可愈。有因胃上脘枯槁痿缩致成噎膈者，本方去土鳖虫、三七，将赭石改为八钱，再加当归、龙眼肉、枸杞子各五钱，多服可愈。有因胃上脘生瘤赘以致成噎膈者五期三卷胃病噎膈治法篇中曾详论其治法，然此证甚少，较他种噎膈亦甚难治，盖瘤赘之生，恒有在胃之下脘成反胃者，至生于胃之上脘成噎膈者，则百中无一二也。

按语： 噎膈从癌论，张锡纯已然认识到本证的危重性。尽管对食管癌、胃癌的病理认识与当今相差尚多，但治疗之法，一在化瘀，一在培养气血，则基本一致。今日食管癌的中医治疗原则也是扶正祛邪，若专重祛邪抗癌解毒之法，则伤人正气，癌毒更易恶化。

此方中党参、山药、天冬补养气阴，桃仁、红花、土鳖虫、三七化其瘀血，至于生赭石一药，为张锡纯经验用药，取其降逆、降胃、引血下行之功。全方攻补兼施，标本兼治，即或无效，亦不伤正，王道之治也。

反胃吐食

陈景三，天津河北人，年五十六岁，业商，得反胃吐食证，半年不愈。

[**病因**] 初因夏日多食瓜果致伤脾胃，廉于（少于）饮食，后又因处境不顺心多抑郁，致成反胃之证。

[**证候**] 食后消化力甚弱，停滞胃中不下行，渐觉恶心，久之则觉有气自下上冲，即将饮食吐出。屡经医诊视，服暖胃降气之药稍愈，仍然反复，迁延已年余矣。身体羸弱，脉弦长，按之不实，左右皆然。

[**诊断**] 此证之饮食不能消化，固由于脾胃虚寒，

[1] 因无病理检测，不知此案确凿的病症性质，也未知其预后是否复发。

[2] 喻昌，字嘉言，明末清初著名医家，著有《寓意草》《尚论篇》《尚论后篇》《医门法律》等。

然脾胃虚寒者，食后恒易作泄泻，此则食不下行而作呕吐者，因其有冲气上冲，并迫其胃气上逆也。当以温补脾胃之药为主，而以降胃镇冲之药辅之。

［处方］ 生怀山药一两　白术炒，三钱　干姜三钱　生鸡内金三钱，黄色的，捣　生赭石六钱，轧细　炙甘草二钱

共煎汤一大盅，温服。

［效果］ 将药煎服后，觉饮食下行不复呕吐，翌日头午，大便下两次，再诊其脉不若从前之弦长，知其下元气化不固，不任赭石之镇降也。遂去赭石加赤石脂五钱用头煎和次煎之汤，分两次送服、苏子二钱，日煎服一剂，连服十剂霍然全愈。盖赤石脂为末送服，可代赭石以降胃镇冲，而又有固涩下焦之力，故服不复滑泻也。

按语：饮食伤胃而致反胃呕吐，今日临床所见尤多，然而用张锡纯之方尤宜详审。今日之饮食伤胃，多因酒肉炙煿之品，痰湿食酒形成浊毒湿热瘀滞，阻于三焦肠胃，宜消导清解，化瘀排毒。张锡纯此案因食瓜果伤及脾胃，证为脾胃虚寒，故此温补脾胃为主。

胃脘疼闷

天津十区宝华里，徐氏妇，年近三旬，得胃脘疼闷证。

［病因］ 本南方人，出嫁随夫，久居北方，远怀乡里，归宁不得，常起忧思，因得斯证。

［证候］ 中焦气化凝郁，饮食停滞艰于下行，时欲呃逆[1]，又苦不能上达，甚则蓄极，绵绵作疼。其初病时，惟觉气分不舒[2]，服药治疗三年，病益加剧，且身形亦渐羸弱，呼吸短气，口无津液，时常作渴，大便时常干燥，其脉左右皆弦细，右脉又兼有牢意。

［诊断］《内经》谓脾主思，此证乃过思伤脾，以致脾不升胃不降也。为其脾气不上升，是以口无津液，呃逆不能上达；为其胃气不降，是以饮食停滞，大便干

［1］ 此呃逆是呕逆的意思。

［2］ 即胃腑气机上下不畅。

燥。治之者当调养其脾胃，俾还其脾升胃降之常，则中焦气化舒畅，疼胀自愈，饮食加多而诸病自除矣。

[**处方**]　生怀山药一两　大甘枸杞八钱　生箭芪三钱　生鸡内金三钱,黄色的,捣　生麦芽三钱　玄参三钱　天花粉三钱　天冬三钱　生杭芍二钱　桂枝尖钱半　生姜三钱　大枣三枚,劈开

共煎汤一大盅，温服。

[**方解**]　此方以山药、枸杞、黄芪、姜、枣培养中焦气化，以麦芽升脾麦芽生用善升，以鸡内金降胃鸡内金生用善降，以桂枝升脾兼以降胃气之当升者遇之则升，气之当降者遇之则降，又用玄参、花粉诸药，以调剂姜、桂、黄之温热，则药性归于和平，可以久服无弊。

[**复诊**]　将药连服五剂，诸病皆大轻减，而胃疼仍未脱然，右脉仍有牢意。度其疼处当有瘀血凝滞，拟再于升降气化药中加消瘀血之品。

[**处方**]　生怀山药一两　大甘枸杞八钱　生箭芪三钱　玄参三钱　天花粉三钱　生麦芽三钱　生鸡内金二钱,黄色的,捣　生杭芍二钱　桃仁去皮,炒捣,二钱　广三七二钱,轧细

药共十味，将前九味煎汤一大盅，送服三七末一半，至煎渣再服时，仍送服其余一半。

[**效果**]　将药连服四剂，胃中安然不疼[1]，诸病皆愈，身形渐强壮。脉象已如常人，将原方再服数剂，以善其后。

[1] 胃痛加用桃仁、三七，其效立现。

[**或问**]　药物之性原有一定，善升者不能下降，善降者不能上升，此为一定之理，何以桂枝之性既善上升，又善下降乎？答曰：凡树枝之形状，分鹿角、蟹爪两种，鹿角者属阳，蟹爪者属阴。桂枝原具鹿角形状，且又性温，温为木气，为其得春木之气最厚，是以善升，而其味又甚辣，辣为金味，为其得秋金之味最厚，是以善降。究之其能升兼能降之理，乃天生使独，又非可仅以气味相测之。且愚谓气之当升不升者，遇桂枝则

升，气之当降不降者，遇桂枝则降，此虽从实验中得来，实亦读《伤寒》《金匮》而先有会悟。今试取《伤寒》《金匮》凡用桂枝之方，汇通参观，自晓然无疑义矣。

按语：食少、呕恶、胃胀、胃疼，是胃病的常见症状。此患病久，想必有当今所谓慢性胃炎。所出药方，温胃阳，滋脾阴，消食化滞，升降脾胃气机，故初效显著。但久病血瘀入络，故疼痛改善滞后。相对而言，气分易调，血分难医，加大活血之力，治疗即深入一步。张锡纯识病清晰，步步为法。其对桂枝能升能降的认识，是实际经验，当珍视验证，至于其中原理分析，是古代本草著作常用的比类取象之法，也是有待验证的。

冷积腹疼

王祐三，大城王家口人，年五十岁，在天津业商，少腹冷疼，久服药不愈。

[**病因**] 自幼在家惯睡火炕，后在津经商，栖处（住处）寒凉，饮食又多不慎，遂得此证。

[**证候**] 其少腹时觉下坠，眠时须以暖水袋熨脐下，不然则疼不能寐。若屡服热药，上焦即觉烦躁，已历二年不愈。脉象沉弦，左右皆然，至数稍迟。

[**诊断**] 即其两尺沉弦，凉而且坠论之，知其肠中当有冷积，此宜用温通之药下之。

[**处方**] 与以自制通彻丸系用牵牛头末和水为丸，如秫米粒大三钱，俾于清晨空心服下。

[**效果**] 阅三点钟（过了三个小时），腹中疼似加剧，须臾下如绿豆糊所熬凉粉者若干。疼坠脱然全愈，亦不觉凉。继为开温通化滞之方，俾再服数剂，以善其后。

按语：牵牛子攻积，通利大小便，此患者腹有冷积，一泻而安。泻后即用温通化滞之方调理，可见张锡纯善用攻下，游刃有余。凡用下法，中病即止，切莫过激。

肠结腹疼

李连荣，天津泥沽人，年二十五岁，业商，于仲春得腹结作疼证。

[**病因**] 偶因恼怒触动肝气，遂即饮食停肠中，结而不下作疼。

[**证候**] 食结肠中，时时切疼，二十余日大便不通。始犹少进饮食，继则食不能进，饮水一口亦吐出。延医服药，无论何药下咽亦皆吐出，其脉左右皆微弱，犹幸至数照常，按之犹有根柢，知犹可救。

[**疗法**] 治此等证，必止呕之药与开结之药并用，方能直达病所，又必须内外兼治，则久停之结庶可下行。

[**处方**] 用硝菔通结汤方载三期三卷，系用净朴硝四两，鲜莱菔五斤切片，将莱菔片和朴硝用水分数次煮烂即捞出，再换生莱菔片，将莱菔片煮完，可得浓汁一大碗，分三次服，送服生赭石细末，汤分三次服下每五十分钟服一次，共送服赭石末两半，外又用葱白四斤切丝，醋炒至极热，将热布包熨患处，凉则易之。又俾用净萸肉二两，煮汤一盅，结开下后饮之，以防虚脱。

[**效果**] 自晚八点钟服，至夜半时将药服完，炒葱外熨，至翌日早八点钟下燥粪二十枚，后继以溏便。知其下净，遂将萸肉汤饮下，安然全愈。若虚甚者，结开欲大便时，宜先将萸肉汤服下。

按语： 临床治病，饮食、排便、眠睡，为中医调治之三纲。有经验的临床医生，必先考虑患者此三项正常与否。有病没病，皆宜重视。硝菔散结汤乃张锡纯为通便而设计，或问仲景之承气汤诸方、麻子仁丸等与此何异？笔者认为此方稳妥，下不伤正也，尤其适用于脾胃虚弱而便结不通者。山萸肉的先服后服，用心仔细，定是经验之谈。

肠结腹疼兼外感实热

沈阳张姓媪，住小南门外风雨台旁，年过六旬，肠结腹疼，兼心中发热。

[**病因**] 素有肝气病，因怒肝气发动，恒至大便不通[1]，必服泻药始通下。此次旧病复发而呕吐不能受药，是以病久不愈。

[**证候**] 胃下脐上似有实积，常常作疼，按之则疼益甚，表里俱觉发热，恶心呕吐。连次延医服药，下咽须臾即吐出，大便不行已过旬日，水浆不入者七八日矣。脉搏五至，左右脉象皆弱，独右关重按似有力，舌有黄苔，中心近黑[2]，因问其得病之初曾发冷否[3]？答云：旬日前曾发冷两日，至三日即变为热矣。

[**诊断**] 即此证脉论之，其阳明胃腑当蕴有外感实热，是以表里俱热，因其肠结不通，胃气不能下行，遂转而上行与热相并作呕吐。治此证之法，当用镇降之药止其呕，咸润之药开其结，又当辅以补益之品，俾其呕止结开，而正气无伤，始克（才能）有济（成功）。

[**处方**] 生石膏一两，轧细　生赭石一两，轧细　玄参一两　潞参四钱　芒硝四钱　生麦芽二钱　茵陈二钱

共煎汤一大盅，温服。

[**效果**] 煎服一剂，呕止结开，大便通、下燥粪若干，表里热皆轻减，可进饮食。诊其脉仍有余热未净，再为开滋阴清热之方，俾服数剂以善其后。

按语：方中生石膏清热，玄参清热而滋阴通便，芒硝咸寒软坚、通便开结，代赭石降逆通下，党参补气扶正，麦芽、茵陈升发肝气。全方简洁明了，紧扣病机，一举成功。

头部病门

头疼

李姓，住天津一区，业商，得头疼证，日久不愈。

[**病因**] 其人素羸弱，因商务操劳，遇事又多不

[1] 肝木克脾土，胃肠升降失常。

[2] 脉搏五至，苔黄而黑，提示热盛。

[3] 寻找蕴热原因。

顺，心肝之火常常妄动，遂致头疼。

[**证候**] 头疼不起床者已逾两月，每日头午犹轻，过午则浸加重，夜间疼不能寐，鸡鸣后疼又渐轻可以少睡，心中时或觉热，饮食懒进。脉搏五至，左部弦长，关脉犹弦而兼硬，右脉则稍和平。

[**诊断**] 即此脉象论之，显系肝胆之热上冲脑部作疼也。宜用药清肝火、养肝阴、镇肝逆，且兼用升清降浊之药理其脑部。

[**处方**] 生杭芍八钱　柏子仁六钱　玄参六钱　生龟板六钱，轧细　龙胆草三钱　川芎钱半　甘菊花一钱　甘草三钱

共煎汤一大盅，温服。

[**效果**] 服药一剂，病愈十之七八，脉象亦较前和平，遂将龙胆草减去一钱，又服两剂全愈。

[**或问**] 川芎为升提气分之品，今其头疼既因肝胆之热上冲，复用川芎以升提之，其热不益上冲乎？何以服之有效也？答曰：川芎升清气者也，清气即氢气也。按化学之理，无论何种气，若在氢气之中必然下降，人之脏腑原有氢气，川芎能升氢气上至脑中，则脑中热浊之气自然下降，是以其疼可愈也。

按语：此案无便秘，张锡纯在第四期第四卷《柏子仁解》中认为柏子仁滋肝镇肝、降肺宁肺，有独到心得，非为通便。方中"清肝火、养肝阴、镇肝逆"之药，读者不难领会。至于"川芎为升提气分之品"，是张锡纯重要的临床体会，而其所作的药理推论，今天就已经过时了。

眼疾

李汝峰，年二十岁，文安人，在天津恒源纺纱厂学徒，得眼疾久不愈。

[**病因**] 厂中屋宇窄狭，人口众多，不得空气，且工作忙碌，致发生眼疾[1]。

[**证候**] 眼睑红肿，胬肉遮睛甚剧，目睛胀疼，不但目不能见，且耳聋鼻塞，见闻俱废，跬步（kuǐbù，

[1] 能认识到环境、空气、工作压力等环境、心理因素的综合致病作用，高超卓绝，简直是当今刚刚兴起的生物-心理-社会医学模式的先驱。

《医学衷中参西录》临证助读系列

医案分册

古时称人行走，举足一次为跬，举足两次为步）须人扶持。其脉象洪长，按之甚实，两部皆然，其心中甚觉发热，舌有白苔，中心已黄。其从前大便原秘，因屡次服西医之药，大便日行两次。

[诊断] 此证当系先有外感伏气积久化热[1]，又因春阳萌动，屋宇气浊，激动伏气窜入阳明，兼入少阳，此《伤寒论》阳明篇中所谓少阳阳明也。是以脉象若斯（若，像；斯，这样）之洪实，其热上冲遂至目疼、鼻塞、耳聋也。当用药清其伏气之热而诸病自愈矣。

[处方] 拟用大剂白虎汤以清阳明之热，更加白芍、龙胆草以清少阳之热。病人谓厂中原有西医，不令服外人药，今因屡次服其药而病浸加剧，故偷来求治于先生，或服丸散犹可，断乎不能在厂中煎服汤药。愚曰：此易耳，我有自制治眼妙药送汝一包，服之必愈。遂将预轧生石膏细末二两与之，嘱其分作六次服，日服三次，开水送下，服后宜多饮开水，令微见汗方好。

[效果] 隔三日复来，眼疾已愈十之八九，耳聋鼻塞皆愈，心已不觉热，脉已和平。复与以生石膏细末两半，俾仍作六次服，将药服尽全愈。至与以生石膏而不欲明言者，恐明言之彼将不敢服矣。

按语： 此患可谓怪病，症状繁杂。医头还是医脚？殊难措手。张锡纯从"心中甚觉发热"断其"外感伏气积久化热"，从脉象洪实断其病位在阳明少阳，独具法眼。熟稔《伤寒论》，非同一般。选定大剂白虎汤以清阳明之热，舍末逐本，直抄病底。将白虎汤简化为一味石膏，尤为灵巧机智。由此也可看出石膏在白虎汤中的主帅地位。

目病干疼

崔振之，天津东兴街永和蚀木厂同事，年三十四岁。患眼干，间有时作疼。

[1] 与此前涉及外感伏气学说的病案互参，可以领悟到伏邪化热是张锡纯阐释热盛病因的重要思维。而"心中发热"是伏邪的指征。

［**病因**］ 向因外感之热传入阳明之府，服药多甘寒之品，致外感之邪未净，痼闭胃中永不消散，其热上冲，遂发为眼疾。

［**证候**］ 两目干涩，有时目睛胀疼，渐至视物昏花，心中时常发热[1]，二便皆不通顺，其脉左右皆有力，而右关重按有洪实之象，屡次服药已近二年，仍不少愈。

[1] 伏邪指征。

［**诊断**］ 凡外感之热传里，最忌但用甘寒滞泥之药，痼闭其外感之邪不能尽去，是以陆九芝谓如此治法，其病当时虽愈，后恒变成痨瘵。此证因其禀赋强壮，是以未变痨瘵而发为眼疾，医者不知清其外感之余热，而泛以治眼疾之药治之，是以历久不愈也。愚有自制离中丹即益元散以生石膏代滑石，再佐以清热托表之品，以引久蕴之邪热外出，眼疾当愈。

［**处方**］ 离中丹一两　鲜芦根五钱　鲜茅根五钱

药共三味，将后二味煎汤三杯，分三次温服，每次服离中丹三钱强，为一日之量，若二种鲜根但有一种者，可倍作一两用之。

［**效果**］ 将药如法服之，至第三日因心中不发热，将离中丹减半，又服数日，眼之干涩疼胀皆愈，二便亦顺利。

按语：张锡纯云"佐以清热托表之品"，是他认为鲜茅根有发散之力。而生石膏的解肌透热之功自在不言之中。而不可不察的是，鲜芦根、鲜茅根清热利湿，导热邪从小便而出，同时二者为甘寒之品，能养护津液，滋润干涩。

牙疼

王姓，年三十余，住天津东门里二道街，业商，得牙疼病。

［**病因**］ 商务劳心，又兼连日与友宴饮，遂得斯证。

［**证候**］ 其牙疼甚剧，有碍饮食，夜不能寐，服

一切治牙疼之药不效，已迁延二十余日矣。其脉左部如常，而右部弦长，按之有力。

[诊断] 此阳明胃气不降也。上牙龈属足阳明胃，下牙龈属手阳明大肠。究之胃气不降肠中之气亦必不降，火随气升，血亦因之随气上升，并于牙龈而作疼，是以牙疼者牙龈之肉多肿热也。宜降其胃气兼引其上逆之血下行，更以清热之药辅之。

[处方] 生赭石一两，轧细　怀牛膝一两　滑石六钱　甘草一钱

煎汤服。

[效果] 将药煎服一剂，牙疼立愈，俾按原方再服一剂，以善其后。

[说明] 方书治牙疼未见有用赭石、牛膝者，因愚曾病牙疼以二药治愈详案在五期第四卷，后凡遇胃气不降致牙疼者，方中必用此二药。其阳明胃腑有实热者，又恒加生石膏数钱。

按语： 生赭石、怀牛膝一镇一引，导胃腑之热邪下行；滑石、甘草即益元散，导热从小便而出。

肢体疼痛门

胁疼

陈锡周，安徽人，寓天津一区，年六旬，得胁下作疼证。

[病因] 素性仁慈，最喜施舍，联合同志共捐钱开设粥场，诸事又皆亲自经管。因操劳过度，遂得胁下作疼病。

[证候] 其疼或在左胁，或在右胁，或有时两胁皆疼[1]，医者治以平肝、舒肝、柔肝之法皆不效。迁延年余，病势浸增，疼剧之时，觉精神昏愦。其脉左部微细，按之即无，右脉似近和平，其搏动之力略失

于弱[1]。

[**诊断**] 人之肝居胁下，其性属木，原喜条达，此因肝气虚弱不能条达，故郁于胁下作疼也。其疼或在左或在右者，《难经》云，肝之为脏其治在左，其藏在右胁右肾之前，并胃著于胃之第九椎《金鉴》刺灸篇曾引此数语，今本《难经》不知被何人删去。所谓藏者，肝脏所居之地也，谓治者肝气所行之地也。是知肝虽居右而其气化实先行于左。其疼在左者，肝气郁于所行之地也；其疼在右者，肝气郁于所居之地也；其疼剧时精神昏愦者，因肝经之病原与神经有涉也肝主筋，脑髓神经为灰白色之筋，是以肝经之病与神经有涉。治此证者，当以补助肝气为主。而以升肝化郁之药辅之。

[**处方**] 生箭芪五钱　生杭芍四钱　玄参四钱　滴乳香三钱，炒　明没药三钱，不炒　生麦芽三钱　当归三钱　川芎二钱　甘草钱半

共煎汤一大盅，温服。

[**方解**] 方书有谓肝虚无补法者，此非见道之言也。《周易》谓："同声相应，同气相求。"愚尝以此理推之，确知黄芪当为补肝之主药，何则？黄芪之性温而能升，而脏腑之中秉温升之性者肝木也，是以各脏腑气虚，黄芪皆能补之。而以补肝经之气虚，实更有同气相求之妙，是以方中用之为主药。然因其性颇温，重用之虽善补肝气，恐并能助肝火，故以芍药、玄参之滋阴凉润者济之。用乳香、没药者，以之融化肝气之郁也。用麦芽、芎䓖者，以之升达肝气之郁也麦芽生用有升达之力。究之无论融化升达，皆通行其经络使之通则不痛也。用当归者，以肝为藏血之脏，既补其气，又欲补其血也。且当归味甘多液，固善生血，而性温味又兼辛，实又能调和气分也。用甘草者，以其能缓肝之急，而甘草与芍药并用，原又善治腹疼，当亦可善治胁疼也。

[**再诊**] 将药连服四剂，胁疼已愈强半，偶有疼时亦不甚剧。脉象左部重按有根，右部亦较前有力，惟从前因胁疼食量减少，至此仍未增加，拟即原方再加健

胃消食之品。

[**处方**] 生箭芪四钱　生杭芍四钱　玄参四钱　於白术三钱　滴乳香三钱，炒　明没药三钱，不炒　生麦芽三钱　当归三钱　生鸡内金二钱，黄色的，捣　川芎二钱　甘草钱半

共煎汤一大盅，温服。

[**三诊**] 将药连服四剂，胁下已不作疼，饮食亦较前增加，脉象左右皆调和无病，惟自觉两腿筋骨软弱，此因病久使然也。拟再治以舒肝健胃，强壮筋骨之剂。

[**处方**] 生箭芪四钱　生怀山药四钱　天花粉四钱　胡桃仁四钱　於白术三钱　生明没药三钱　当归三钱　生麦芽三钱　寸麦冬三钱　生鸡内金二钱，黄色的，捣　真鹿角胶三钱

药共十一味，将前十味煎汤一大盅，再将鹿角胶另用水炖化和匀，温服。

[**效果**] 将药连服十剂，身体浸觉健壮，遂停服汤药，俾用生怀山药细末七八钱，或至一两，凉水调和煮作茶汤，调以蔗糖令其适口，当点心服之。服后再嚼服熟胡桃仁二三钱，如此调养，宿病可以永愈。

按语：胁痛自古皆从肝治，张锡纯也然。其对处方已作详解，读者当深思。他认为"用乳香、没药者，以之融化肝气之郁"颇为新颖。但读者不可忽略乳香、没药历来被视作活血通络、化瘀止痛之品，张锡纯凡遇经络肢体疼痛诸证，也多用乳没，并有活络效灵丹方，至今临床仍然常用。

胁下疼兼胃口疼

齐斐章，县尹（县长，知县。尹，治理），吉林人，寓天津二区，年五旬，得胁下作疼，兼胃口疼病。

[**病因**] 素有肝气不顺病，继因设买卖赔累，激动肝气，遂致胁下作疼，久之胃口亦疼。

[**证候**] 其初次觉疼恒在申酉（下午15—19点）

时，且不至每日疼，后浸至每日觉疼，又浸至无时不疼。屡次延医服药，过用开破之品伤及脾胃，饮食不能消化，至疼剧时恒连胃中亦疼。其脉左部沉弦微硬，右部则弦而无力，一息近五至[1]。

[诊断] 其左脉弦硬而沉者，肝经血虚火盛，而肝气又郁结也。其右脉弦而无力者，土为木伤，脾胃失其蠕动健运也。其胁疼之起点在申酉时者，因肝属木，申酉属金，木遇金时其气化益遏抑不舒也。《内经》谓："厥阴不治，求之阳明。"夫厥阴为肝，阳明为胃，遵《内经》之微旨以治此证，果能健补脾胃，俾中焦之气化运行无滞，再少佐以理肝之品，则胃疼可愈，而胁下之疼亦即随之而愈矣[2]。

[处方] 生怀山药一两　大甘枸杞六钱　玄参五钱寸麦冬四钱，带心　於白术三钱　生杭芍三钱　生麦芽三钱　桂枝尖二钱　龙胆草二钱　生鸡内金二钱，黄色的，捣　厚朴钱半　甘草钱半

共煎汤一大盅，温服。

[复诊] 将药连服四剂，胃中已不作疼，胁下之疼亦大轻减，且不至每日作疼，即有疼时亦须臾自愈。脉象亦见和缓，遂即原方略为加减俾再服之。

[处方] 生怀山药一两　大甘枸杞六钱　玄参四钱寸麦冬四钱，带心　於白术三钱　生杭芍三钱　当归三钱桂枝尖二钱　龙胆草二钱　生鸡内金二钱，黄色的，捣醋香附钱半　甘草钱半　生姜二钱

共煎汤一大盅，温服。

[效果] 将药连服五剂，胁下之疼霍然全愈，肝脉亦和平如常矣。遂停服汤药，俾日用生怀山药细末两许，水调煮作茶汤，调以蔗糖令适口，以之送服生鸡内金细末二分许，以善其后。

[或问] 人之手足皆有阳明经与厥阴经。《内经》浑言厥阴阳明，而未显指其为足经、手经，何以知其所称者为足厥阴肝、足阳明胃乎？答曰：此有定例，熟读《内经》者自能知之。盖人之足经长、手经短，足经原

[1] 观初期胁痛犯胃应为肝气犯胃，而患者屡次延医服药，过用开破之品伤胃，也为重要原因。

[2] 权衡再三，健补脾胃为主，清理肝气为辅。这也是肝病治脾原则的具体应用。

可以统手经也。是《内经》之论六经，凡不言手经、足经者，皆指足经而言，若所论者为手经则必明言为手某经矣。此不但《内经》为然，即如《伤寒论》以六经分篇，亦未尝指明为手经、足经，而所载诸方大抵皆为足经立法也[1]。

[或问] 理肝之药莫如柴胡，其善舒肝气之郁结也。今治胁疼两方中皆用桂枝而不用柴胡，将毋另有取义？答曰：桂枝与柴胡虽皆善理肝，而其性实有不同之处。如此证之疼肇（zhào，开始）于胁下，是肝气郁结而不舒畅也，继之因胁疼累及胃中亦疼，是又肝木之横恣而其所能胜也。柴胡能舒肝气之郁，而不能平肝木之横恣；桂枝其气温升温升为木气，能舒肝气之郁结则胁疼可愈，其味辛辣辛辣为金味，更能平肝木横恣则胃疼亦可愈也。惟其性偏于温，与肝血虚损有热者不宜，故特加龙胆草以调剂之，俾其性归和平而后用之，有益无损也。不但此也，拙拟两方之要旨，不外升肝降胃，而桂枝之妙用，不但为升肝要药，实又为降胃要药。《金匮》桂枝加桂汤，治肾邪奔豚上干直透中焦，而方中以桂枝为主药，是其能降胃之明征也。再上溯《神农本经》，谓桂枝主上气咳逆及吐吸吸不归根即吐出，即后世所谓喘也，是桂枝原善降肺气，然必胃气息息下行，肺气始能下达无碍。细绎（yì，寻求事理）经旨，则桂枝降胃之功用，更可借善治上气咳逆吐吸而益显也。盖肝升胃降，原人身气化升降之常，顺人身自然之气化而调养之，则有病者自然无病，此两方之中所以不用柴胡皆用桂枝也。

按语： 今日临床治疗胁痛兼胃痛处方，多以疏肝理气、凉润通降为治则，这与今人多食膏粱厚味，缺乏运动的生活状态相关。张锡纯所处时代，时刻不忘峻补真阴、健补脾胃之旨，这也与当时人们饥乏劳顿的生活状态相关。

胁疼

邻村西楼庄，李姓妇，年近四旬，得胁下疼证。

[1] 读书善思，方有字外感悟。请与其《伤寒论讲义》诸篇互参，并联系临床实际。

［**病因**］ 平素肝气不舒，继因暴怒，胁下陡然作疼。

［**证候**］ 两胁下掀（应为焮，xìn，意为炙；烧。灼烧，使受到灼热）疼甚剧，呻吟不止，其左胁之疼尤甚，倩（qiàn，请，央求）人以手按之则其疼稍愈，心中时觉发热，恶心欲作呕吐，脉左右两部皆弦硬。

［**诊断**］ 此肝气、胆火相助横恣，欲上升而不能透膈，郁于胁下而作疼也。当平其肝气，泻其胆火，其疼自愈。

［**处方**］ 川楝子八钱，捣碎　生杭芍四钱　生明没药四钱　生麦芽三钱　三棱三钱　莪术三钱　茵陈二钱　龙胆草二钱　连翘三钱

磨取生铁锈浓水，煎药取汤一大盅，温服。

［**方解**］ 方中川楝、芍药、龙胆，引气火下降者也。茵陈、生麦芽，引气火上散者也。三棱、莪术，开气火之凝结。连翘、没药，消气火之弥漫。用铁锈水煎药者，借金之余气，以镇肝胆之木也。

［**效果**］ 煎服一剂后，其疼顿止，而仍觉气分不舒，遂将川楝、三棱、莪术各减半，再加柴胡二钱，一剂全愈。

按语：本方川楝子用八钱并辅以龙胆草、连翘、茵陈诸药，清泻肝火之力宏大。大凡治病，辨证准确即可放胆用之，尤其是纯攻、纯泄之剂，辨证准确，多收"一剂知，二剂已"之效。急病当用猛药，也是此理。

腰疼

天津保安队长李雨霖，辽阳人，年三十四岁，得腰疼证。

［**病因**］ 公事劳心过度，数日懒食，又勉强远出操办要务，因得斯证。

［**证候**］ 其疼剧时不能动转，轻时则似疼非疼，绵绵不已，亦恒数日不疼，或动气或劳力时则疼剧[1]。心中非常发闷，其脉左部沉弦，右部沉牢，一息四至强。观其从前所服之方，虽不一致，大抵不外补肝肾、

［1］ 今日之腰椎间盘病症、腰肌劳损多有此种表现。

强筋骨诸药，间有杂似祛风药者，自谓得病之初，至今已三年，服药数百剂，其疼卒（最终）未轻减。

[**诊断**]《内经》谓通则不痛，此证乃痛则不通也。肝肾果系虚弱，其脉必细数，今左部沉弦，右部沉牢，其为腰际关节经络有瘀而不通之气无疑，拟治以利关节、通经络之剂。

[**处方**] 生怀山药一两 大甘枸杞八钱 当归四钱 丹参四钱 生明没药四钱 生五灵脂四钱 穿山甲炒捣，二钱 桃仁去皮，捣碎，二钱 红花钱半 土鳖虫五枚，捣碎 广三七二钱，轧细

药共十一味，先将前十味煎汤一大盅，送服三七细末一半，至煎渣重服时，再送其余一半。

[**效果**] 将药连服三剂，腰已不疼，心中亦不发闷，脉象虽有起色，仍未复常，遂即原方去山甲加川续断、生杭芍各三钱，连服数剂，脉已复常，自此病遂除根。

[**说明**] 医者治病，不可预有成见，临证时不复细审病因。方书谓腰者肾之府，腰疼则肾脏衰惫，又谓肝主筋、肾主骨，腰疼为筋骨之病，是以肝肾主之。治腰疼者因先有此等说存于胸中，恒多用补肝肾之品。究之此证，由于肝肾虚者甚少，由于气血瘀者颇多，若因努力任重而腰疼者尤多瘀证。曾治一人因担重物后腰疼，为用三七、土鳖虫等分共为细末，每服二钱，日两次，服三日全愈。又一人因抬物用力过度，腰疼半年不愈，忽于疼处发出一疮，在脊梁之旁，微似红肿，状若复盂[1]，大径七寸。疡医以为腰疼半年始发现此疮，其根蒂必深，不敢保好，转求愚为治疗，调治两旬始愈详案载三期八卷内托生肌散后。然使当腰初觉疼之时，亦服三七、土鳖以开其瘀，又何至有后时之危险乎。又尝治一妇，每当行经之时腰疼殊甚，诊其脉气分甚虚，于四物汤中加黄芪八钱，服数剂而疼愈；又一妇腰疼绵绵不止，亦不甚剧，诊其脉知其下焦虚寒，治以温补下焦之药，又于服汤药之外，俾服生硫黄细末一钱，日两次，硫黄服尽四两，

[1] 复，此处音义同"覆"。盂，一种敞口装液体的容器。复盂，翻扣过来放置的盂。

其疼除根。是知同是腰疼而其致病之因各异，治之者安可胶柱鼓瑟哉[1]。

按语：补肾活血法在当代名医的倡导下，已经被中医界广泛认可。在张锡纯当时，即用山药、枸杞补肾为先，用桃红、乳没、当归、丹参活血，用穿山甲、土鳖虫通络，三七祛瘀止痛，全方贯穿补肾活血之旨，不惟治疗腰痛，即或某些内伤杂病亦有借鉴意义。此法妙在标本兼治，活血通络不伤正，填补真阴不滋腻。

腿疼

窦英如，邻村蒙馆（启蒙学校）教员，年过三旬，于孟冬得腿疼证。

[**病因**] 禀赋素弱，下焦常畏寒凉，一日因出门寝于寒凉屋中，且铺盖甚薄，晨起遂病腿疼。

[**证候**] 初疼时犹不甚剧，数延医服药无效，后因食猪头其疼陡然加剧，两腿不能任地，夜则疼不能寐，其脉左右皆弦细无力，两尺尤甚，至数稍迟[2]。

[**诊断**] 此证因下焦相火虚衰，是以易为寒侵，而细审其脉，实（确实是）更兼气虚不能充体，即不能达于四肢以运化药力，是以所服之药纵（即使）对证亦不易见效也。此当助其相火，祛其外寒，而更加补益气分之药，使气分壮旺自能营运药力以胜病也。

[**处方**] 野党参六钱　当归五钱　怀牛膝五钱　胡桃仁五钱　乌附子四钱　补骨脂炒捣，三钱　滴乳香炒，三钱　明没药三钱，不炒　威灵仙钱半

共煎汤一大盅，温服[3]。

[**复诊**] 将药连服五剂，腿之疼稍觉轻而仍不能任地，脉象较前似稍有力。问其心中服此热药多剂后仍不觉热，因思其疼在于两腿，当用性热质重之品，方能引诸药之力下行以达病所。

[**处方**] 野党参五钱　怀牛膝五钱　胡桃仁五钱

[1] 所举诸例，以临床为指归，大胆突破前人成见，诚大医高超之论。其一为腰肌或腰椎损伤，其二为腰肌肿疡，其三、四当考虑当今妇科疾患，如附件炎、卵巢囊肿之类，均可导致腰痛。其方其药，足资借鉴。

[2] 观其脉证，应为寒痹。

[3] 治寒痹当以温通为要务，此患者体弱寒痹，故此在温补肾阳的基础上活血通络止痛以治痹。用党参、白术补气健脾，在于气旺则阳壮。

乌附子四钱　白术三钱，炒　补骨脂炒捣，三钱　滴乳香炒，三钱　明没药三钱，不炒　生硫黄一钱，研细

药共九味，将前八味煎汤一大盅，送服硫黄末五分，至煎渣再服时，又送服所余五分。

[**效果**]　将药连服八剂，腿疼大见轻减，可扶杖行步，脉象已调和无病，心中微觉发热，俾停服汤药，每日用生怀山药细末七八钱许，煮作茶汤，送服青娥丸三钱，或一次或两次皆可，后服至月余，两腿分毫不疼，步履如常人矣。

[**或问**]　猪肉原为寻常服食之物，何以因食猪头肉而腿疼加剧乎？答曰：猪肉原有苦寒有毒之说，曾见于各家本草。究之其肉非苦寒，亦非有毒，而猪头之肉实具有咸寒开破之性猪嘴能起土成沟，故有开破之性，是以善通大便燥结，其咸寒与开破皆与腿之虚寒作疼者不宜也，此所以食猪头肉后而腿之疼加剧也。

按语：因症状描述欠详，今天不宜判断这个"腿疼"是发生在关节、骨骼，还是肌肉、血管、神经等其他部位。这从另一面也显示了中医药辨证论治或异病同治的长处吧。无论什么情况，相火虚衰总是要温阳散寒的，气血不通总是要流通气血的。

硫黄有毒，以损害神经系统为主，当代已经很少内服了。内服须谨慎！此案方药起效缓慢，用硫黄后明显增效了。是硫黄甚为对证，还是该病就是改善缓慢的病证呢？

仅此一例，难以认定疾病加重与食用猪头肉的关系，是偶然巧合还是必然规律，临床注意观察吧。

肿胀门

受风水肿

邑北境常庄刘氏妇，年过三旬，因受风得水肿证。

［病因］　原系农家，时当孟夏，农家忙甚，将饭炊熟，复自馌（yè，给在田间耕作的人送饭）田间，因作饭时受热出汗，出门时途间受风，此后即得水肿证。

［证候］　腹中胀甚，头面周身皆肿，两目之肿不能开视，心中发热，周身汗闭不出，大便干燥，小便短赤。其两腕肿甚不能诊脉，按之移时，水气四开，始能见脉。其左部弦而兼硬，右部滑而颇实，一息近五至[1]。

［诊断］　《金匮》辨水证之脉，谓风水脉浮，此证脉之部位肿甚，原无从辨其脉之浮沉，然即其自述，谓于有汗受风之后，其为风水无疑也。其左脉弦硬者，肝胆有郁热也；其右脉滑而实者，外为风束胃中，亦浸生热也。至于大便干燥，小便短赤，皆肝胃有热之所致也。当用《金匮》越婢汤[2]加减治之。

［处方］　生石膏一两，捣细　滑石四钱　生杭芍四钱　麻黄三钱　甘草二钱　大枣四枚，劈开　生姜二钱　西药阿斯必林一瓦[3]

中药七味，共煎汤一大盅，当煎汤将成之时，先用白糖水将西药阿斯必林送下，候周身出汗若不出汗仍可再服一瓦，将所煎之汤药温服下，其汗出必益多，其小便当利，肿即可消矣。

［复诊］　如法将药服完，果周身皆得透汗，心中已不发热，小便遂利，腹胀身肿皆愈强半，脉象已近和平，拟再治以滋阴利水之剂，以消其余肿。

［处方］　生杭芍六钱　生薏米六钱，捣碎　鲜白茅根一两

药共三味，先将前二味水煎十余沸，加入白茅根，再煎四五沸，取汤一大盅，温服。

［效果］　将药连服十剂，其肿全消，俾每日但用鲜白茅根一两，煎数沸当茶饮之，以善其后。

［或问］　前方中用麻黄三钱原可发汗，何必先用西药阿斯必林先发其汗乎？答曰：麻黄用至三钱虽能发

[1]　虽病来急骤，肿势嚣张，但若辨证准确，其效立现。近年来，人们总在探讨中医对于急重症的治疗作用，怀疑中医治疗急症的作用。尤其是初习医者，一见急症，就推到西医急诊，颇感无奈。多读名家医案，尤其是急重症医案，对于提高临床疗效和对中医的信心非常必要。

[2]　越婢汤：麻黄、石膏、生姜、大枣、甘草。主治风水恶风，一身悉肿，脉浮不渴，续自汗出，无大热者。

[3]　阿斯必林今写作阿司匹林，是水杨酸制剂，有发汗、解热、镇痛作用。1瓦约等于1g。

汗，然有石膏、滑石、芍药以监制之，则其发汗之力顿减，况肌肤肿甚者，汗尤不易透出也。若因其汗不易出，拟复多加麻黄，而其性热而且燥，又非所宜。惟西药阿斯必林，其原质存于杨柳皮津液之中，其性凉而能散，既善发汗又善清热，以之为麻黄之前驱，则麻黄自易奏功也。

　　[**或问**]　风袭人之皮肤，何以能令人小便不利积成水肿？答曰：小便出于膀胱，膀胱者太阳之腑也。袭入之风由经传腑，致膀胱失其所司，是以小便不利。麻黄能祛太阳在腑之风，佐以石膏、滑石，更能清太阳在腑之热[1]，是以服药汗出而小便自利也。况此证肝中亦有蕴热，《内经》谓"肝热病者小便先黄"，是肝与小便亦大有关系也[2]。方中兼用芍药以清肝热，则小便之利者当益利。至于薏米、茅根，亦皆为利小便之辅佐品，汇集诸药为方，是以用之必效也。

　　按语：风水证相当于肾病综合征、急性肾炎，是临床常见急重症。张锡纯的治疗方案堪称楷模，已成典范。其为今人所赞赏、效法并肯定的，从大处看，大约有五：①起于外感，一身面目俱肿，为风水证。②风水证治疗主用越婢汤加减，疏风清热利水。③中西药合用取效快捷。所不同者，张锡纯配用阿斯必林以增强发汗，现代配用抗生素消除感染源，配用泼尼松等激素类药物以抑制免疫。④祛水消肿容易伤阴（激素类药物也易导致阴虚），治疗中注意滋阴利水。⑤大剂量单味鲜白茅根治疗此病便廉有效，且发现有消除蛋白尿的作用。

阴虚水肿

　　邻村霍氏妇，年二十余，因阴虚得水肿证。

　　[**病因**]　因阴分虚损，常作灼热，浸至小便不利，积成水肿。

　　[**证候**]　头面周身皆肿，以手按其肿处成凹，移时始能复原。日晡潮热，心中亦恒觉发热。小便赤涩，

[1]　麻黄入腑祛风，利水消肿之外，又引凉药入腑清热，巧思妙想。

[2]　引经据典，指出清肝热的用药思路。

一日夜间不过通下一次。其脉左部弦细，右部弦而微硬，其数六至。

[诊断] 此证因阴分虚损，肾脏为虚热所伤而生炎[1]，是以不能瀄（lù，渗出，过滤）水以利小便。且其左脉弦细，则肝之疏泄力减，可致小便不利；右脉弦硬，胃之蕴热下溜，亦可使小便不利。是以积成水肿也。宜治以大滋真阴之品，俾其阴足自能退热，则肾炎可愈，胃热可清。肝木得肾水之涵濡，而其疏泄之力亦自充足，再辅以利小便之品作向导，其小便必然通利，所积之水肿亦不难徐消矣。

[处方] 生怀山药一两 生怀地黄六钱 生杭芍六钱 玄参五钱 大甘枸杞五钱 沙参四钱 滑石三钱

共煎汤一大盅，温服。

[复诊] 将药连服四剂，小便已利，头面周身之肿已消弱半，日晡之热已无，心中仍有发热之时，惟其脉仍数逾五至，知其阴分犹未充足也。仍宜注重补其真阴而少辅以利水之品。

[处方] 熟怀地黄一两 生杭芍六钱 生怀山药五钱 大甘枸杞五钱 柏子仁四钱 玄参四钱 沙参三钱 生车前子三钱，装袋 大云苓片二钱 鲜白茅根五钱

药共十味，先将前九味水煎十余沸，再入鲜白茅根，煎四五沸取汤一大盅，温服。若无鲜白茅根，可代以鲜芦根。

至两方皆重用芍药者，因芍药性善滋阴，而又善利小便，原为阴虚小便不利者之主药也。

[效果] 将药连服六剂，肿遂尽消，脉已复常[2]，遂停服汤药，俾日用生怀山药细末两许，熬作粥，少兑以鲜梨自然汁，当点心服之，以善其后。

按语：自古至今，水肿病主要责之于肺、脾、肾、三焦的水液代谢功能失常。张锡纯遵循传统理论和临床表现，分析出"肝之疏泄力减"，"胃之蕴热下溜"因素，开拓了思路，体现了辨证论治的精神。方中药物，不仅滋补肾阴，也且清解胃热，如玄参、沙参、白茅

[1] 此案慢性病程，急性发作，类似西医慢性肾炎，张锡纯当时已有此认识，难能可贵。

[2] 中医治病，古来以消除症状为治愈，现称之为临床治愈。当代应结合理化检验，力争病理治愈。

医学衷中参西录第六期第二卷

87

根；不仅利水消肿，也且疏肝滋肝，如车前子、白芍、柏子仁。

风水有痰

马朴臣，辽宁大西关人，年五旬，业商，得受风水肿兼有痰证。

[**病因**] 因秋末远出经商，劳碌受风，遂得斯证。

[**证候**] 腹胀，周身漫肿，喘息迫促，咽喉膺胸之间时有痰涎杜塞[1]，舌苔淡白，小便赤涩短少，大便间日一行，脉象无火而微浮，拟是风水，当遵《金匮》治风水之方治之。

[**处方**] 生石膏一两，捣细　麻黄三钱　甘草二钱　生姜二钱　大枣四枚，劈开　西药阿斯必林三分

药共六味，将前五味煎汤一大盅，冲化阿斯必林，温服，被覆取汗。

[**方解**] 此方即越婢汤原方加西药阿斯必林也。当时冬初，北方天气寒凉，汗不易出，恐但服越婢汤不能得汗，故以西药之最善发汗兼能解热者之阿斯必林佐之。

[**复诊**] 将药服后，汗出遍体，喘息顿愈，他证如故，又添心中热渴不思饮食。诊其脉仍无火象，盖因痰饮多而湿胜故也。斯当舍脉从证，而治以清热之重剂。

[**处方**] 生石膏四两，捣细　天花粉八钱　薄荷叶钱半

共煎汤一大碗，俾分多次徐徐温饮下。

[**三诊**] 将药服后，热渴痰涎皆愈强半，小便亦见多，可进饮食，而漫肿腹胀不甚见轻。斯宜注重利其小便以消漫肿，再少加理气之品以消其腹胀。

[**处方**] 生石膏一两，捣细　滑石一两　地肤子三钱　丈菊子三钱，捣碎　海金沙三钱　槟榔[2]三钱　鲜茅根三钱

共煎汤一大盅半，分两次温服下。

丈菊，俗名向日葵。究之向日葵之名，当属之卫足花，不可以名丈菊也。丈菊子《本草纲目》未收，因其善治淋疼利小便，故方中用之。

[**效果**] 将药煎服两剂，小便大利，肿胀皆见消，因

[1] 风水兼痰的症状表现、诊断依据。

[2] 槟榔下气、行水、消肿，缓泻大便，和白茅根、滑石、地肤子、海金沙、丈菊子等通利小便药物，前后分消，为治疗水肿途径之一。

将方中石膏、滑石、槟榔皆减半，连服三剂，病全愈。

按语： 首方用越婢汤，汗出喘定，表证已解，但病程未了。二方言"痰饮多而湿胜"，却"治以清热之重剂"，其实是清解肺热。重用生石膏泻肺清热，天花粉润肺化痰宁嗽，薄荷宣肺止咳。但病势仍重，三方则通利大小便，行气下水以消肿胀。环环紧扣，步步为营。由此也可见风水肿缠绵难愈，非同寻常外感。

方中地肤子利湿祛风止痒，是治疗皮肤疹癣之要药，对免疫亢进之过敏类疾病适得其所。丈菊子用治风水者罕见，张锡纯已开先例，加以深究，能否有意外收获呢？

黄疸门

黄疸兼外感

天津北大关下首，苏媪，年六十六岁，于仲春得黄疸证。

[**病因**] 事有拂意，怒动肝火，继又薄（音义同"迫"）受外感，遂遍身发黄成疸证。

[**证候**] 周身黄色如橘，目睛黄尤甚，小便黄可染衣，大便色白而干，心中发热作渴，不思饮食[1]。其脉左部弦长有力且甚硬，右部脉亦有力而微浮，舌苔薄而白无津液。

> [1] 黄疸型肝炎的典型表现。

[**诊断**] 此乃肝中先有蕴热，又为外感所束，其热益甚，致胆管肿胀，不能输其胆汁于小肠，而溢于血中随血运遍周身，是以周身无处不黄。迫至随血运行之余，又随水饮渗出归于膀胱，是以小便亦黄。至于大便色白者，因胆汁不入小肠以化食，大便中既无胆汁之色也[2]。《金匮》有硝石矾石散，原为治女劳疸之专方，愚恒借之以概治疸证皆效，而煎汤送服之药须随证更改。其原方原用大麦粥送服，而此证肝胆之脉太盛，当

> [2] 病理认识与当今基本一致。

用泻肝胆之药煎汤送之。

[**处方**] 净火硝一两，研细　皂矾一两，研细　大麦面二两，焙熟，如无，可代以小麦面

水和为丸，桐子大，每服二钱，日两次。此即硝石矾石散而变散为丸也[1]。

汤药：生怀山药一两　生杭芍八钱　连翘三钱　滑石三钱　栀子二钱　茵陈二钱　甘草二钱

共煎汤一大盅，送服丸药一次，至第二次服丸药时，仍煎此汤药之渣送之。再者，此证舌苔犹白，右脉犹浮，当于初次服药后迟一点钟，再服西药阿斯必林一瓦[2]，俾周身得微汗以解其未罢之表证。

[**方解**] 按硝石矾石散，服之间有作呕吐者，今变散为丸，即无斯弊。又方中矾石，解者多谓系白矾，而兹（zī，这，此）方中用皂矾者，因本方后有"病随大小便去，小便正黄，大便正黑"数语。解者又谓"大便正黑"系瘀血下行，夫果系（如果真是）瘀血下行，当为紫黑，何为正黑？盖人惟服皂矾其大便必正黑，矾石系为皂矾之明征。又尝考《本经》，硝石一名羽涅，《尔雅》又名为涅石，夫"涅"者染物使黑也。矾石既为染黑色所需之物，则为皂矾非白矾尤无疑矣。且此病发于肝胆，皂矾原为硫酸化铁而成，化学家既名之为硫酸铁，方中用矾石原借金能制木之义以制胆汁之妄行也。又尝阅西学医书，其治黄疸亦多用铁基之药，即中西医理汇通参观，则矾石为皂矾而决非白矾，不更分毫无疑哉？

[**复诊**] 将药连服四剂，阿斯必林服一次已周身得汗，其心中已不若从前之渴热，能进饮食，大便已变黑色，小便黄色稍淡，周身之黄亦见退，脉象亦较前和缓。俾每日仍服丸药两次，每次服一钱五分，所送服之汤药方则稍为加减。

汤药：生怀山药一两　生杭芍六钱　生麦芽三钱　鲜茅根三钱，茅根无鲜者可代以鲜芦根　茵陈二钱　龙胆草二钱　甘草钱半

共煎汤，送服丸药如前。

[1] 凡有成就的医家，莫不重视经方的学习和应用，张锡纯亦不例外，借用《金匮要略》之硝石矾石散治疗黄疸证。

[2] 中西医结合的发展方向，必然以中西药物在临床的结合应用为先导和基础，张锡纯作为较早的中西医结合的倡导者，也是中西药并用的最早的临床实践者之一。

[**效果**] 将药连服五剂，周身之黄已减三分之二，小便之黄亦日见轻减，脉象已和平如常。遂俾停药勿服，日用生怀山药、生薏米等分轧细，煮作茶汤，调入鲜梨、鲜荸荠自然汁，当点心服之，阅两旬病遂全愈[1]。

[**或问**] 黄疸之证，中法谓病发于脾，西法谓病发于胆。今此案全从病发于胆论治，将勿（勿，否定）中法谓病发于脾者不可信欤？答曰：黄疸之证有发于脾者、有发于胆者，为黄疸之原因不同，是以仲圣治黄疸之方各异，即如硝石矾石散，原治病发于胆者也。其矾石若用皂矾，固为平肝胆要药，至硝石确系火硝，其味甚辛，辛者金味，与矾石并用更可相助为理也。且西人谓有因胆石成黄疸者，而硝石矾石散，又善消胆石；有因钩虫成黄疸者，而硝石矾石散，并善除钩虫，制方之妙诚不可令人思议也。不但此也，仲圣对于各种疸证多用茵陈，此物乃青蒿之嫩者，禀少阳最初之气，发生于冰雪未化之中，色青、性凉、气香，最善入少阳之府以清热舒郁、消肿透窍，原为少阳之主药。仲圣若不知黄疸之证兼发于胆，何以若斯（如此）喜用少阳之药乎？是以至明季南昌喻氏[2]出，深窥仲圣用药之奥旨，于治钱小鲁酒疸一案，直谓胆之热汁溢于外，以渐渗于经络则周身俱黄云云，不已显然揭明黄疸有发于胆经者乎？

按语：中医传统的认识，黄疸是由脾胃湿热熏蒸肝胆所致。现代倒也可以认为是肝胆湿热横逆于脾胃。无论如何，这都是中医病机理论，病位均包括中医学的肝胆脾胃。张锡纯关于病发于脾还是发于胆之辩，道出了中西医认识的差异，但还是着眼于脏器的解剖学位置的，是中西汇通时期互相比附的思维方式。

硝石矾石散，张锡纯已阐解甚详。送服的汤药，首方滋脾清肝、利湿退黄，有益元散（滑石、甘草），更有茵陈蒿汤（来自《伤寒论》：栀子、茵陈、大黄）加减，与当今首选方药毫无二致，足见其对后世影响之巨。二方考虑到首方寒凉，长时间使用有碍脾胃，将栀

[1] 食疗善后是张锡纯治疗疾病的特色，也符合《黄帝内经》之旨。即"大毒治病，十去其六，常毒治病，十去其七，小毒治病，十去其八，无毒治病，十去其九，谷肉果菜，食养尽之，无使过之，伤其正也"。

[2] 明季，明代；喻氏，喻昌。

子、连翘、滑石，换成了张锡纯认为清理肝胆、升发肝气并且具有健脾、滋胃、消食功能的龙胆草、白茅根、生麦芽。

黄疸

王级三，奉天陆军连长，年三十二岁，于季秋得黄疸证。

[**病因**]　出外行军，夜宿帐中，勤苦兼受寒凉，如此月余，遂得黄疸证。

[**证候**]　周身黄色甚暗、似兼灰色，饮食减少，肢体酸懒无力，大便一日恒两次，似完谷不化，脉象沉细，左部更沉细欲无[1]。

[**诊断**]　此脾胃肝胆两伤之病也，为勤苦寒凉过度，以致伤其脾胃，是以饮食减少，完谷不化；伤其肝胆，是以胆汁凝结于胆管之中，不能输肠以化食，转由胆囊渗出，随血流行于周身而发黄。此宜用《金匮》硝石矾石散以化其胆管之凝结，而以健脾胃、补肝胆之药煎汤送服。

[**处方**]　用硝石矾石散所制丸药见前，每服二钱，一日服两次，用后汤药送服。

汤药：生箭芪六钱　白术四钱，炒　桂枝尖三钱　生鸡内金二钱，黄色的，捣　甘草二钱

共煎汤一大盅，送服丸药一次，至第二次服丸药时，仍煎此汤药之渣送之。

[**复诊**]　将药连服五剂，饮食增加，消化亦颇佳良，体力稍振，周身黄退弱半，脉象亦大有起色。俾仍服丸药，一次服一钱五分，日两次，所送服之汤药宜略有加减。

汤药：生箭芪六钱　白术三钱，炒　当归三钱　生麦芽三钱　生鸡内金二钱，黄色的，捣　甘草二钱

共煎汤一大盅，送服丸药一次，至第二次服丸药时，仍煎此汤药之渣送服。

[**效果**]　将药连服六剂，周身之黄已退十分之七，

[1]　均属阴黄证候，一派阳气不振的表现。

身形亦渐强壮，脉象已复其常。俾将丸药减去一次，将汤药中去白术加生怀山药五钱，再服数剂以善其后。

按语：与前案互参，彼为阳黄，此为阴黄。阳黄者热盛，阴黄者阳虚。虽都服用硝石矾石丸，但送服汤药性质迥然不同。此案首方黄芪、白术、桂枝等健脾温阳之类，与当今治疗阴黄常用茵陈术附汤（来自清代《医学心悟》：茵陈、白术、附子、干姜、炙甘草、肉桂）相似。二诊时症情有所转变，阳虚得以改善，恐久服生热，将温通阳气、能升能降的桂枝，改为了温通活血养血的当归和升肝健胃的生麦芽。与前案都体现了张锡纯法度严明、尺寸灵活的用药风格。

医学衷中参西录第六期第三卷

黄疸

范庸吾，年三十二岁，住天津城里草厂庵旁，业商，为义商汇丰银行经理，得黄疸证。

[**病因**] 连日朋友饮宴，饮酒过量，遂得斯证。

[**证候**] 周身面目俱黄，饮食懒进，时作呕吐，心中恒觉发热，小便黄甚，大便白而干涩，脉象左部弦而有力，右部滑而有力[1]。

[1] 均属阳黄表现，一派热盛征象。

[**诊断**] 此因脾中蕴有湿热，不能助胃消食，转输其湿热于胃，以致胃气上逆是以呕吐，胆火亦因之上逆黄坤载[2]谓，非胃气下降，则胆火不降，致胆管肿胀不能输其汁于小肠以化食，遂溢于血中而成黄疸矣。治此证者，宜降胃气，除脾湿，兼清肝胆之热则黄疸自愈。

[2] 黄元御，字坤载，清代著名医家，著有《四圣心源》。

[**处方**] 生赭石一两，轧细 生薏米八钱，捣细 茵陈三钱 栀子三钱 生麦芽三钱 竹茹三钱 木通二钱 槟榔二钱 甘草二钱

煎汤服。

[**效果**] 服药一剂，呕吐即止，可以进食，又服两剂，饮食如常，遂停药，静养旬日间（十日内）黄疸皆退净。

按语：黄疸、呕吐、腹胀、大便色白，都是黄疸病的常见症状，都是胆汁不能疏泄于肠道造成的。此案是阳黄，临床以呕吐为突出表现。所以张锡纯在清热利湿退黄的基础上首重降胃气，用生赭石、竹茹镇逆清热止呕。但湿热为本，呕吐为标，标易止而本难除，所以又服两剂，停药后"黄疸皆退净"。现代临床应继续服药一段时间巩固疗效，并结合肝功能检验报告等决定疗程。

中医治疗急症，关键在于明了中医疗效和西医疗效，到底哪一种方法更快捷，更方便，更有益于患者。以此例黄疸论之，饮酒伤肝胆，碍胃气，张锡纯用中药一剂大效，三剂后症状全失。

痢疾门

痢疾转肠溃疡

　　杨晴溪，沧县杨家石桥人，年三十五岁，业商，于季秋因下痢成肠溃疡证。

　　[**病因**]　向在天津开耀华织工厂，因赔累歇业，心中懊憹（àonáo，懊恼，烦闷），暗生内热，其肝胆之热下迫，致成痢疾。痢久不愈，又转为肠溃疡[1]。

　　[**证候**]　其初下痢时，后重腹疼，一昼夜十七八次，所下者赤痢多带鲜血，间有白痢。延医治疗阅两月，病益加剧。所下者渐变为血水，杂以脂膜，其色腐败，其气腥臭，每腹中一觉疼即须入厕，一昼夜二十余次，身体羸弱，口中发干，心中怔忡，其脉左右皆弦细，其左部则弦而兼硬，一分钟九十二至[2]。

　　[**诊断**]　此乃因痢久不愈，肠中脂膜腐败，由腐败而至于溃烂，是以纯下血水杂以脂膜，即西人所谓肠溃疡也。其脉象弦细者，气血两亏也。其左脉细而硬者，肝肾之阴亏甚也。其口干心中怔忡者，皆下血过多之所致也。此宜培养其气血而以解毒化瘀生新之药佐之。

　　[**处方**]　龙眼肉一两　生怀山药一两　熟地黄一两　金银花四钱　甘草三钱　广三七三钱，轧细

　　药共六味[3]，将前五味煎汤，送服三七末一半，至煎渣再服时，仍送服余一半。

　　[**方解**]　龙眼肉为补益脾胃之药，而又善生心血以愈怔忡，更善治肠风下血，治此证当为主药。山药亦善补脾胃，而又能上益肺气、下固肾气，其所含多量之蛋白质，尤善滋阴养血，凡气血两虚者，洵（xún，确实）为当用之药。熟地黄不但补肾阴也，冯楚瞻[4]谓能大补肾中元气，要亦气血双补之品也。此三味并用，久亏之气血自能渐复，气血壮旺自能长肌肉排腐烂。又佐以金银花、甘草以解毒，三七以化瘀生新，庶能挽回此垂危之证也。

[1] 百病生于气，因郁致病，自金元以来，中医对于情志致病越来越重视。在今日之临床，更应该注意患者的情志因素与疾病的关系。

[2] 虽云痢无止法，妙在灵活辨证。此例患者病延两月，由实转虚，不能攻伐，宜用"正气强盛，邪气即却"之法。

[3] 此方并不用治痢止痢之药，张锡纯采用峻补脾胃真阴之法，佐解毒化瘀生新之药，候其正气来复，以收下痢自止之效。

[4] 冯楚瞻，清代著名医家，著有《锦囊秘录》。

[**复诊**] 将药煎服三剂，病大见愈，一昼夜大便三四次，间见好粪，心中已不怔忡，脉象犹弦而左部不若从前之硬。因所服之药有效，遂即原方略为加减，又服数剂，其大便仍一日数次，血粪相杂，因思此证下痢甚久，或有阿米巴毒菌此菌详三期痢疾门伏藏于内，拟方中加消除此毒菌之药治之。

[**处方**] 龙眼肉一两　生怀山药一两　熟地黄一两甘草三钱　生硫黄八分，研细　鸦胆子成实者，六十粒，去皮

药共六味，将前四味煎汤一大盅，送服鸦胆子、硫黄末各一半，至煎渣再服时，仍送服余一半。

[**方解**] 方中用鸦胆子、硫黄者，因鸦胆子为治血痢要药，并善治二便下血；硫黄为除阿米巴痢之毒菌要药，二药并用，则凉热相济，性归和平，奏效当速也[1]。

[**三诊**] 将药煎服两剂，其大便仍血粪相杂，一日数行。因思鸦胆子与硫黄并用虽能消除痢中毒菌，然鸦胆子化瘀之力甚大，硫黄又为润大便之药本草谓其能使大便润、小便长，西人以硫黄为轻下药，二药虽能消除痢中毒菌，究难使此病完全除根，拟去此二药，于方中加保护脂膜、固涩大便之品。

[**处方**] 龙眼肉一两　生怀山药一两　大熟地黄一两　赤石脂一两，捣细　甘草三钱　广三七三钱，轧细

药共六味，将前五味煎汤一大盅，送服三七细末一半，至煎渣再服时，仍送服其余一半。

[**效果**] 将药连服五剂，下血之证全愈，口中已不发干，犹日下溏粪两三次，然便时腹中分毫不疼矣。俾用生怀山药轧细末，每用两许煮作茶汤，调以白糖令适口，当点心服之，其大便久自能固。

按语：此案最值得玩味的是硫黄、鸦胆子的用与停。首方辨证论治，收效显著，体质大为改观，但血粪相杂依旧。因而想用鸦胆子、硫黄治痢，这是辨病论治的意思，是思想先驱，大值称颂。并且二者虽为中药，

[1] 衷中参西为张锡纯学术上的主张和临床上的圭臬，在诊疗疾病时，也是辨证在先，结合现代诊疗经验，这种中医为体、西学为用的精神，当今仍然意义重大。

但用法是中药西用，取其一专。这种做法现代也比比可见。

可是两剂之后，"大便仍血粪相杂，一日数行"。为什么？原来"鸦胆子化瘀之力甚大，硫黄又为润大便之药"，有利有弊。取其一专，不顾其余，是不行的（当然，是不是需要杀菌也是问题）。所以，改为"保护脂膜、固涩大便"（也是辨病的意思），于方中加入赤石脂，才"下血之证全愈"。看来，辨病的药还得对证，这才叫辨病辨证相结合。

痢疾

天津一区慧文里，张氏幼女，年五岁，于孟秋得痢证。

[病因] 暑日恣食瓜果，脾胃有伤，入秋以来则先泻后痢。

[证候] 前因泄泻旬日，身体已羸弱，继又变泻为痢，日下十余次，赤白参半，下坠腹疼。屡次服药不愈，身益羸弱，其脉象亦弱，而左脉之力似略胜于右。

[诊断] 按其左右脉皆弱者，气血两虚也。而左脉之力似略胜于右脉者，知其肝胆虚而挟热，是以痢久不愈。然此热非纯系实热，不可用过凉之药，因其虚而挟热，其虚又不受补，是必所用之补品兼能泻热，俾肝胆之虚热皆愈而痢自愈矣。

[处方] 鸭肝一具

调以食料，烹熟服之，日服二次。

[效果] 如法将鸭肝烹食，两日全愈。此方愚在辽宁得之友人齐自芸君北京人，学问渊博，兼通医学，时为沈阳税捐局长。尝阅李氏《纲目》，鸭肉性凉善治痢，鸭蛋之腌咸者亦善治痢，而未尝言及鸭肝。然痢之为病，多系肝火下迫肠中，鸭肉凉想鸭肝亦凉，此证先泻后痢，身体羸弱，其肝经热而且虚可知，以鸭肝泻肝之热，即以鸭肝补肝之虚，此所谓脏器疗法，是以

奏效甚速也。且又香美适口，以治孺子之苦于服药者为尤宜也。

按语：五岁幼女，服药诸多不便，食疗则两全其美，又治病又爽口。但食疗也必须辨证，既要清肝热也要补肝虚。此方虽得自他人，但积极地证之于本草著作，由鸭肉、鸭蛋想到鸭肝，举一反三，并验之于临床，可知张锡纯善于采风，善于思考，善于实践。

痢疾

郑耀先，枣强人，年五旬，在天津一区为私塾教员，于孟秋得下痢证。

〔**病因**〕 连日劳心过度，心中有热，多食瓜果，遂至病痢。

〔**证候**〕 腹疼后重，下痢赤白参半，一日夜七八次，其脉左部弦而有力，右部浮而濡重按不实，病已八日，饮食减少，肢体酸软。

〔**诊断**〕 证脉合参，当系肝胆因劳心生热，脾胃因生冷有伤，冷热相搏，遂致成痢。当清其肝胆之热，兼顾其脾胃之虚。

〔**处方**〕 生怀山药一两　生杭芍一两　当归六钱
炒薏米六钱　金银花四钱　竹茹三钱，碎者　甘草三钱
生姜三钱

共煎汤一大盅，温服。

〔**复诊**〕 服药两剂，腹疼后重皆除，下痢次数亦减，且纯变为白痢。再诊脉左部已和平如常，而右部之脉仍如从前，斯再投以温补脾胃之剂当愈。

〔**处方**〕 生怀山药一两　炒薏米五钱　龙眼肉五钱
山楂片三钱　干姜二钱　生杭芍二钱

共煎汤一大盅，温服。

〔**效果**〕 将药煎汤，服两剂，痢遂全愈。

〔**说明**〕 按欲温补其脾胃而复用芍药者，防其肝

胆因温补复生热也。用山楂片者，以其能化白痢之滞[1]，且与甘草同用则酸甘化合即甲己化土，实有健运脾胃之功效也。

　　按语：今日中医治痢多以毒菌论之，必用白头翁、秦皮、黄连、黄柏之类清热解毒之品。张锡纯用药独到，清肝健脾化湿为主，少佐解毒之品，实际上还兼有养血活血，如白芍、龙眼肉、当归、山楂之属。用金银花治痢亦是张锡纯发明。

噤口痢

　　施瑞巨，安徽蒙城人，五十六岁，居天津一区，得噤口痢[2]证。

　　[病因] 举家数口，寄食友家不能还乡，后友家助以资斧（zīfǔ，旅费、盘缠）令还乡，道路又复不通，日夜焦思，频动肝火，时当孟秋，心热贪凉，多食瓜果，致患下痢。

　　[证候] 一日夜下痢十五六次，多带鲜血，后重甚剧，腹偶觉疼即须入厕，便后移时疼始稍愈，病已五日，分毫不能进食[3]，唯一日之间强饮米汤数口。其脉左部弦而硬，右部弦而浮，其搏五至，心中发热，常觉恶心。

　　[诊断] 此肝火炽盛，肝血虚损，又兼胃气挟热上逆，是以下痢甚剧，而又噤口不食也。当治以滋阴清热，平肝降胃之品。

　　[处方] 生杭芍一两　生怀山药一两　滑石七钱白头翁五钱　秦皮三钱　碎竹茹三钱　甘草三钱　鸦胆子[4]去皮，成实者，五十粒

　　先用白糖水囫囵送服鸦胆子仁，再将余药煎汤一大盅，温服下。

　　[复诊] 将药如法服两剂，痢中已不见鲜血，次数减去三分之二。其脉左部较前和平，右部则仍有浮弦之象，仍然不能饮食，心中仍然发热，然不若从前之恶

[1] 古人称痢疾谓之滞下。意即所下濡滞，脓血点滴，坐圊努厕迟久。病机上，古今医籍均认识到邪毒积滞肠腑，气机壅阻，凝滞津液，蒸腐气血，则发为痢下赤白。

[2] 下痢不能进食，或呕不能食者，称为噤口痢。

[3] 噤口痢诊断依据。

[4] 张锡纯认为，鸦胆子，苦参所结之子也。不但善治血痢，凡诸痢证皆可用之。即纯白之痢，用之亦有效验，而以治噤口痢、烟后痢尤多奇效，并治大小便因热下血。其方单用鸦胆子（去皮），

择成实者五六十粒，白沙糖化水送服，日两次，大有奇效。若下血因凉者，亦可与温补之药同用。其善清血热而性非寒凉，善化瘀滞而力非开破，有祛邪之能，兼有补正之功，诚良药也。坊间将鸦胆子去皮，用益元散为衣，治二便下血如神，名曰菩提丹。

[1] 指清代著名医家徐大椿（灵胎）、吴瑭（鞠通），见第四期第一卷《石膏解》。

心，此宜用药再清其胃腑，必然能食矣。

[处方] 生怀山药两半　生石膏两半，捣细　生杭芍六钱　白头翁四钱　秦皮二钱　甘草二钱

共煎汤一大盅，分两次温服。

[效果] 将药煎服一剂，即能进食，痢已不见，变作泄泻，日四五次，俾用生怀山药细末煮作粥，少调以白糖服之，三日全愈。

[或问] 石膏为治外感实热之药，今此证未夹杂外感，何以方中亦用之？答曰：石膏为治阳明胃腑有实热者之圣药，初不论其为外感非外感也。盖阳明胃气以息息下行为顺，若有热则其气多不下行而上逆，因其胃气挟热上逆，所以多恶心呕吐、不思饮食，若但知清其热而不知降其气，治之恒不易见效。惟石膏性凉质重虽煎为汤，仍有沉重之力，其凉也能清实热，其重也能镇气逆，是以凡胃气挟实热上逆令人不思饮食者，服之可须臾奏效。若必谓石膏专治外感实热，不可用治内伤实热，则近代名医徐氏、吴氏[1]医案中皆有重用石膏治愈内伤实热之案，何妨取以参观乎？

按语：统观数案，张锡纯认为痢疾的发生，在于肝胃。肝脏以火热为主，下迫于肠，或可见有肝血虚。胃腑以气虚湿滞为主，也可见有胃火上逆。治疗上主张清肝热、健脾胃，常以白芍、山药并用，且药量偏大。并据病情辅佐清热解毒、养血活血、平胃降逆等。而鸦胆子则常作专药专用，止血治痢。

其用白芍，虽然强调在于清肝热，但客观来看，白芍是古来治痢要药，作用多端。可以养血，如与当归配合，以补失血之亏；可以配气分药、卫分药，调气血、和营卫，以解除后重，古贤多配桂枝或肉桂，张锡纯与山药共用也或有此功效；可以缓里急、止腹痛，多与甘草同行。

大小便病门

泄泻兼发灼

胡益轩，天津南唐官屯人，年四十二岁，业商，于孟秋得泄泻兼灼热病。

[**病因**] 其兄因痢病故，铺中之事及为其兄殡葬之事，皆其一人经理，哀痛之余，又兼心力俱瘁（cuì，疾病，劳累），遂致大便泄泻，周身发热。

[**证候**] 一日夜泻十四五次，将泻时先腹疼，泻后疼益甚[1]，移时始愈，每过午一点钟，即觉周身发热，然不甚剧[2]，夜间三点钟后，又渐愈，其脉六部皆弱，两尺尤甚。

[1] 虚证疼痛特点。

[2] 虚热特点。

[**诊断**] 按此证系下焦虚寒及胸中大气虚损也。盖下焦寒甚者，能迫下焦之元阳上浮；胸中大气虚甚者，恒不能收摄，致卫气外浮，则元阳之上浮与卫气之外浮相并，即可使周身发热。其发在过午者，因过午则下焦之阴寒益盛，而胸中大气益虚也胸中大气乃上焦之阳气，过午阴盛，是以大气益虚。此本虚寒泄泻之证，原不难治，而医者因其过午身热，皆不敢投以温补，是以屡治不愈。拟治以大剂温补之药，并收敛其元阳归其本源，则泄泻止而灼热亦愈矣。

[**处方**] 白术炒，五钱　熟怀地黄一两　生怀山药一两　净萸肉五钱　干姜三钱　乌附子三钱　生杭芍三钱　云苓片二钱　炙甘草三钱

共煎汤一大盅，温服。

[**复诊**] 服药一剂，身热即愈，服至三剂，泄泻已愈强半，脉象亦较前有力，遂即原方略为加减，俾再服之。

[**处方**] 白术炒，六钱　熟怀地黄一两　生怀山药一两　净萸肉五钱　龙眼肉五钱　干姜四钱　乌附子四钱　云苓片二钱　炙甘草三钱

［**效果**］ 将药连服十余剂，病遂全愈。

［**说明**］ 大队温补药中复用芍药者，取其与附子并用，能收敛元阳归根于阴，且能分利小便则泄泻易愈也。至后方去芍药者，因身已不热、元阳已归其宅，且泄泻已就愈，仍有茯苓以利其小便，无须再用芍药也。

按语：此案关键在于辨证。张锡纯不惑于"周身发热"，判定下焦虚寒和胸中大气虚损，果断用大剂温补药收功。对白芍之功用，再添新论二条，一者敛阳归阴（与调气血、和营卫相近似），二者利小便实大便。

小便白浊

李克明，天津东门里宝林书庄理事，年二十六岁，得小便白浊证。

［**病因**］ 其家在盐山，距天津二百余里，于季秋乘载货大车还家，中途遇雨，衣服尽湿，夜宿店中，又披衣至庭中小便，为寒风所袭[1]，遂得白浊之证。

［**证候**］ 尿道中恒发刺痒，每小便完时有类精髓流出数滴[2]。今已三阅月，屡次服药无效，颇觉身体衰弱，精神短少，其脉左部弦硬，右部微浮重按无力[3]。

［**诊断**］ 《内经》谓肾主蛰藏，肝主疏泄；又谓风气通于肝，又谓肝行肾之气。此证因风寒内袭入肝，肝得风助，其疏泄之力愈大，故当小便时，肝为肾行气过于疏泄，遂致肾脏失其蛰藏之用，尿出而精亦随之出矣。其左脉弦硬者，肝脉挟风之象；其右脉浮而无力者，因病久而气血虚弱也。其尿道恒发刺痒者，尤显为风袭之明征也。此宜散其肝风，固其肾气，而更辅以培补气血之品。

［**处方**］ 生箭芪五钱　净萸肉五钱　生怀山药五钱　生龙骨五钱，捣碎　生牡蛎五钱，捣碎　生杭芍四钱　桂枝尖三钱　生怀地黄三钱　甘草钱半

共煎汤一大盅，温服。

［**方解**］ 方中以黄芪为主者，因《本经》原谓黄

［1］ 外感致病过程。

［2］ 类似于现代前列腺炎伴尿道炎。"有类精髓"的是精液。

［3］ 前列腺炎多数为慢性过程或急性者经过3个月后进入慢性期，表现多呈虚弱之象，症状多端。

芪主大风，是以风之入脏者，黄芪能逐之外出，且其性善补气，气盛自无滑脱之病也。桂枝亦逐风要药，因其性善平肝，故尤善逐肝家之风，与黄芪相助为理（相助为理，成语，指帮助料理事务），逐风之力愈大也。用萸肉、龙骨、牡蛎者，以其皆为收敛之品，又皆善收敛正气而不敛邪气，能助肾脏之蛰藏而无碍肝风之消散，拙著药物讲义中论之详矣。用山药者，以其能固摄下焦气化，与萸肉同为肾气丸中要品，自能保合肾气不使虚泻也。用芍药、地黄者，欲以调剂黄芪、桂枝之热，而芍药又善平肝，地黄又善补肾，古方肾气丸以干地黄为主药，即今之生地黄也。用甘草者，取其能缓肝之急，即能缓其过于疏泄之力也。

　　[**效果**] 将药连服三剂，病即全愈，因即原方去桂枝以熟地易生地，俾再服数剂，以善其后。

　　按语：《黄帝内经》有肝经"绕阴器"的记述，古代医家也常把泌尿器官、生殖器官疾病与肝经相联系，这在妇产科方面尤为突出。

　　张锡纯还没有认识到小便白浊与前列腺的关系，案中没有相关的议论。但是，他认为该病病机是肝经风邪和肾失封藏两大方面，把病位定为肝、肾，并进行了详尽的阐解，精到确切，对后世贡献伟大。

　　治疗上，此案处方用药来自经验，切合实际，已为现代临床广泛应用，效果良好。但此方适合于慢性的以虚损表现为主的病例，并且考虑到该病常常是慢性感染性疾病，临床还要酌情加入清热解毒和活血化瘀之品。至于以湿热蕴结等实证为主的病例，则应以清解毒邪为主。

小便因寒闭塞

　　石玉和，辽宁省公署护兵，年三十二岁，于仲冬得小便不通证。

　　[**病因**] 晚饭之后，食梨一颗，至夜站岗又受寒过甚，遂致小便不通。

［证候］ 病初得时，先入西医院治疗。西医治以引溺（音义同"尿"）管小便通出，有顷小便复存蓄若干，西医又纳以橡皮引溺管，使久在其中有尿即通出。乃初虽稍利，继则小便仍不出，遂来院中立达医院求为诊治。其脉弦细沉微，不足四至，自言下焦疼甚且凉甚，知其小便因受寒而凝滞也，斯当以温热之药通之。

［处方］ 野党参五钱　椒目炒捣，五钱　怀牛膝五钱　乌附子三钱　广肉桂三钱　当归三钱　干姜二钱　小茴香二钱　生明没药二钱　威灵仙二钱　甘草二钱

共煎一大盅，温服。

［方解］ 方中之义，人参、灵仙并用，可治气虚小便不通。椒目与桂、附、干姜并用，可治因寒小便不通。又佐以当归、牛膝、茴香、没药、甘草诸药，或润而滑之，或引而下之，或辛香以透窍，或温通以开瘀，或和中以止疼，众药相济为功，自当随手奏效也。

［效果］ 将药煎服一剂，小便通下，服至三剂，腹疼觉凉全愈，脉已复常。俾停服汤药，日用生硫黄钱许（大约一钱。许，约略）研细，分作两次服，以善其后。

［说明］ 诸家本草，皆谓硫黄之性能使大便润、小便长，用于此证，其暖而能通之性适与此证相宜也。

按语：患者年轻，从整个诊治过程看，当无器质性病变，似乎属于当今泌尿系急性炎性或精神、神经功能失调疾病。突然小便不通，临床上并不少见，中医辨证论治收效良好。此案有典型的受寒过程和典型的寒凝表现，脉证一致。处方以椒目利水治标，大队温阳益气、活血通络药物治本，力大效宏，故随手奏效。其中，乌附子温阳化气行水，现代研究有显著的强心利尿作用，与"脉弦细沉微，不足四至"、"下焦疼甚且凉甚"的尿闭，针锋相对；小茴香不仅"辛香以透窍"，而且主入肝经，有引经报使意义。

《医学衷中参西录》临证助读系列

医案分册

不寐病门

心虚不寐

徐友梅，道尹[1]总统介弟（jièdì，对他人之弟的敬称，或对自己弟弟的爱称），寓天津一区小松岛街，年六十六岁，于季春（农历三月）得不寐证。

[病因] 因性嗜吟咏，喜与文士结社，赋诗联句，暗耗心血，遂致不寐。

[证候] 自冬令间有不寐之时，未尝介意，至春日阳生，病浸加剧，迨至季春，恒数夜不寐，服一切安眠药皆不效。精神大为衰惫，心中时常发热，懒于饮食，勉强加餐，恒觉食停胃脘不下行。大便干燥，恒服药始下。其脉左部浮弦，右脉尤弦而兼硬，一息五至。

[诊断] 其左脉浮弦者，肝血虚损，兼肝火上升也。人之睡时魂藏于肝，今因肝脏血虚，火升魂不能藏，是以不寐。其右脉弦而兼硬者，胃中酸汁短少更兼胃气上逆也。酸汁少则不能化食，气上逆则不能息息下行传送饮食，是以食后恒停胃脘不下。而其大便之燥结，亦即由胃腑气化不能下达所致。治此证者，宜清肝火、生肝血、降胃气、滋胃汁，如此以调养肝胃，则夜间自能安睡，食后自不停滞矣。

[处方] 生怀山药一两　大甘枸杞八钱　生赭石六钱，轧细　玄参五钱　北沙参五钱　生杭芍五钱　酸枣仁炒捣，四钱　生麦芽三钱　生鸡内金钱半，黄色的，捣　茵陈钱半　甘草二钱

共煎一大盅，温服。

[复诊] 将药煎服两剂，夜间可睡两三点钟，心中已不发热，食量亦少加增，大便仍滞，脉象不若从前之弦硬，遂即原方略为加减，俾再服之。

[处方] 生怀山药一两　大甘枸杞八钱　生赭石六钱，轧细　玄参五钱　北沙参五钱　酸枣仁炒捣，四钱　龙眼肉三钱　生杭芍三钱　生鸡内金钱半，黄色的，捣

生远志钱半　茵陈一钱　甘草钱半

共煎汤一大盅，温服。

[**效果**]　将药连服三剂，夜间安睡如常，食欲已振，大便亦自然通下。惟脉象仍有弦硬之意，遂将方中龙眼肉改用八钱，俾多服数剂以善其后。

[**说明**]《易·系辞》云，一阴一阳互为之根，此天地之气化也。人禀天地之气化以生，是以上焦之气化为阳，下焦之气化为阴。当白昼时，终日言语动作，阴阳之气化皆有消耗，实赖向晦（傍黑，天将黑）燕息（安息）以补助之。诚以人当睡时，上焦之阳气下降潜藏与下焦之阴气会合，则阴阳自能互根，心肾自然相交。是以当熟睡之时，其相火恒炽盛暗动得心阳之助，此心有益于肾也。至睡足之时，精神自清爽异常得肾阴之助，此肾有益于心也。即《易》所谓一阴一阳互为之根也。由斯知人能寐者，由于阳气之潜藏，其不能寐者，即由于阳气之浮越，究其所以浮越者，实因脏腑之气化有升无降也。是以方中重用赭石以降胃镇肝，即以治大便燥结，且其色赤质重，能入心中引心阳下降以成寐，若更佐以龙骨、牡蛎诸收敛之品以保安其神魂，则更可稳睡。而方中未加入者，因其收涩之性与大便燥结者不宜也。又《内经》治目不得瞑，有半夏秫米汤原甚效验，诚以胃居中焦，胃中之气化若能息息下行，上焦之气化皆可因之下行。半夏善于降胃，秫（shú）米[1]善于和胃，半夏与秫米并用，俾胃气调和顺适，不失下行之常，是以能令人瞑目安睡。方中赭石与山药并用，其和胃降胃之力实优于半夏秫米，此乃取古方之义而通变化裁，虽未显用古方而不啻（bùchì，不异于）用古方也。

按语：失眠，医者通常多责之于心、肾，如心火扰神，心肾不交，血虚心神失养等。此案张锡纯从心血暗耗的病因着眼，也定名为"心虚不寐"。但诊疗过程中，凭脉辨证，责之于肝、胃。一方面是肝血虚、肝火上升导致肝不藏魂；一方面是胃气不降。二者导致心阳不能沉潜而浮越。这是创造性的见解，应引起现代临床高度重视。

[1] 今人多依张介宾、李时珍及日人丹波元简之说，谓秫米即"糯小米"、"黏粟"、"糯粟"、"黄糯"，也就是黄黏米。宋代官修《本草图经》、明代官修本草《本草品汇精要》认为秫米是指黏高粱米或高粱米。而清代吴鞠通、近代张锡纯则谓秫米即高粱米。

所拟处方，体现了"清肝火、生肝血、降胃气、滋胃汁"的治法。另应想到的是：①《素问》已有"胃不和则卧不安"的论断。凡大便燥结，胃气上逆者，无论何病，都要首先通便降逆和胃。②代赭石镇肝、降逆、通便，也镇心安神，并如张锡纯所言，还与山药合用替代半夏秫米汤，一物多用，登峰造极。③酸枣仁、龙眼肉、远志是常用安神助眠药物，有治标的意义。④枸杞、白芍、酸枣仁、龙眼肉均属养血要药，养肝血也好，养心血也好，养血安神的意思在处方中豁然醒目。

不寐兼惊悸

表兄赵文林之夫人，年近三旬，得不寐证，兼心中恒惊悸[1]。

[**病因**] 文林为吾邑名孝廉，远出作教员，恒半载不归，家中诸事皆其夫人自理，劳心过度，因得不寐兼惊悸病。

[**证候**] 初苦不寐时，不过数日偶然，其过半夜犹能睡，继则常常如此，又继则彻夜不寐。一连七八日困顿已极，仿佛若睡，陡觉心中怦怦而动，即蓦然惊醒，醒后心犹怔忡[2]，移时始定。心常发热，呼吸似觉短气，懒于饮食，大便燥结，四五日始一行。其脉左部弦硬，右部近滑，重诊不实，一息数近六至。

[**诊断**] 此因用心过度，心热耗血，更因热生痰之证也。为其血液因热暗耗，阴虚不能潜阳，是以不寐，痰停心下，火畏水刑心属火，痰属水，是以惊悸。其呼吸觉短气者，上焦凝滞之痰碍气之升降也。其大便燥结者，火盛血虚，肠中津液短也。此宜治以利痰降胃、滋阴柔肝之剂，再以养心安神之品辅之。

[**处方**] 生赭石八钱，轧细　大甘枸杞八钱　生怀地黄八钱　生怀山药六钱　瓜蒌仁六钱，炒捣　天冬六钱　生杭芍五钱　清半夏四钱　枣仁四钱，炒捣　生远志二钱　茵陈钱半　甘草钱半　朱砂二分，研细

药共十三味，将前十二味煎汤一大盅，送服朱

[1] 惊悸是指病人自觉心动异常，心慌不安，甚则不能自主的症状。多因受惊恐而发生。

[2] 自觉心中剧烈跳动的一种病证。不因受惊而发生。此处与上文惊悸同义，即心慌不安。

砂末[1]。

[复诊] 将药连服四剂，心中已不觉热，夜间可睡两点钟，惊悸已愈十之七八，气息亦较前调顺，大便之燥结亦见愈，脉象左部稍见柔和，右部仍有滑象，至数稍缓，遂即原方略为加减，俾再服之。

[处方] 生赭石八钱，轧细　大甘枸杞八钱　生怀地黄八钱　生怀山药六钱　龙眼肉五钱　瓜蒌仁五钱，炒捣　玄参五钱　生杭芍五钱　枣仁四钱，炒捣　生远志二钱　甘草二钱

共煎汤一大盅，温服。

[效果] 将药连服六剂，彻夜安睡，诸病皆愈。

按语：此案与前案所同者，都有血虚，都有便结，都有胃热气逆，都有不寐。所不同者，在于此案兼有惊悸。依张锡纯所言，惊悸的病机，是"痰停心下"。痰的征象，是呼吸似觉短气和右脉近滑。方药中治痰的体现在于瓜蒌仁清热化痰通便，半夏降逆化痰和胃。请读者注意同中之异，异中之同，以及张锡纯病机论述的差别，如前案主言肝火，不及心血，此案谈到心血，不及肝火。其实两案方药，差别不大。

痫痉癫狂门

痫风兼脑充血

陈德三，山东曲阜人，年三十八岁，在天津一区充商业学校教员，得痫风[2]兼脑充血证。

[病因] 因肝火素盛，又在校中任讲英文，每日登堂演说，时间过长。劳心劳力皆过度，遂得斯证。

[证候] 其来社求诊时，但言患痫风，或数日一发，或旬余一发，其发必以夜，亦不自觉，惟睡醒后其舌边觉疼，有咬破之处，即知其睡时已发痫风，其日必精神昏愦，身体酸懒。诊其脉左右皆弦硬异常，因问其

---

[1] 清代以前，朱砂运用广泛，张锡纯对其功能也多所称许，使用较多。但现代临床报道表明，使用朱砂可能会出现肝肾脏损害、胃肠道反应、神经系统中毒、溶血性贫血、过敏反应等毒副作用，须谨慎对待。

[2] 痫风即癫痫，是大脑神经元突发性异常放电，导致短暂的大脑功能障碍的一种慢性疾病。病因多样，症情复杂不一。

脑中发热或作疼，或兼有眩晕之时乎[1]？答曰：此三种病脑中皆有，余以为系痫风之连带病，故未言及耳。愚曰：非也，是子患痫风兼患脑充血也。

[诊断] 按痫风之证，皆因脑髓神经失其所司，而有非常之变动，其脑部若充血过甚者，恒至排挤脑髓神经，使失其常司也。此证既患痫风，又兼脑部充血，则治之者自当以先治其脑部充血为急务。

[处方] 治以拙拟镇肝熄风汤[2]方在三期七卷，为其兼患痫风加全蜈蚣大者三条。盖镇肝熄风汤原为拙拟治脑充血之主方，而蜈蚣又善治痫风之要药也。

[复诊] 前方连服十剂，脑部热疼眩晕皆除。惟脉仍有力，即原方略为加减，又服十剂则脉象和平如常矣。继再治其痫风。

[处方] 治以拙拟愈痫丹[3]方在五期《论治痫风[4]》篇中，日服两次，每次用生怀山药五钱煎汤送下。

[效果] 服药逾两月，旧病未发，遂停药勿服，痫风从此愈矣。

按语：此患者高血压兼有癫痫。张锡纯诊断准确，治疗有先后轻重之别。镇肝熄风汤疗效显著，已成为当今治疗阴虚阳亢类高血压的首选方。癫痫病程长、多反复、根治困难，张锡纯著作记述用多种方法治愈了多个病人，但他"仍觉对于此证未有把握"，表现出实事求是的大家风范。

张锡纯对于多种疾病特别是痉挛性疾病，常选用蜈蚣，指出："味微辛，性微温，走窜之力最速。内而脏腑，外而经络，凡气血凝聚之处皆能开之。性有微毒，而转善解毒，凡一切疮疡诸毒皆能消之。其性尤善搜风，内治肝风萌动，癫痫、眩晕、抽掣瘛疭，小儿脐风；外治经络中风，口眼歪斜，手足麻木。"并主张头、足全用为好。须知，现代临床多次报道蜈蚣有毒，不可忽略。

[1] 此属当今临床高血压表现，张锡纯称为脑充血。

[2] 镇肝熄风汤：怀牛膝、生赭石、生龙骨、生牡蛎、生龟板、生杭芍、玄参、天冬、川楝子、生麦芽、茵陈、甘草。

[3] 愈痫丹：硫化铅、生赭石、芒硝、朱砂、青黛、白矾、黄丹、生怀山药，共为细末，炼蜜为丸。五期第七卷写作"愈痫丸"。

[4] 五期第七卷写作"疯"。

受风瘛疭

天津北门西白家胡同，董氏幼女，年三岁，患瘛疭病。

[**病因**] 暮春气暖着衣过厚，在院中嬉戏，出汗受风，至夜间遂发瘛疭（chìzòng，瘛为筋脉急而缩，疭为筋脉缓而伸。伸缩交替，手足相引，搐搦不已，是为瘛疭）。

[**证候**] 剧时闭目昏昏，身躯后挺，两手紧握，轻时亦能明了，而舌肿不能吮乳，惟饮茶汤及代乳粉。大便每日溏泻两三次，如此三昼夜不愈，精神渐似不支，皮肤发热，诊其脉亦有热象。

[**诊断**] 此因春暖衣厚，肝有郁热，因外感激发其热上冲脑部，排挤脑髓神经失其运动之常度，是以发搐。法当清其肝热，散其外感，兼治以镇安神经之药，其病自愈。

[**处方**] 生怀山药一两 滑石八钱 生杭芍六钱 连翘三钱 甘草三钱 全蜈蚣两条，大者 朱砂细末，二分

药共七味，将前六味煎汤一盅，分数次将朱砂徐徐温送下。

[**效果**] 将药煎服一剂，瘛疭已愈，其头仍向后仰，左手仍拳曲不舒，舌肿已消强半，可以吮乳，大便之溏已愈。遂即原方减滑石之半，加玄参六钱，煎服后，左手已不拳曲，其头有后仰之意，遂减去方中滑石，加全蝎三个，服一剂全愈。盖蜈蚣之为物，节节有脑，原善理神经以愈瘛疭；而蝎之为物，腹有八星，列作两行，实为木之成数，故能直入肝经以理肝舒筋肝主筋，项间之筋舒则无拘挛，头自不向后仰矣。

按语：此患儿虽汗出受风，引发抽搐，但仅皮肤发热，非高热惊厥的痉挛，张锡纯也没有给予其最常用的白虎汤之类，当属于痫证即癫痫发作。癫痫发作，治疗也应辨证论治。急则治标，蜈蚣、朱砂、全蝎息风通络、镇惊安神，首当其冲；但肝主筋，肝经受风，郁热充脑，是病本所在，所以，白芍、连翘、滑石、山药，

以及加用玄参，清散肝热，柔肝滋肝，在所不辞。而芍药、甘草，酸甘化阴，缓急止痉，和通络息风药也是双管齐下，相辅相成。至于蜈蚣、全蝎的形象与药理功能，张锡纯之论就有明日黄花之感了。

慢脾风

辽宁省公署科员侯寿平之幼子，年七岁，于季秋得慢脾风证[1]。

[**病因**] 秋初病疟月余方愈，愈后觉左胁下痞硬，又屡服消瘀之品，致脾胃虚寒不能化食，浸至吐泻交作，兼发抽掣（chōuchè，此处同"抽搐"）。

[**证候**] 日映潮热，两颧发红，昏睡露睛，手足时作抽掣，剧时督脉紧而头向后仰俗名角弓反张，无论饮食药物服后半点钟即吐出，且带出痰涎若干，时作泄泻，其脉象细数无力。

[**诊断**] 疟为肝胆所受之邪，木病侮土，是以久病疟者多伤脾胃。此证从前之左胁下痞硬，脾因受伤作胀也。而又多次服消导开破之品，则中焦气化愈伤，以致寒痰留饮积满上溢，迫激其心肺之阳上浮则面红，外越而身热，而其病本实则凉也。其不受饮食者，为寒痰所阻也；其兼泄泻者，下焦之气化不固也；其手足抽掣者，血虚不能荣筋养肝，则肝风内动而筋紧缩也；抽掣剧时头向后仰者，不但督脉因寒紧缩，且以督脉与神经相连，督脉病而脑髓神经亦病，是以改其常度而妄行也。拟先用《福幼编》[2]逐寒荡惊汤开其寒痰，俾其能进饮食，斯为要务。

[**处方**] 胡椒一钱　干姜一钱　肉桂一钱　丁香十粒，四味共捣成粗渣　高丽参一钱　甘草一钱

先用灶心土三两煮汤澄清，以之代水，先煎人参、甘草七八沸，再入前四味同煎三四沸，取清汤八分杯，徐徐灌之。

此方即逐寒荡惊汤原方加人参、甘草也。原方干姜原系炮用，然炮之则其气轻浮，辣变为苦，其开通

[1] 又名脾风、虚风。症见闭目摇头，面唇发青发黯，额上汗出，四肢厥冷，手足微搐，气弱神微，昏睡不语，舌短声哑，呕吐清水，指纹隐约等。多因吐泻既久，脾虚气弱，肝失濡养所致。证属阳虚阴盛的虚寒危象。患儿往往衰脱而死，预后大多不良。

[2] 清代医家庄在田的著作。

下达之力顿减，是以不如生者。特是生用之则苦辣过甚，故加甘草和之，且能逗留干姜之力使绵长也。又加人参者，欲以补助胸中大气以运化诸药之力，仲师所谓大气一转，其气即痰饮乃散也。又此方原以胡椒为主，若遇寒痰过甚者，可用至钱半。又此物在药房中原系背药（不常用药物），陈久则力减，宜向食料铺中买之。

[**复诊**]　将药服后，呕吐即止，抽掣亦愈，而潮热、泄泻亦似轻减，拟继用《福幼编》中加味理中地黄汤，略为加减俾服之。

[**处方**]　熟怀地黄五钱　生怀山药五钱　焦白术三钱　大甘枸杞三钱　野党参二钱　炙箭芪二钱　干姜二钱　生杭芍二钱　净萸肉二钱　肉桂一钱，后入　红枣三枚，掰开　炙甘草一钱　胡桃一个，用仁，捣碎

共煎汤一大盅，分多次徐徐温服下。

[**方解**]　此方之药为温热并用之剂，热以补阳，温以滋阴。病本寒凉是以药宜温热，而独杂以性凉之芍药者，因此证凉在脾胃，不在肝胆，若但知暖其脾胃，不知凉其肝胆，则肝胆因服热药而生火，或更激动其所寄之相火，以致小便因之不利，其大便必益泄泻。芍药能凉肝胆，尤善利小便，且尤善敛阳气之浮越以退潮热，是以方中特加之也。

《福幼编》此方干姜亦系炮用，前方中之干姜变炮为生，以生者善止呕吐也。今呕吐已止，而干姜复生用者，诚以方中药多滞腻，犹恐因之生痰，以干姜生用之苦辣者开通之，则滞腻可化，而干姜苦辣过甚之性，即可因与滞腻之药并用而变为缓和，此药性之相合而化，亦即相得益彰也。

此方原亦用灶心土煎汤，以之代水煎药，而此时呕吐已止，故可不用。然须知，灶心土含碱质甚多，凡柴中有碱质者，烧余其碱多归灶心土，是以其所煮之汤苦咸，甚难下咽。愚即用时恒以灶圹（kuàng，此处指灶心四周）红土代之。且灶心土一名伏龙肝，而雷敩

(léixiào)[1]谓用此土勿误用灶下土，宜用灶额中赤土，此与灶圹中红土无异，愚从前原未见其说，后得见之，自喜拙见与古暗合也。

[**效果**] 将药连服两剂，潮热与泄泻皆愈，脉象亦较前有力。遂去白术，将干姜改用一钱，又服两剂全愈。

慢脾风

辽宁测量局长张孝孺君之幼孙，年四岁，得慢脾风证。

[**病因**] 秋初恣食瓜果，久则损伤脾胃，消化力减犹不知戒，中秋节后遂成慢脾风证。

[**证候**] 食饮大减，强食少许犹不能消化，医者犹投以消食开瘀之剂，脾胃益弱，浸至吐泻交作，间发抽掣，始求愚为诊视，周身肌肤灼热，其脉则微细欲无，昏睡露睛，神气虚弱。

[**诊断**] 此证因脾胃虚寒，不能熟腐水谷消化饮食，所以作吐泻。且所食之物不能融化精微以生气血，惟多成寒饮，积于胃中，溢于膈上，排挤心肺之阳外出，是以周身灼热而脉转微细，此里有真寒、外作假热也。其昏睡露睛者，因眼胞属脾胃，其脾胃如此虚寒，眼胞必然紧缩，是以虽睡时而眼犹微睁也。其肢体抽掣者，因气血亏损，不能上达于脑以濡润斡旋其脑髓神经《内经》谓上气不足则脑为之不满。盖血随气升，气之上升者少，血之上升亦少。可知观囟门未合之小儿，患此证者，其囟门必然下陷，此实脑为不满之明证，亦即气血不能上达之明征也，是以神经失其常司，而肢体有时抽掣也。此当投以温暖之剂，健补脾胃以消其寒饮，诸病当自愈。

[**处方**] 赤石脂一两，研细 生怀山药六钱 熟怀地黄六钱 焦白术三钱 乌附子二钱 广肉桂二钱，去粗皮，后入 干姜钱半 大云苓片钱半 炙甘草二钱 高丽参钱半，捣为粗末

药共十味，将前九味煎汤一大盅，分多次徐徐温

[1] 南北朝时刘宋药学家，以所著之《炮炙论》而享誉于世。该书又称《雷公炮炙论》《炮炙方》，为我国现存最早的炮炙学专著，奠定我国炮炙学之基础。

服，每次皆送服参末少许。

[**方解**]　方中重用赤石脂者，为其在上能镇呕吐，在下能止泄泻也。人参为末送服者，因以治吐泻丸散优于汤剂，盖因丸散之渣滓能留恋于肠胃也。

[**效果**]　将药服完一剂，呕吐已止，泻愈强半，抽掣不复作，灼热亦大轻减，遂将干姜减去，白术改用四钱，再服一剂，其泻亦止。又即原方将附子减半，再加大甘枸杞五钱，服两剂病遂全愈。

[**说明**]　按此证若呕吐过甚者，当先用《福幼编》逐寒荡惊汤开其寒饮，然后能受他药，而此证呕吐原不甚剧，是以未用。

将成慢脾风

邻村赵姓幼男，年八岁，脾胃受伤，将成慢脾风证。

[**病因**]　本系农家，田园种瓜看守其间，至秋日瓜熟，饥恒食瓜当饭，因之脾胃受伤，显露慢脾风朕兆（同"征兆"）。

[**证候**]　食后饮食不化，恒有吐时，其大便一日三四次，多带完谷，其腿有时不能行步，恒当行走之时委坐于地，其周身偶有灼热之时，其脉左部弦细，右部虚濡，且至数（脉来次数）兼迟。

[**诊断**]　此证之吐而且泻及偶痿废不能行步，皆慢脾风朕兆也。况其周身偶或灼热，而脉转弦细虚濡，至数且迟，此显系内有真寒、外有假热之象。宜治以大剂温补脾胃之药，俾脾胃健旺自能消化饮食，不复作吐作泻，久之则中焦气化舒畅，周身血脉贯通，余病自愈。

[**处方**]　生怀山药一两　白术炒，四钱　熟怀地黄四钱　龙眼肉四钱　干姜三钱　生鸡内金二钱，黄色的，捣　生杭芍二钱　甘草二钱

共煎汤一大盅，分两次温服下。

[**复诊**]　将药煎服两剂，吐泻灼热皆愈，惟行走

时犹偶觉腿有不利，因即原方略为加减，俾多服数剂当全愈。

[**处方**] 生怀山药一两　熟怀地黄四钱　龙眼肉四钱　胡桃仁四钱　白术炒，三钱　川续断三钱　干姜二钱　生鸡内金二钱，黄色的，捣　生杭芍钱半　甘草钱半

共煎汤一大盅，分两次温服。

[**效果**] 将药煎服两剂，病遂全愈，因切戒其勿再食生冷之物，以防病之反复。

按语：慢脾风是严重的脾胃虚弱导致的严重的营养不良性疾患。它以脾胃阳虚甚或脾肾阳虚为主要和关键病机，表现为多方面的严重虚损。该病在社会凋敝、民生艰难的漫长岁月里比比可见。自唐代以至清末，历代医家均有论述，认识逐渐明晰、成熟、统一。而在经济繁荣和医疗条件显著进步的当代，该病临床罕见，几近绝迹。但其症状的复杂性，病机的特殊性，仍有研究探讨的必要。

上述三则医案，张锡纯以轻重分为已成和将成，以呕吐甚与不甚选药有所差异，但治疗大法和主用药物大致相同，体现了中医治病的原则性与灵活性。他基本沿用前人古方，但对病机和药物配伍分析详尽，较前人突出了对真寒假热、虚阳外越的认识，善于继承，也善于发挥、完善，为学术发展模式提供了真实的范例。

颠狂失心

都凤巢，洮（táo）昌都道尹之公子，年三旬，得颠狂失心证。

[**病因**] 因读书无所成就，欲别谋营业而庭训（父亲教诲）甚严，不能自由，心郁生热，因热生痰，遂至颠狂失心[1]。

[**证候**] 言语错乱，精神昏瞀（mào，目眩，眼花），时或忿怒，时或狂歌，其心中犹似烦躁，夜不能寐，恒以手自挠其胸，盖自觉发闷也。问之亦不能答，

[1] 古今医书多称为"癫狂"。相当于现代精神分裂症。颠，头顶；颠狂，又写为癫狂，即疯狂，病位在头。汉代以后，逐渐依据症状细分为癫与狂，认为病发于阴为癫证，发于阳为狂证，以区分呆默与躁狂两种类型。

观其身形似颇强壮，六脉滑实，两寸尤甚，一息五至[1]。

[1] 此患者表现，当为狂证。

[诊断] 人之元神在脑，识神在心，心脑息息相通，其神明自湛然长醒。生理学家谓心有四支血管通脑，此即神明往来于心脑之路也。此证之脉，其关前之滑实太过，系有热痰上壅，将其心脑相通之路杜塞，遂至神明有所隔碍，失其常性，此颠狂失心之所由来也。治之者当投以开通重坠之剂，引其痰火下行，其四支血管为痰所瘀者，复其流通之旧，则神明之往来自无所隔碍，而复湛然长醒之旧矣。

[处方] 生赭石两半，轧细 川大黄八钱 清半夏五钱 芒硝四钱

药共四味，先将赭石、半夏煎十余沸，加入大黄煎两三沸，取汤一大盅，入芒硝融化温服。

[方解] 方中重用赭石者，以赭石系铁氧化合，其重坠之性能引血管中之瘀痰下行也。

[复诊] 三日服药一次凡降下之药不可连服，须俟其正气稍缓再服，共服三次，每次服药后通下大便两三次，似有痰涎随下，其精神较前稍明了，诊其脉仍有滑实之象，身体未见衰弱，拟再投以较重之剂，盖凡颠狂之甚者，非重剂治之不能愈也。

[处方] 生赭石二两，轧细 川大黄一两 芒硝四钱 甘遂细末钱半

药共四味，先煎赭石十余沸，入大黄煎两三沸，取汤一大盅，入芒硝融化，将服时再调入甘遂末。

[三诊] 将药如法煎服一剂，下大便五六次，带有痰涎若干，中隔两日又服药一次药中有甘遂，必须三日服一次，不然必作呕吐，又下大便五六次，中多兼痰块，挑之不开，此所谓顽痰也。从此精神大见明了，脉象亦不复滑实矣，拟改用平和之剂调治之。

[2] 朱砂中色红而鲜艳，质松脆，表面光亮如镜而微透明者，习称镜面砂。

[处方] 生怀山药一两 生杭芍六钱 清半夏四钱 石菖蒲三钱 生远志二钱 清竹沥三钱 镜面砂[2]三分，研细

药共七味，将前五味煎汤一大盅，调入竹沥，送服朱砂细末。

[**效果**] 将药如法煎服数剂，病遂全愈。

按语：癫狂是疑难病，难治病，古今都是。但古今都有治愈的病例。狂证是阳证，基本病机是痰火扰心，治疗大法是清热化痰、宁心安神，常用方有生铁落饮、礞石滚痰丸等。张锡纯治法方药与古贤一脉相承，值得注意的经验是：①用含铁药物，古人常用生铁落、磁石等，张锡纯善用代赭石；②用化痰药物，如张锡纯方中的清半夏、生远志、清竹沥，以及古方中的胆南星、竹茹等；③用通下药物逐痰泻热，如大黄、代赭石、芒硝、甘遂等；④用开窍醒神药物，如石菖蒲、朱砂及郁金等。

张锡纯更有切身的体会：①凡降下之药不可连服，须俟其正气稍缓再服；②凡颠狂之甚者，非重剂治之不能愈也。

神经错乱

黄象三，天津北仓中学肄业生，年二十岁，得神经错乱病[1]。

[**病因**] 在校中本属翘楚（qiáochǔ，原指高出一般灌木的荆树。引申作为超群出众，出类拔萃），而考时不列前茅（qiánmáo，谓考试成绩或其他方面与他人相比处于前列），因此心中忿郁，久之遂致神经错乱。

[**证候**] 心中满闷发热，不思饮食，有时下焦有气上冲，并觉胃脘之气亦随之上冲[2]，遂致精神昏瞆，言语支离，移时觉气消稍顺，或吐痰数口，精神遂复旧。其左脉弦而硬，右脉弦而长，两尺皆重按不实，一息五至。

[**诊断**] 此乃肝火屡动，牵引冲气、胃气相并上冲，更挟痰涎上冲，以滞塞于喉间，并冲激其脑部，是以其神经错乱而精神言语皆失其常也。其左脉弦硬者，肝血虚而火炽盛也；右脉弦长者，冲气挟胃气上冲之现

[1] 现代之精神分裂症。

[2] 现代视为发作先兆。

象也。方书（医书的泛称）论脉有"直上直下，冲脉昭昭"之语，所谓直上直下者，即脉弦且长之形状也；其两尺不实者，下焦之气化不固也，因下焦有虚脱之象，是以冲气易挟胃气上冲也。此当治以降胃、敛冲、镇肝之剂，更兼用凉润滋阴之品，以养肝血，清肝热，庶能治愈。

[处方]　生赭石一两，轧细　灵磁石五钱，轧细　生怀山药八钱　生龙骨八钱，捣碎　生杭芍六钱　玄参五钱柏子仁五钱　云苓片三钱　清半夏三钱　石菖蒲三钱　生远志二钱　镜面砂三分，研细

药共十二味，将前十一味煎汤一大盅，送服朱砂细末。

[复诊]　将药连服四剂，满闷发热皆大见愈，能进饮食，有时气复上冲而不复上干神经至于错乱，左右之脉皆较前平和，而尺部仍然欠实，拟兼用培补下元之品以除病根。

[处方]　生赭石一两，轧细　熟怀地黄八钱　生怀山药八钱　大甘枸杞六钱　净萸肉五钱　生杭芍四钱　玄参四钱　云苓片二钱

共煎汤一大盅，温服。

[效果]　将药连服六剂，诸病皆愈，脉亦复常。

[或问]　地黄之性粘腻生痰，胃脘胀满，有痰者多不敢用，今重用之何以能诸病皆愈？答曰：用药如用兵，此医界之恒言也。如宋八字军最弱，刘将之即为劲卒，遂能大败金人奏顺昌之捷[1]，以斯知兵无强弱，在用之者何如耳。至用药亦何独不然，忆曾治一李姓媪，胃口满闷有痰，其脉上盛下虚，投以肾气丸作汤服，为加生赭石八钱，服后觉药有推荡之力，须臾胸次豁然，肾气丸非重用地黄者乎？然如此用药非前无师承而能有然也。《金匮》云：短气有微饮，当从小便去之，苓桂术甘汤主之，肾气丸亦主之。夫饮即痰也，气短亦近于满闷，而仲师竟谓可治以肾气丸，愚为于《金匮》曾熟读深思，故临证偶有会心耳。

[1]　南宋建炎元年（1127），王彦率抗金部队入太行山，因将士面部刺"赤心报国，誓杀金贼"八字而称八字军。其后傅选等十九寨义军相继加入，人数达十余万，屡次击败金兵。1137年八字军被宋将刘锜接管。1140年，在顺昌（安徽阜阳）与金兵大战。刘锜采取以攻代守、以击解围的积极防御策略，用很少的兵力，粉碎了金军优势兵力的围攻。张锡纯所谓"八字军最弱"，似乎不准确。

按语： 此患症情较轻，病机以虚为主，无狂躁表现，当属癫证，但兼有冲气上逆。故治疗当以补益为主，兼以化痰开窍，平冲降逆。张锡纯首方重在治标，"以降胃、敛冲、镇肝之剂，更兼用凉润滋阴之品，以养肝血，清肝热"。显然，强调了病位在肝、胃、下焦（肾虚冲气上逆），与通常的"痰蒙心窍"认识相比，颇为新颖，提示后人癫证重视"魂不守舍"。二方大力补益，"培补下元之品以除病根"，是补肾治本。张锡纯对用熟地的解释，意在说明，当痰饮壅盛与肾亏元虚并存时，消痰逐饮与补肾固元可以并举，各行其是，互无妨碍，且强肾化气有利于祛湿、逐饮、消痰。这是从医圣著作中悟出的，"非前无师承而能有然也"。

伤寒门

伤寒兼脑膜炎

李淑颜，盐山城西八里庄人，年六旬，蒙塾（启蒙学校）教员，于季冬患伤寒兼脑膜生炎。

[**病因**] 素有头昏证，每逢上焦有热，精神即不清爽，腊底偶冒风寒，病传阳明，邪热内炽，则脑膜生炎，累及神明失其知觉。

[**证候**] 从前医者治不如法，初得时未能解表，遂致伤寒传里，阳明腑实，舌苔黄而带黑，其干如错（cuò，琢玉用的粗磨石），不能外伸，谵语不休，分毫不省人事，两目直视不瞬（shùn，眨眼，眼球一动）。诊其脉，两手筋惕（筋肉抽动）不安，脉象似有力而不实，一息五至，大便四日未行，小便则溺时不知[1]。

[**诊断**] 此乃病实脉虚之证，其气血亏损难抗外邪，是以有种种危险之象。其舌苔黑而干者，阳明热实津液不上潮也；其两目直视不瞬者，肝火上冲而目发胀也；其两手筋惕不安者，肝热血耗而内风将动也；其谵

[1] 患者症状属于发热惊厥，发热神昏，无头痛、呕吐，不是脑膜炎。张锡纯所谓"脑膜生炎"是对神经系统症状表现的一种解释。

语不省人事者，固有外感之邪热过盛，昏其神明，实亦由外感之邪热上蒸，致脑膜生炎，累及脑髓神经也。拟用白虎加人参汤，更辅以滋补真阴之品，庶可治愈。

〔处方〕　生石膏五两，捣细　生怀地黄二两　野台参八钱　天花粉八钱　北沙参八钱　知母六钱　生杭芍六钱　生怀山药六钱　甘草四钱　荷叶边一钱

共煎汤三盅，分三次温服下，每服一盅调入生鸡子黄两枚。

方中不用粳米者，以生山药可代粳米和胃也；用生鸡子黄者，以其善熄肝风之内动也；用荷叶者，以其形为仰盂象震[1]，而其梗又中空亭亭直上，且又得水面氢气最多，以善引诸凉药之力直达胸中以清脑膜之炎也。

〔再诊〕　将药如法煎服，翌晨下大便一次，舌苔干较愈，而仍无津液，精神较前明了而仍有谵语之时，其目已不直视而能瞬，诊其脉，筋惕已愈强半，至数较前稍缓，其浮分不若从前有力，而重按却比从前有根柢，此皆佳兆也。拟即前方略为加减，清其余热即以复其真阴，庶可全愈。

〔处方〕　生石膏四两，捣细　生怀地黄二钱　野台参八钱　大甘枸杞一两　生怀山药一两　天花粉八钱　北沙参八钱　知母六钱　生杭芍六钱　甘草四钱

共煎汤三盅。为其大便已通，俾分多次徐徐温饮下，一次只饮一大口。

〔效果〕　阅十点钟将药服完，精神清爽，诸病皆愈。

〔说明〕　按治脑膜炎证，羚羊角最佳，而以治筋惕不安亦羚羊角最效，以其上可清头脑，下可熄肝风之萌动也。然此药价太昂，僻处药局又鲜（少见）真者，是以方中未用，且此证虽兼有脑膜炎病，实因脏腑之邪热上蒸，清其邪热则脑膜炎自愈，原不必注重于清脑也。

〔或问〕　筋惕之病，西人谓脑髓神经失其常度而妄行，是以脑膜炎证，恒有痉搐拘挛，角弓反张诸病，

〔1〕　盂，盛饮食或其他液体的圆口器皿。震，八卦之一，震卦的取象是上面两个阴爻，下面一个阳爻，形状看起来就像一个仰面放着的盂，表示向上、向外的趋势。

此皆筋惕之类，诚以脑膜生炎而累及神经也。今则谓肝经血虚有热使然，勿将（莫不是）西人之说不足信欤？答曰：此二说原可相通，脑髓神经原名脑气筋，乃灰白色之细筋也，全体之筋皆肝主之，是以脑髓神经与肝有至切之关系，肝有所伤，脑髓神经恒失其常，度西医所谓脑髓神经病，多系方书中谓肝经病也。况方中用荷叶边作引，原能引诸凉药上行以清其脑部乎。

按语： 外感寒邪入里化热，阳明腑实证，当通腑泄热，急下存阴。一般用《伤寒论》大承气汤为主方。张锡纯虑及邪实正虚，恐患者不耐攻伐，变通用白虎加人参汤加滋阴药清热生津补虚。其中，首方生怀地黄二两，用以通便。而荷叶边"引诸凉药上行以清其脑部"显然是当做引经药。

伤寒脉闭

张金铎，天津东门里面粉庄理事，年三十八岁，于季冬得伤寒证，且无脉。

[**病因**] 旬日前曾感冒风寒，经医治愈，继出门作事，又感风寒遂得斯病。

[**证候**] 内外俱觉寒凉，头疼，气息微喘，身体微形寒战，六脉皆无。

[**诊断**] 盖其身体素弱，又在重感之余，风寒深入，阻塞经络，是以脉闭。拟治以麻黄汤，再重加补气之药，补其正气以逐邪外出，当可奏效。

[**处方**] 麻黄三钱　生箭芪一两　桂枝尖二钱　杏仁去皮，二钱　甘草二钱

先煎麻黄数沸，吹去浮沫，再入余药同煎汤一大盅，温服，被覆取微汗。

[**效果**] 服药后周身得汗，其脉即出，诸病皆愈。

[**说明**] 按此证或疑系少阴伤寒，因少阴伤寒脉原微细，微细之至可至于无也。而愚从太阳治者，因其头疼、微喘、寒战，皆为太阳经之现象，而无少阴证蜷卧（quánwò，蜷缩卧倒）、但欲寐之现象也。是以于

麻黄汤中，重加生黄芪一两，以助麻、桂成功，此扶正即以逐邪也。

　　按语：六经辨证，是外感病主要的、重要的辨证方法。六经辨证的依据，是各经的症状表现，也就是各经的症候群。此案无脉，不能据脉辨证，而"内外俱觉寒凉"，又容易诱导误判为寒邪入里。张锡纯抓住"头疼、微喘、寒战、无汗（服药后覆被取汗）"这一组太阳经证候，在失去了太阳病"脉浮紧"这一主要指标的情况下，果断判断为麻黄汤证，稍加变化，一举成功。一般来说，外感后"寒战"时正在"发热、恶寒"，并且是"恶寒重，发热轻"，尚在表寒证阶段。

伤寒脉闭

　　李姓童子，年十四岁，天津河北耀华织布工厂学徒，得伤寒脉闭证。

　　[**病因**]　其左肋下素有郁气，发动时辄作疼，一日发动疼剧，头上汗出，其汗未解，出冒风寒，遂得斯证。

　　[**证候**]　头疼身冷，恶寒无汗，心中发热，六脉皆闭。

　　[**诊断**]　因其素有肋下作疼之病，身形羸弱；又当汗出之时感冒风寒，则风寒之入者必深，是以脉闭身寒；又肋下素有郁气，其肝胆之火必然郁滞，因外感所束激动其素郁之火，所以心中觉热。法当以发表之药为主，而以清热理郁兼补正之药佐之。

　　[**处方**]　麻黄二钱　玄参六钱　生怀山药六钱　野台参二钱　生鸡内金二钱　天花粉五钱　甘草钱半

　　先煎麻黄数沸，吹去浮沫，再入诸药同煎一大盅，温服取汗。若不出汗时，宜再服西药阿斯必林一瓦以助其汗。

　　[**效果**]　服药两点钟，周身微发热，汗欲出不出。遂将阿斯必林服下，须臾汗出遍体。翌日复诊，其脉已出，五至无力，已不恶寒，心中仍觉发热，遂去麻

黄，将玄参、山药皆改用一两，服至三剂后，心中已不发热，遂将玄参、天花粉各减半，再服数剂，以善其后。

按语：此患者风寒表证较为典型，但症情复杂，夹杂气虚、肝经郁热两方面，治疗上须以发汗解表为主，兼顾补气、清肝热。发表取麻黄汤意，但舍去桂枝与杏仁。舍桂枝者，恐其助升肝经之热；舍杏仁者，因患者无肺气失宣之咳喘。但舍去桂枝，则可能出现解肌温散寒邪之力不足，故必要时借助阿斯必林助麻黄发汗。解除外感后，再转而缓图宿疾。

少阴伤寒

李儒斋，天津山东省银行理事，年三十二岁，于夏季得伤寒证。

[**病因**] 午间恣食瓜果，因夜间失眠，遂食余醋睡，值（遇到，逢着）东风骤至，天气忽变寒凉，因而冻醒，其未醒之时又复梦中遗精，醒后遂觉周身寒凉抖战，腹中又复隐隐作疼，惧甚，遂急延为诊视。

[**证候**] 迨愚至为诊视时，其寒战腹疼益甚，其脉六部皆微细欲无，知其已成直中少阴之伤寒也。

[**诊断**] 按直中少阴伤寒为麻黄附子细辛汤证，而因在梦遗之后，腹中作疼，则寒凉之内侵者益深入也，是宜于麻黄附子细辛汤中再加温暖补益之品。

[**处方**] 麻黄二钱　乌附子三钱　细辛一钱　熟地黄一两　生怀山药五钱　净萸肉五钱　干姜三钱　公丁香十粒

煎汤一大盅，温服，温覆取汗，勿令过度。

[**效果**] 将药服后，过一点钟，周身微汗，寒战与腹疼皆愈。

[**或问**] 麻黄附子细辛汤证，伤寒始得发热脉沉也，今斯证寒战、脉沉细，夫寒战与发热迥异矣，何以亦用麻黄附子细辛汤乎？答曰：麻黄附子细辛汤证，是由太阳传少阴也，为其病传少阴是以脉沉，为其自太阳

传少阴是以太阳有反应之力而发热。此证昼眠冻醒，是自太阳传少阴，又因恣食寒凉，继而昼寝梦遗，其寒凉又直中少阴，内外寒凉夹攻，是以外寒战而内腹疼，太阳虽为表阳亦无反应之力也。方中用麻黄以逐表寒，用附子以解里寒，用细辛以通融表里，使表里之寒尽化；又因其少阴新虚，加熟地黄、萸肉、山药以补之，养正即以除邪也；又因其腹疼知寒侵太深，又加干姜、丁香助附子、细辛以除之，寒邪自无遁（dùn，逃避，躲闪）藏也。方中用意周匝（zhōuzā，环绕一周。此处意为"周密、严密"），是以服之即效。至于麻黄发汗止二钱者，因当夏令也，若当冬令则此证必须用四钱方能出汗，此用药因时令而有异也。至若在南方虽当冬令用麻黄二钱亦能发汗，且南方又有麻黄不过钱之说，此又用药因地点而有异也。

按语：从感寒时梦遗的发病过程考虑太阳与少阴同病，从外寒战、内腹疼、脉沉细的脉症判断太阳与少阴同病，张锡纯阐述十分详明。

伤寒兼有伏热证

马朴臣，辽宁大西关人，年五十一岁，业商，得伤寒兼有伏热证。

[**病因**] 家本小康，因买卖俄国银币票赔钱数万元，家计顿窘（顿时窘迫），懊悔不已，致生内热；孟冬时因受风，咳嗽有痰微喘，小便不利，周身漫肿[1]。愚为治愈，旬日之外，又重受外感，因得斯证。

[**证候**] 表里大热，烦躁不安，脑中胀疼，大便数日一行，甚干燥，舌苔白厚，中心微黄，脉极洪实，左右皆然，此乃阳明腑实之证。凡阳明腑实之脉，多偏见于右手，此脉左右皆洪实者，因其时常懊悔，心肝积有内热也；其脑中胀疼者，因心与肝胆之热挟阳明之热上攻也。当用大剂寒凉微带表散，清其阳明胃腑之热，兼以清其心肝之热。

[**处方**] 生石膏四两，捣细 知母一两 甘草四钱

[1] 风水证。

粳米六钱　青连翘三钱

共作汤煎至米熟，取汤三盅，分三次温服下，病愈勿尽剂。

[**方解**]　此方即白虎汤加连翘也。白虎汤为伤寒病阳明腑热之正药，加连翘者取其色青入肝、气轻入心，又能引白虎汤之力达于心肝以清热也[1]。

[**效果**]　将药三次服完，其热稍退，翌日病复还原，连服五剂，将生石膏加至八两，病仍如故，大便亦不滑泻[2]，病家惧不可挽救，因晓之曰：石膏原为平和之药，惟服其细末则较有力，听吾用药勿阻，此次即愈矣。为疏方，方中生石膏仍用八两，将药煎服之后，又用生石膏细末二两，俾蘸梨片徐徐嚼服之，服至两半，其热全消，遂停服，从此病愈，不再反复。

[**附记**]　此案曾登于《全国名医验案类编》，何廉臣[3]评此案云："日本和田东郭氏谓：'石膏非大剂则无效，故白虎汤、竹叶石膏汤及其他石膏诸方，其量皆过于平剂。世医不知此意，为小剂用之，譬如一杯水救一车薪之火，宜乎无效也。'吾国善用石膏者，除长沙汉方之外，明有缪氏仲淳，清有顾氏松园、余氏师愚、王氏孟英，皆以善治温热名，凡治阳明实热之证，无不重用石膏以奏功。今用石膏由四两加至八两，似已骇人听闻，然连服五六剂热仍如故，大便亦不滑泻，迨外加石膏细末梨片蘸服又至两半，热始全消而病愈，可见石膏为凉药中纯良之品，世之畏石膏如虎者，可以放胆而不必怀疑也。"

[1]　张锡纯常用连翘清解心、肝之热，属于独特经验。但此处也不可忽略连翘清热解表的重要作用，即张锡纯所谓"微带表散"。

[2]　联系上述"证候"表现，可见蕴热之甚，须重剂清透。

[3]　清末民初名医，绍派伤寒名家何秀山之孙。著有《重订广温热论》《感症宝筏》《湿温时疫治疗法》《增订通俗伤寒论》《廉臣医案》《全国名医验案类编》等。

温病门

温病兼大气下陷

天津公安局科长康国屏之幼女晓卿，年九岁，于孟

[1] 感受温邪所引起的一类外感急性热病的总称，又称温热病。以发热、热象偏盛（舌象、脉象、便溺等热的征象）、易化燥伤阴为临床主要表现。

[2] 即嗳气，又称噫气。气从胃中上逆，出咽喉而发出声响，声音长而缓的表现。

秋（秋季的第一个月，即农历七月）得温病[1]兼大气下陷。

[**病因**] 因得罪其母，惧谴谪（qiǎnzhé，责备），藏楼下屋中，屋窗四敞，卧床上睡着，被风吹袭遂成温病。

[**证候**] 初得病时服药失宜，热邪内陷，神昏不语，后经中西医多位诊治二十余日，病益加剧，医者见病危已至极点，皆辞不治。继延愚为诊视，其两目上窜（眼球上翻），几不见黑睛，精神昏愦（hūnkuì，头脑昏乱；神志不清），毫无知觉，身体颤动不安，时作嗳声[2]，其肌肤甚热，启其齿见其舌缩而干，苔薄微黄，偶灌以水或米汤犹知下咽，其气息不匀，间有喘时，其脉数逾六至，左部细而浮，不任重按，右部亦弦细，重诊似有力，大便旬日未行。

[**诊断**] 此外感之热久不退，灼耗真阴，以致肝脏虚损，木燥生风而欲上脱也。当用药清其实热，滋其真阴，而更辅以酸收敛肝之品，庶可救此极危之证。

[**处方**] 生石膏二两，轧细　野台参三钱　生怀地黄一两　净萸肉一两　生怀山药六钱　甘草二钱

共煎汤两大盅，分三次温饮下，每次调入生鸡子黄一枚。

[**方解**] 此方即白虎加人参汤，以生地黄代知母，生山药代粳米，而又加萸肉也。此方若不加萸肉为愚常用之方，以治寒温证当用白虎加人参汤而体弱阴亏者。今加萸肉，借以收敛肝气之将脱也。至此方不用白虎汤加减，而必用白虎加人参为之加减者，因病至此际，非加人参于白虎汤中，不能退其深陷之热，复其昏愦之神明也。此理参观四期药物讲义《人参解》后所附医案自明。

[**复诊**] 将药三次服完，目睛即不上窜，身体安稳不复颤动，嗳声已止，气息已匀，精神较前明了而仍不能言，大便犹未通下，肌肤犹热，脉数已减，不若从前之浮弦，而右部重诊仍似有力，遂即原方略为加减，

俾再服之。

　　[处方]　生石膏两半，轧细　　野台参三钱　　生怀地黄一两　　净萸肉六钱　　天冬六钱　　甘草二钱

　　共煎汤两盅，分两次温饮下，每次调入生鸡子黄一枚。

　　[三诊]　日服药一剂，连服两日，热已全退。精神之明了，似将复原，而仍不能言，大便仍未通下，间有努力欲便之象，遂用灌肠法以通其便。再诊其脉，六部皆微弱无力，知其所以不能言者，胸中大气虚陷，不能上达于舌本也。宜于大剂滋补药中，再加升补气分之品。

　　[处方]　生怀山药一两　　大甘枸杞一两　　沙参一两天冬六钱　　寸麦冬六钱　　生箭芪三钱　　野台参三钱　　升麻一钱　　桔梗一钱

　　共煎汤一盅半，分两次温服下。

　　[效果]　将药煎服两剂，遂能言语，因即原方去升麻减沙参之半，再加萸肉、生麦芽各三钱，再服数剂以善后。

　　[说明]　医者救危险将脱之证喜用人参，而喻嘉言谓气若上脱，但知重用人参，转令人气高不返，必重用赭石辅之始能奏效，此诚千古不磨（磨灭，磨损）之论也。此方中之用人参原非用其救脱，因此证真阴大亏，惟石膏与人参并用，独能于邪火炽盛之时立复真阴，此白虎加人参汤之实用也[1]。至于萸肉，其补益气分之力远不如参，而其挽救气分之上脱则远胜于参。诚以肝主疏泄，人之元气甚虚者，恒因肝之疏泄过甚而上脱，重用萸肉以敛肝使之不复疏泄，则元气之欲上脱者即可不脱[2]，此愚屡次用之奏效而确知其然者也。

　　按语：一般来说，温病是指感受温邪而引起的热病。但统观张锡纯著作，他把外感风寒之邪入里化热引起的热病也称作温病，即张锡纯所谓的温病，范围较广，往往是外感热病的泛称。

　　此案幼女，在恐惧情绪下，外感风邪，误治迁延，

　　[1]　注意结合上文"方解"中，"退其深陷之热，复其昏愦之神明"，揣摩张锡纯用药心得。

　　[2]　酸敛肝气而固摄元气欲脱的道理。新颖而实用。

而成高热惊厥。且耗气伤阴，已成危候。张锡纯首先退热滋阴，用白虎加人参汤。热退而大便未通，是气虚无力推动和阴液尚未复原二者兼而有之。灌肠通便后，仍不能言语，大气下陷成为主要和突出问题，加用升陷汤而收功。

温病兼气虚气郁

天津南开义善里，迟氏妇，年二十二岁，于季秋得温病。

[**病因**] 其素日血分不调，恒作灼热，心中亦恒发热，因热贪凉，薄受外感，即成温病。

[**证候**] 初受外感时，医者以温药发其汗，汗出之后，表里陡然大热，呕吐难进饮食，饮水亦恒吐出，气息不调，恒作呻吟，小便不利，大便泄泻日三四次[1]，其舌苔薄而黄，脉象似有力而不实，左部尤不任重按，一分钟百零二至，摇摇有动象。

[**诊断**] 其胃中为热药发表所伤，是以呕吐；其素日阴亏，肝肾有热，又兼外感之热内迫，致小便不利，水归大肠，是以泄泻。其舌苔薄而黄者，外感原不甚剧舌苔薄，亦主胃气虚，而治以滋阴清热，上止呕吐、下调二便之剂。

[**处方**] 生怀山药一两　滑石八钱　生杭芍八钱　生怀地黄六钱　清半夏五钱，温水洗三次　碎竹茹三钱　生麦芽三钱　净青黛二钱　连翘二钱　甘草三钱　鲜茅根四钱

药共十一味，先将前十味水煎十余沸，再入茅根同煎七八沸，其汤即成，取清汤两盅，分三次温饮下。服药后防其呕吐可口含生姜一片，或于煎药时加生姜三片亦可。至药房中若无鲜茅根，可用干茅根两半煎汤，以之代水煎药。

[**方解**] 方中之义，山药与滑石并用，一滋阴以退热而能固大便，一清火以退热而善利小便；芍药与甘草并用，为甘草芍药汤，仲师用之以复真阴，而芍药亦

[1] 上吐下泻，当属现今胃肠型感冒，因胃肠道感染导致。

善利小便，甘草亦善补大便，汇集四味成方，即拙拟之滋阴清燥汤也方载三期五卷。以治上有燥热、下焦滑泻之证，莫不随手奏效。半夏善止呕吐，然必须洗净矾味药房清半夏亦有矾，屡洗之则药力减，是以用至五钱。竹茹亦善止呕吐，其碎者为竹之皮，津沽药房名为竹茹粉，其止呕之力较整者为优。至于青黛、生姜亦止呕吐之副品也。用生麦芽、鲜茅根者，以二药皆善利小便，而又善达肝木之郁以调气分也。用生地黄者，以其为滋补真阴之主药，即可为治脉数动摇者之要药也。

[**复诊**] 将药煎服一剂，呕吐与泄泻皆愈，小便已利，脉象不复摇摇，仍似有力，至数未减，其表里之热稍退，气息仍似不顺，舌苔仍黄，欲投以重剂以清其热，犹恐大便不实，拟再治以清解之剂。

[**处方**] 生怀地黄一两　玄参八钱　生杭芍六钱天花粉六钱　生麦芽三钱　鲜茅根三钱　滑石三钱　甘草三钱

共煎汤一大盅，分两次温服下。

[**三诊**] 将药煎服后，病又见轻，家人以为病愈无须服药矣，至翌日晚十一点钟后，见其面红，精神昏愦，时作呻吟，始知其病犹未愈。及愚诊视时，夜已过半，其脉左右皆弦硬而长，数近七至，两目直视，其呻吟之声，似阻隔不顺，舌苔变黑，问其心中何如？自言热甚，且觉气息不接续，此其气分虚而且郁，又兼血虚阴亏，而阳明之热又炽盛也。其脉近七至者，固为阴虚有热之象，而正气虚损不能抗拒外邪者，其脉亦恒现数象，至其脉不为洪滑而为弦硬者，亦气血两亏邪热炽盛之现象也。拟用白虎加人参汤，再加滋阴理气之品，盖此时大便已实，故敢放胆治之。

[**处方**] 生石膏五两，轧细　野台参六钱　知母六钱天花粉六钱　玄参六钱　生杭芍五钱　生莱菔子四钱，捣碎　生麦芽三钱　鲜茅根三钱　粳米三钱　甘草三钱

共煎汤一大碗，分四次温饮下，病愈不必尽剂。

[**效果**] 将药分四次服完，热退强半，精神已清，

气息已顺，脉象较前缓和，而大便犹未通下，因即原方将石膏改用四两，莱菔子改用二钱，如前煎服，服至三次后，大便通下，其热全退，遂停后服。

［说明］　愚用白虎加人参汤，或以玄参代知母产后寒温证用之，或以芍药代知母寒温兼下痢者用之，或以生地黄代知母寒温兼阴虚者用之，或以生山药代粳米寒温热实下焦气化不固者用之，产后寒温证用之，又恒于原方之外，加生地黄、玄参、沙参诸药以生津液，加鲜茅根、芦根、生麦芽诸药以宣通气化，初未有加莱菔子者，惟此证之气分虚而且郁，白虎汤中加人参可补其气分之虚，再加莱菔子更可理其气分之郁也。至于莱菔子必须生用者，取其有升发之力也。又须知此证不治以白虎汤而必治以白虎加人参汤者，不但为其气分虚也，凡人外感之热炽盛，真阴又复亏损，此乃极危险之证，此时若但用生地黄、玄参诸滋阴之品不能奏效，即将此等药加于白虎汤中亦不能奏效，惟生石膏与人参并用，独能于邪热炽盛之时立复真阴，此所以伤寒汗吐下后与渴者治以白虎汤时，仲圣不加他药而独加人参也。观拙著三期六卷所载治寒温诸案，及四期一卷《人参解》后附载之案，五期五卷《论白虎汤及白虎加人参汤之用法》，则于此理益晓然矣。

按语：此案张锡纯对症状描述之详，对病机分析之详，对方药解释之详，是其医案中少见的，可以使读者系统、全面地理解其认识、用意和经验。但是，由于彼时和现代对疾病认识和治疗有不小的差别，所以，笔者有如下思忖，献陋供读者哂笑。

（1）患者上吐下泻，显然是外感毒邪直侵肠胃，应重在清解肠胃热毒，重用黄连、黄芩、蒲公英、白头翁、鱼腥草之类。

（2）无论何处感染，导致中医的风热表证或气分热盛证，应清热解表或清透达邪，用金银花、连翘、薄荷、桑叶之属。

（3）张锡纯首方中仅连翘二钱有上述两项的意

义，显然力量不足。而多数药物止呕吐、利小便、实大便，着眼于吐泻，治标不治本。况且所用清热滋阴药也有滋腻碍邪因素，故虽"呕吐与泄泻皆愈，小便已利"，但邪毒未清，因而结果"脉象不复摇摇，仍似有力，至数未减，其表里之热稍退，气息仍似不顺，舌苔仍黄"。

（4）二诊方继续清热滋阴利小便，可能热势暂时稍缓，使"病又见轻"，但止吐泻、利小便使大便转实，有堵邪出路、闭门留寇之嫌。因而，邪热复炽，正虚邪盛，出现了三诊之危候。

（5）惜三诊方仍未用解毒，但是以白虎加人参汤为主，重用生石膏，透达热邪，也不失为正法。又可惜莱菔子四钱取生用升发，造成"大便犹未通下"，且影响了白虎加人参汤的功力，使得一剂后仅得效果强半。直待生莱菔子减半后，方获"大便通下，其热全退"。

此案可谓曲径通幽。若在今日，中药汤剂以清热解毒、透达气分为主，佐以和胃止吐，或西药输液以抗生素为主加对症疗法，也可能免费周折。

温病兼吐泻腿抽

族侄秀川，年五十三岁，在天津业商，于仲春下旬得温病兼吐泻，腿筋抽缩作疼。

[**病因**] 素为腿筋抽疼病，犯时即卧床不能起，一日在铺中，旧病陡（dǒu，突然）发，急乘洋车回寓，因腿疼出汗在路受风，遂成温病，继又吐泻交作。

[**证候**] 表里俱壮热，呕吐连连不止，饮水少许亦吐出，一日夜泻十余次。得病已三日，小便滴沥全无，腿疼剧时恒作号呼，其脉左部浮弦似有力，按之不实。右部则弦长有力，重按甚硬，一息逾五至。

[**诊断**] 此证因阴分素亏，血不荣筋，是以腿筋抽疼。今又加以外感之壮热，传入阳明以灼耗其阴分，是以其脉象不为洪滑有力而为弦硬有力，此乃火盛阴

亏之现象也。其作呕吐者，因其右脉弦硬且长，当有冲气上冲，因致胃气不下行而上逆也。其小便不利、大便滑泻者，因阴虚肾亏不能漉水，水归大肠是以下焦之气化不能固摄也。当用拙拟滋阴宣解汤在三期五卷，以清热滋阴，调理二便，再加止呕吐及舒筋定疼之品辅之。

[**处方**] 生怀山药一两 滑石一两 生杭芍一两 清半夏四钱，温水淘三次 碎竹茹三钱 净青黛二钱 连翘钱半 蝉蜕钱半 甘草三钱 全蜈蚣大者，一条，为末

药共十味，将前九味煎汤一大盅，送服蜈蚣细末。防其呕吐，俾分三次温服，蜈蚣末亦分三次送服，服后口含生姜片以防恶心。

[**方解**] 方中用蝉蜕者，不但因其能托邪外出，因蝉之为物饮而不食，有小便无大便，是以其蜕亦有利小便、固大便之力也。用蜈蚣者，因此物节节有脑，其原善理脑髓神经，腿筋之抽疼，固由于肝血虚损不能荣筋，而与神经之分支在腿者，实有关系，有蜈蚣以理之，则神经不至于妄行也。

[**复诊**] 将药服后，呕吐未止，幸三次所服之药皆未吐出，小便通下两次，大便之泻全止，腿疼已愈强半，表里仍壮热，脉象仍弦长有力。为其滑泻已愈，拟放胆用重剂以清阳明之热，阳明胃之热清，则呕吐当自止矣。

[**处方**] 生石膏三两，捣细 生怀山药两半 生怀地黄一两 生杭芍五钱 滑石五钱 碎竹茹三钱 甘草三钱

共煎汤一大碗，分四次温饮下。

[**方解**] 按用白虎汤之定例，凡在汗吐下后当加人参。此方中以生地黄代知母、生山药代粳米，与石膏、甘草同用，斯亦白虎汤也。而不加人参者，以其吐犹未止，加之恐助胃气上升，于斯变通其方，重用生山药至两半，其冲和稠粘之液，既可代粳米和胃，其培脾滋肾之功，又可代人参补益气血也。至于用白虎汤而

复用滑石、芍药者，因二药皆善通利小便，防其水饮仍归大肠也。且芍药与甘草同用名甘草芍药汤，仲圣用以复真阴，前方之小便得通，实芍药之功居多阴虚小便不利者，必重用芍药始能奏效。矧（shěn，况且）弦为肝脉，此证之脉象弦硬，肝经必有炽盛之热，而芍药能生肝血、退肝热，为柔肝之要药，即为治脉象弦硬之要药也。

〔**三诊**〕 将药分四次服完，表里之热退强半，腿疼全愈，脉象亦较前缓和，惟呕吐未能全愈，犹恶心懒进饮食，幸其大便犹固。俾先用生赭石细末两半，煎汤一盅半，分三次温饮下，饮至第二次后，觉胃脘开通，恶心全无，遂将赭石停饮，进稀米粥一大瓯（ōu，小盆），遂又为疏方以清余热。

〔**处方**〕 生石膏一两，捣细　生怀山药一两　生怀地黄一两　生杭芍六钱　甘草二钱

共煎汤两盅，分两次温服下。

〔**效果**〕 将药两次服完，表里之热全消，大便通下一次，病遂脱然全愈。惟其脉一息犹五至，知其真阴未尽复也。俾用生怀山药轧细过罗，每用七八钱或两许，煮粥调以蔗糖，当点心服之。若服久或觉发闷，可以送服西药百布圣[1]五分；若无西药处，可用生鸡内金细末三分代之。

————　[1] 胃蛋白酶。

按语：此案治法方药可与上案互参。

首方中蝉蜕"托邪外出"，透热达表，与连翘相伍清解气分热力量较强。腿筋抽疼，西医认为是肌肉痉挛。肌肉痉挛是一种肌肉自发的强直性收缩。发生在小腿和足趾的肌肉痉挛最常见，发作时疼痛难忍，尤其是半夜抽筋时往往把人痛醒，有好长时间不能止痛，且影响睡眠。与受寒、剧烈运动、出汗、缺钙等因素有关。虽然张锡纯从西医学角度认为与"脑髓神经"相关，现在看来不正确，但是认为"肝血虚损不能荣筋"，则符合中医学的一贯理论。无论蜈蚣是否"善理脑髓神经"，其息风通络止痉的作用是肯定的。更不可忽视的

是，白芍养血滋阴，又与甘草相合酸甘化阴、缓急止痛，是解除腿筋抽疼的关键所在。

温病少阴证

表弟刘爽园，二十五岁，业农，于季春得温病。

[**病因**] 自正二月（正月二月）间，心中恒觉发热，懒于饮食，喜坐房阴乘凉，薄受外感，遂成温病。

[**证候**] 因相距四十余里，初得病时，延近处医者诊治，阅七八日病势益剧，精神昏愦，闭目蜷卧，似睡非睡[1]，懒于言语，咽喉微疼，口唇干裂，舌干而缩，薄有黄苔欲黑，频频饮水，不少（少，此处同"稍"。稍，稍微。不稍，不能稍微）濡润，饮食懒进，一日之间，惟强饮米汤瓯许，自言心中热而且干，周身酸软无力，抚其肌肤不甚发热，体温三十七度八分，其脉六部皆微弱而沉，左部又兼细[2]，至数如常，大便四日未行，小便短少赤涩。

[**诊断**] 此伏气触发于外[3]，感而成温，因肾脏虚损而窜入少阴也。《内经》谓："冬伤于寒，春必病温。"此言冬时所受之寒甚轻，不能即时成为伤寒，恒伏于三焦脂膜之中，阻塞气化之升降，暗生内热，至春阳萌动之时，其所生之热恒激发于春阳而成温。然此等温病未必入少阴也。《内经》又谓："冬不藏精，春必病温。"此言冬不藏精之人，因阴虚多生内热，至春令阳回，其内热必益加增，略为外感激发，即可成温病。而此等温病亦未必入少阴也。惟其人冬伤于寒又兼冬不藏精，其所伤之寒伏于三焦，随春阳而化热，恒因其素不藏精乘虚而窜入少阴，此等证若未至春令即化热窜入少阴，则为少阴伤寒，即伤寒少阴证二三日以上，宜用黄连阿胶汤者也；若已至春令始化热窜入少阴，当可名为少阴温病[4]，即温病中内有实热，脉转微细者也。诚以脉生于心，必肾阴上潮与心阳相济，而后其跳动始有力，此所谓一阴一阳互为之根也。盖此证因温邪窜入少阴，俾心肾不能相济，是以内虽蕴有实热，而脉转微

[1]《伤寒论》伤寒少阴证所谓"但欲寐"。

[2]《伤寒论》伤寒少阴证所谓"脉沉细"。

[3] 由"心中恒觉发热"判断。

[4] 此为理论创建，丰富温病学理论，有利于辨别疾病寒温性质。

细；其咽喉疼者，因少阴之脉上通咽喉，其热邪循经上逆也。其唇裂舌干而缩者，肾中真阴为邪热遏抑不能上潮，而心中之亢阳益妄动上升以铄耗（销铄耗散）其津液也。至于心中发热且发干，以及大便燥结、小便赤涩，亦无非阴亏阳亢之所致。为其肾阴、心阳不能相济为功，是以精神昏愦，闭目蜷卧，烦人言语，此乃热邪深陷，气化隔阂之候，在温病中最为险证。正不可因其脉象无火，身不甚热，而视为易治之证也。愚向拟有坎离互根汤[1]在五期六卷可为治此病的方，今将其方略为加减，俾与病候相宜。

[**处方**] 生石膏三两，轧细　野台参四钱　生怀地黄一两　生怀山药八钱　玄参五钱　辽沙参五钱　甘草三钱　鲜茅根五钱

药共八味，先将前七味煎十余沸，再入鲜茅根煎七八沸，其汤即成。取清汤三盅，分三次温服下，每服一次调入生鸡子黄一枚。此方若无鲜茅根，可用干茅根两半，水煮数沸，取其汤代水煎药。

[**方解**] 温病之实热，非生石膏莫解，辅以人参并能解邪实正虚之热，再辅以地黄、山药诸滋阴之品，更能解肾亏阴虚之热。且人参与滋阴之品同用，又能助肾阴上潮以解上焦之燥热。用鸡子黄者，化学家谓鸡子黄中含有副肾髓质之分泌素，为滋补肾脏最要之品也。用茅根者，以其禀少阳初生之气春日发生最早，其质中空、凉而能散，用之作引，能使深入下陷之邪热上出外散以消解无余也[2]。

[**复诊**] 将药三次服完，周身之热度增高，脉象较前有力，似近洪滑，诸病皆见轻减，精神已振。惟心中仍觉有余热，大便犹未通下，宜再以大剂凉润之药清之，而少佐以补气之品。

[**处方**] 生石膏一两，轧细　大潞参三钱　生怀地黄一两　玄参八钱　辽沙参八钱　大甘枸杞六钱　甘草二钱　鲜茅根四钱

药共八味，先将前七味煎十余沸，再入茅根煎七八

[1] 坎离互根汤：生石膏三两（捣细），知母八钱，玄参八钱，野台参五钱，生怀山药五钱，甘草二钱，鸡子黄三枚，鲜茅根四两（切碎）。

[2] 张锡纯发明，白茅根不仅仅具有通常所谓的清热生津利小便作用。

沸，其汤即成。取清汤两大盅，分两次温服下，每服一次调入生鸡子黄一枚。

[**效果**] 将药连服两剂，大便通下[1]，病遂全愈。

[**说明**] 此证之脉象沉细，是肾气不能上潮于心，而心肾不交也。迨服药之后，脉近洪滑，是肾气已能上潮于心而心肾相交也。为其心肾相交，是以诸病皆见轻减，非若寻常温病其脉洪大为增剧也。如谓（如果说）如此以论脉跳动，终属理想之谈者，可更进（进一步）征诸西人之实验。夫西人原谓肾司漉（lù，液体慢慢地渗下，滤过）水，以外别无他用者也。今因其实验益精，已渐悟心肾相济之理，曾于所出之新药发明之。近今德国所出之药，有苏泼拉宁为强心要药。药后附以说明，谓人肾脏之旁有小核名副肾[2]，其汁周流身中调剂血脉，经医家发明副肾之汁[3]有收束血管、增进血压及强心止血之力。然此汁在于人身者不能取，遂由法普唯耳坑厂，用化学方法造成精制副肾液粉子苏发拉来宁，尤比天然副肾液之功力为佳，乃强心、强脉、止血、敛津、增长血压之要药也。夫医家之论肾，原取广义，凡督脉、任脉、冲脉及胞室与肾相连之处皆可为副肾，彼所谓副肾约不外此类。详观西人之所云云，不亦确知心肾可以相济乎。所有异者，中医由理想而得，故所言者肾之气化，西人由实验而得，故所言者肾之形迹。究之人之先天原由气化以生形迹，后天更可由形迹以生气化，形迹与气化实乃无所区别也。

按语：此温病重证的治疗，在于大力清热滋阴，交通心肾。坎离互根就是水火相济的意思，即心肾阴阳相交。而热邪之透达升散，在于生石膏、白茅根，其中白茅根的升散作用尤为独特。

温病结胸

张姓叟，年近五旬，住天津西关外下头，以缮缉（缝补修理）破鞋为业，于季夏得温热结胸证。

[**病因**] 心有忿怒，继复饱食，夜眠又当窗受风，

左侧边注：

[1] 透达之外，内蕴热邪的又一重要出路。

[2] 肾上腺。
[3] 肾上腺素。

晨起遂觉头疼发热，心下痞闷，服药数次，病益进。

[**证候**]　初但心下痞闷，继则胸膈之间亦甚痞塞，且甚烦热，其脉左部沉弦，右部沉牢。

[**诊断**]　寒温下早，成结胸，若表有外感，里有瘀积，不知表散药与消积药并用，而专事开破以消其积，则外感乘虚而入亦可成结胸。审证察脉，其病属结胸无疑，然其结之非剧，本（根据，遵循）陷胸汤[1]之义而通变治之可也。

[**处方**]　病者旬余辍（chuò，停止）工，家几（几乎）断炊（没有粮食做饭），愚怜其贫，为拟简便之方，与以自制通彻丸即牵牛轧取头次末，水泛为小丸五钱及自制离中丹即益元散以生石膏代滑石两半，俾先服通彻丸三钱，迟一点半钟，若不觉药力猛烈，再服下所余二钱，候须臾再服离中丹三钱，服后多饮开水，俾出汗。若痞塞开后，仍有余热者，将所余离中丹分数次徐徐服之，每服后皆宜多饮开水取微汗。

[**效果**]　如法将两种药服下，痞塞与烦热皆愈。

按语：结胸证出自《伤寒论》，其病机为无形的热邪与有形的痰水实邪凝结于胸膈心下，正气不虚。证见从心下至少腹硬满而痛不可近，或心下痛，按之石硬，可见"寸脉浮，关脉沉"的主脉。其证多属实属阳。治宜泻热逐水破结或清热化痰开结。此案患者痞闷、痞塞、烦热，症情较轻，张锡纯变通大陷胸汤，仅以牵牛逐水，石膏泻热，饮开水取汗，就轻易开结。

张锡纯心恤众生，扶贫济困，大医精诚，垂范后世。

温病结胸

赵殿杰，年四十二岁，盐山人，在天津西门外开利源恒织布工厂，得温病结胸证。

[**病因**]　季春下旬，因饭后有汗出受风，翌日头疼，身热无汗，心中发闷，医者外散其表热，内攻其发闷，服药后表未汗解而热与发闷转加剧。医者见服药无

[1]《伤寒论》大陷胸汤：大黄六两（去皮），芒硝一升，甘遂一钱匕。

效，再疏方（开药方）时益将攻破之药加重，下大便一次，遂至成结胸证。

[**证候**] 胸中满闷异常，似觉有物填塞，压其气息不能上达，且发热嗜饮水，小便不利，大便日溏泻两三次。其脉左部弦长[1]，右部中分似洪而重按不实[2]，一息五至强[3]。

[1] 邪结气郁。

[2] 脾胃虚弱。

[3] 有热。

[**诊断**] 此证因下早而成结胸，又因小便不利而致溏泻，即其证脉合参，此乃上实下虚，外感之热兼挟有阴虚之热也。治之者宜上开其结，下止其泻，兼清其内伤、外感之热，庶可奏效。

[**处方**] 生怀山药一两五钱　生莱菔子一两，捣碎　滑石一两　生杭芍六钱　甘草三钱

共煎汤一大盅，温服。

[**复诊**] 服药后上焦之结已愈强半，气息颇形顺适，灼热亦减，已不感渴，大便仍溏，服药后下一次，脉象较前平和仍微数，遂再即原方略加减之。

[**处方**] 生怀山药一两五钱　生莱菔子八钱，捣碎　滑石八钱　生杭芍五钱　甘草三钱

先用白茅根鲜者更好、青竹茹各二两，同煎数沸，取汤以之代水煎药。

[**效果**] 将药煎服后，诸病皆愈，惟大便仍不实，俾每日用生怀山药细末两许，水调煮作茶汤，以之送服西药百布圣五分，充作点心，以善其后。

按语：此案经误治导致邪热内结，阻碍气机，已无表证。张锡纯上开其结者，生莱菔子升发，散郁开结；下止其泻者，山药、甘草健脾益气止泻。益元散（滑石、甘草）出自金元医家刘河间《宣明论方》，清暑利湿，宣通湿热拂郁。其清热利小便之功在此"兼清其内伤、外感之热"，导邪热下行外出。白芍，张锡纯一向倡言其清肝热、利小便之效能。而白芍、山药，也是张锡纯滋阴养液的主要药物。方子简洁精到，切中病机，故奏效迅速。而复诊时加入白茅根利水清热生津、宣通气化，青竹茹清热透达开郁，使开热结、透热

郁之力更强。

张锡纯所言上实，自是上焦邪热结实；下虚当为脾虚，且为阴虚，且为阴虚有热，有脉象和嗜饮水、大便溏泻为据。张锡纯认为，溏泻是由于小便不利而导致，即前窍阻塞而水湿直走后窍。然而，小便不利导致水肿或少腹胀急者司空见惯，导致溏泻则前所未闻。笔者认为，前医"攻破之药"伤及脾胃，导致脾虚泄泻。上焦气结，失于宣发，导致小便不利；水走大肠，小溲干涸，也导致小便不利。不知读者以为然否？

温病

俞寿卿，年过四旬，住天津大胡同。经理房租，于孟夏得温病。

[**病因**] 与人动气争闹，头面出汗为风所袭，遂成温病。

[**证候**] 表里俱发热，胸膈满闷有似结胸，呼吸甚觉不利，夜不能寐，其脉左右皆浮弦有力，舌苔白厚，大便三日未行。

[**诊断**] 此病系在太阳而连及阳明、少阳也。为其病在太阳，所以脉浮；为其连及阳明，所以按之有力；为其更连及少阳，是以脉浮有力而又兼弦也。其胸膈满闷、呼吸不利者，因其怒气溢于胸中，挟风邪痰饮凝结于太阳部位也。宜外解太阳之表，内清阳明之热，兼和解其少阳，更开荡其胸膈，方为完全之策。

[**处方**] 生石膏二两，捣细　蒌仁炒捣，二两　生莱菔子八钱，捣碎　天花粉六钱　苏子炒捣，三钱　连翘三钱　薄荷叶二钱　茵陈二钱　龙胆草二钱　甘草二钱

共煎汤一大盅，温服后，覆衾（qīn，被子）取微汗。

[**效果**] 服药后阅一小时，遍身得汗，胸次豁然，温热全消，夜能安睡，脉已和平如常，惟大便犹未通下，俾但用西药旃那叶（番泻叶。旃那，zhānnà，音译）一钱，开水浸服两次，大便遂通下。

按语： 此案病机，张锡纯分析甚为明白。其治法用药，连翘、薄荷解太阳之表；生石膏、天花粉、瓜蒌仁，内清阳明之热；薄荷、茵陈、龙胆草和解其少阳；生莱菔子、苏子、瓜蒌仁开荡其胸膈；瓜蒌仁也具润肠之功，而以甘草调和诸药。然而，降气理肠之力尚显不足，故以番泻叶通便收尾。

风温

赵印龙，邑（指县）北境许孝子庄人，年近三旬，业农，于孟秋得风温病。

〔**病因**〕 孟秋下旬，农人忙甚，因劳力出汗过多，复在树阴乘凉过度，遂得风温病。

〔**证候**〕 胃热气逆，服药多呕吐。因此屡次延医服药，旬余无效。及愚诊视，见其周身壮热，心中亦甚觉热，五六日间饮食分毫不进，大便数日未行。问何不少进饮食？自言有时亦思饮食，然一切食物闻之皆臭恶异常，强食之即呕吐，所以不能食也。诊其脉弦长有力，右部微有洪象，一息五至。

〔**诊断**〕 即此证脉相参，知其阳明腑热已实，又挟冲气上冲，所以不能进食，服药亦多呕也。欲治此证当以清胃之药为主，而以降冲之药辅之。则冲气不上冲，胃气亦必随之下降，而呕吐能止，即可以受药进食矣。

〔**处方**〕 生石膏三两，捣细　生赭石一两，轧细　知母八钱　潞党参四钱　粳米三钱　甘草二钱

共煎汤一大碗，分三次温服下。

〔**方解**〕 此方乃白虎加人参汤又加赭石，为其胃腑热实故用白虎汤，为其呕吐已久故加人参，为其冲胃上逆故又加赭石也。

〔**效果**〕 将药三次服完，呕吐即止，次日减去赭石，又服一剂，大便通下，热退强半。至第三日减去石膏一两，加玄参六钱，服一剂，脉静身凉，而仍分毫不能饮食，憎其臭味如前。愚晓其家人曰：此病已愈，无

须用药，所以仍不饮食者，其胃气不开也。胃[1]之食物莫如莱菔，可用鲜莱菔切丝，香油炒半熟，而以葱酱作汤，勿过熟，少调以绿豆粉，俾服之。至汤作熟时，病患仍不肯服，迫令尝少许，始知香美，须臾服尽两碗，从此饮食复常。病患谓其家人曰：吾从前服药十余剂，病未见愈，今因服莱菔汤而霍然全愈，若早知莱菔汤能如此治病，则吾之病不早愈乎？其家人不觉失笑。

[附记] 曾记弱冠时，比邻有病外感痰喘者，延邑中老医皮荣伯先生，投以小青龙汤一剂喘即愈，然觉胸中似有雾气弥漫不能进食。皮君曰，此乃湿气充盛，是以胃气不开也，此当投以开胃之剂。为疏方用《金匮》苓桂术甘汤[2]，煎服后未半刻，陡觉胸中阴霾（mái，空气中因悬浮着大量的烟、尘等微粒而形成的混浊形象）顿开，毫无障碍，遂能进食，见者皆惊其用药之神奇。夫皮君能如此用药，诚无愧名医之目。而益叹经方之神妙，诚有不可令人思议者矣。此因一用莱菔，一用古方，均开胃于顷刻之间，故附志（记载）之。

按语：风温是感受风热病邪所引起的以肺卫表热证为初起证候特征的急性外感热病。本病一年四季均可发生，但多见于春冬两季。患者感邪即病，初起以发热，微恶风寒，咳嗽，口微渴，苔薄白，脉浮数等为主要表现。如肺卫之邪不解，则其发展趋向大致有两种情况：一是顺传于胃，二是逆传心包。凡邪热由卫入气，顺传于胃，多呈阳明邪热炽盛之证；如邪热逆传心包，即叶天士所说"温邪上受，首先犯肺，逆传心包"，则必见神志异常证候。在病变过程中，常有因邪热壅肺而出现痰热喘急，或因热入血络而外发红疹。病至后期，则多呈肺胃阴伤之象。此案是阳明热炽的类型，用白虎汤随证加减治疗是常用方法。

风温兼伏气化热

陈百生督军前任陕西，年四十六岁，寓天津广东路，

[1] 疑"胃"前脱一"开"字。

[2] 组成：茯苓四两，桂枝、白术各三两，甘草二两。具有温阳化饮，健脾利湿的作用。主治中阳不足之痰饮。胸胁支满，目眩心悸，短气而咳，舌苔白滑，脉弦滑或沉紧。

得风温兼伏气化热病。

[病因] 因有事乘京奉（北京至奉天）车北上时，当仲夏，归途受风，致成温热病。

[证候] 其得病之翌日，即延为诊视，起居如常，惟觉咽喉之间有热上冲，咳嗽吐痰，音微哑，周身似拘束酸软。脉象浮而微滑，右关重按甚实，知其证虽感风成温，而其热气之上冲咽喉，实有伏气化热内动也[1]。若投以拙拟寒解汤[2]在三期五卷中，有生石膏一两原可一汗而愈。富贵之人其身体倍自郑重，当此病之初起而遽投以石膏重剂，彼将疑而不肯服矣。因与之商曰：将军之病，原可一药而愈，然必须方中生石膏一两。夫石膏原和平之药不足畏，若不欲用时而以他凉药代之，必不能一剂治愈也。陈督曰：我之病治愈原不心急，即多服几剂药无妨。愚见其不欲轻服石膏，遂迁就为之拟方。盖医以救人为目的，正不妨委曲以行其道也。

[处方] 薄荷叶三钱　青连翘三钱　蝉蜕二钱　知母六钱　玄参六钱　天花粉六钱　甘草二钱

共煎汤一大盅，温服。

[复诊] 翌日复延为诊视，言服药后周身得微汗，而表里反大热，咳嗽音哑益甚，何以服如此凉药而热更增加，将毋（莫非是）不易治乎？言之若甚恐惧者。诊其脉洪大而实，左右皆然，知非重用石膏不可。因谓之曰：此病乃伏气化热，又兼有新感之热，虽在初得亦必须用石膏清之方能治愈。吾初次已曾言之，今将军果欲愈此证乎？殊非难事，然此时但用石膏一两不足恃（shì，凭借，依靠）也，若果能用生石膏四两，今日必愈，吾能保险也。问石膏四两一次全服乎？答曰：非也。可分作数次服，病愈则停服耳。陈督闻愚言似相信，求为出方，盖因其有恐惧之心，故可使相信耳。

[处方] 生石膏四两，捣细　粳米六钱

共煎汤至米熟，取汤四盅，分四次徐徐温饮下。病愈不必尽剂，饮至热退而止。大便若有滑泻，尤宜将药急停服。至方中石膏既开生者，断不可误用煅者。若恐

[1] 热气上冲咽喉，也是伏气发病的指征。

[2] 寒解汤：生石膏一两（捣细），知母八钱，连翘一钱五分，蝉蜕一钱五分（去足土）。功用清热解肌。主治周身壮热，心中热而且渴，舌上苔白欲黄，其脉洪滑，或头犹觉疼，周身犹有拘束之意者。

药房或有差误，可向杂货铺中买大块石膏自制细用之。盖此时愚至津未久，津地医者率用煅石膏，鲜有用生石膏者，前此开方曾用生石膏三两，药房以煅者误充，经愚看出，是以此次如此谆谆（zhūnzhūn，诚恳）告语也。

[**复诊**] 翌日又延为诊视，相迎而笑曰，我今热果全消矣，惟喉间似微觉疼，先生可再为治之。问药四盅全服乎？答曰：全服矣。当服至三盅后，心犹觉稍热，是以全服，且服后并无大便滑泻之病，石膏真良药也。再诊其脉已平和如常，原无须服药，问其大便，三日犹未下行。为开滋阴润便之方，谓服至大便通后，喉疼亦必自愈[1]，即可停药勿服矣。

按语：寒解汤中重用石膏、知母以清胃腑之热；而复稍用连翘、蝉蜕之善达表者，引胃中化而欲散之热，仍还太阳作汗而解。全方之意，重在寒凉清热，兼以辛散透表，故可用于里热已盛而表未全解之证。惜患者惧药，张锡纯只得"曲径通幽"。

就"清解透散"而言，薄荷、连翘、蝉蜕透散力大，清解利小；生石膏清解力大，透散力小。以前者代后者，虽不远也不中也，且升扬热势，故而"表里反大热，咳嗽音哑益甚"。大量服用生石膏后，热邪直折而灭。但生石膏并不通腑，尚需滋阴润便，导热下行。又，首方若无升散之品，六钱玄参也或能润滑肠道。

温病兼痧疹

舒啸岑，天津二区华新公司办公处经理，年四十五岁，于仲夏得温病兼痧疹[2]。

[**病因**] 舒君原精医术，当温疹流行之时，屡次出门为人诊病，受其传染因得斯病。

[**证候**] 其前数日皆系自治，屡次服表疹清热之药，疹已遍身出齐而热仍不退，因求愚为诊治。其表里俱觉发热，且又烦躁异常，无片时宁静，而其脉则微弱不起，舌苔薄而微黄，大便日行一次、不干不溏，小便

[1] 通便泻火，釜底抽薪。

[2] 痧疹，此处指疹子，即指皮肤出现红点如粟、以指循皮肤稍有阻碍的疹点。清代邵新甫在《临证指南医案》按语中说："痧者，疹之通称，有头粒如粟。"

赤涩短少。

[**诊断**] 此证当先有伏气化热，因受外感之传染而激发，缘三焦脂膜，窜入少阴，遏抑肾气，不能上与心火相济，是以舌苔已黄，小便短赤，阳明腑热已实，而其脉仍然无力也。其烦躁异常者，亦因水火之气不相交也。此虽温病，实与少阴伤寒之热者无异，故其脉亦与少阴伤寒之脉同。当治以白虎加人参汤，将原方少为变通，而再加托表疹毒之品辅之。

[**处方**] 生石膏二两，捣细 大潞参四钱 天花粉八钱 生怀山药八钱 鲜茅根四钱 甘草二钱

共煎汤两盅，分两次温服下。

[**方解**] 此方即白虎加人参汤以花粉代知母，生山药代粳米，而又加鲜茅根也。花粉与知母皆能清热，而花粉于清热之外又善解毒；山药与粳米皆能和胃，而山药于和胃之外又能滋肾。方中之义，用白虎汤以治外感实热，如此变通则兼能清其虚热、解其疹毒，且又助以人参更可治证实脉虚之热，引以鲜茅根并可治温病下陷之热也。

[**复诊**] 将药煎服一剂，热退强半，烦躁亦大轻减，可安睡片时。至翌日过午，发热烦躁又如旧，脉象仍然无力，因将生石膏改用三两，潞参改用五钱，俾煎汤三盅，分三次温饮下。每饮一次，调入生鸡子黄一枚。服后其病亦见愈，旋又反复，且其大便一日两次，知此寒凉之药不可再服。乃此时愚恍然会悟，得治此证之的（dí，的对，确切）方矣。

[**处方**] 鲜白茅根六两，切碎

添凉水五盅，在炉上煎一沸，即将药罐离开炉眼，约隔三寸许，迟十分钟再煎一沸，又离开炉眼，再迟十分钟，视其茅根皆沉水底其汤即成。若茅根不沉水底，可再煎一沸，约可取清汤三盅，乘热顿饮之，以得微汗方佳。

[**效果**] 此方如法服两剂，其病脱然愈矣。

[**说明**] 按此证其伏气之化热，固在三焦，而毒

《医学衷中参西录》临证助读系列

医案分册

146

菌之传染，实先受于上焦，于斯（在上焦）毒热相并，随上焦之如雾而弥漫于全身之脏腑经络，不分界限。茅根禀少阳最初之气，凉而能散，且其形不但中空，周遭爿（pán，边儿）上皆小孔玲珑透彻，故能通达经络脏腑无微不至。惟性甚平和，非多用不能奏效。是以一剂重用至六两，其凉散之力，能将脏腑经络间之毒热，尽数排出茅根能微汗利小便，皆其排出之道路。毒热清肃，烦躁自除矣。愚临证五十年，用白虎加人参汤时不知凡几（共有多少），约皆随手奏效。今此证两次用之无效，而竟以鲜白茅根收其功，此非愚所素知，乃因一时会悟后则屡次用之皆效，故特详之以为治温疹者开一法门也。若其脉象洪滑甚实者，仍须重用石膏清之，或石膏、茅根并用亦可。又按白茅根必须用鲜者，且必如此煎法方效。但根据之成功，多用可至十两，少用亦须至四两，不然此证前两方中皆有茅根四钱未见效验，其宜多用可知矣。又药房中若无鲜者，可自向洼（泥水地）中剖（挖掘）之，随处皆有。若剖多不能一时皆用，以湿土埋之永久不坏。

按语： 实践出真知。张锡纯在疾病反复中验证了白茅根的功效，为"治温疹者开一法门"。也就是说，对于伏气化热充斥三焦，弥漫全身的温疹，清解与透达为两大法则。热邪笃重时，清解为主，重用生石膏，也可同用白茅根。热邪不甚者，透达为主，可单独重用白茅根，而且须用鲜者，其煎法、服法，也必须讲究得法，才能脱然病愈。

温病兼劳力过度

族弟印春，年三十八岁，业商，于孟夏来津，于旅次（旅人暂居的地方。此处指旅途）得温病。

[**病因**] 时天气炎热，途中自挽（拉，牵引）鹿车（一种小车，即独轮车），辛苦过力，出汗受风，至津遂成温病。

[**证候**] 表里俱觉甚热，合目恒谵语，所言多劳

力之事。舌苔白厚，大便三日未行，脉象左部弦硬，右部洪实而浮，数逾五至。

[诊断] 此证因长途炎热劳碌，脏腑间先有积热，又为外感所袭，则其热陡发。其左脉弦硬者，劳力过度肝肾之阴分有伤也。右部洪实者，阳明之腑热已实也。其洪实兼浮者，证犹连表也。拟治以白虎加人参汤以玄参代知母，生山药代粳米，更辅以透表之药以引热外出。

[处方] 生石膏三两，捣细 大潞参四钱 玄参一两 生怀山药六钱 甘草三钱 西药阿斯必林一瓦

将前五味共煎汤两大盅，先温服一盅，迟半点钟将阿斯必林用开水送下，俟（sì，等待）汗出后再将所余一盅分两次温服下。

[效果] 将药服一盅后，即不作谵语，须臾将阿斯必林服下，遍体得汗，继又将所余之汤药徐徐服下，其病霍然全愈。

[说明] 白虎汤中以石膏为主药，重用至三两，所以治右脉之洪实也；于白虎汤中加人参更以玄参代知母，生山药代粳米，退热之中大具滋阴之力石膏、人参并用，能于温寒大热之际，立复真阴（温寒大热即感受温邪或寒邪所致的热盛证），所以治左脉之弦硬也。用药如用兵，料敌详审，步伍整齐[1]，此所以战则必胜也。至于脉象兼浮，知其表证未罢，犹可由汗而解，遂佐以阿斯必林之善透表者以引之出汗，此所谓因其病机而利导之也。若无阿斯必林之处，于方中加薄荷叶一钱、连翘二钱，亦能出汗。若疑二药如此少用，似不能出汗者，观三期五卷寒解汤后之诠（quán，解释）语自明。

[按] 石膏之原质为硫氧氢钙化合而成。其性凉而能散，是以白虎汤证及白虎加人参汤证，往往于服药后周身得汗而解者。即使服药后未即得汗，而石膏所含硫氧氢之宣散力，实能排逐内蕴之热，息息自毛孔透出，此虽非汗解亦等于出汗也。

[又按] 阿斯必林之原质存于杨柳皮中。杨柳在

[1] 药物配伍完备。步伍，谓军队操演行进的队形，比喻方中药物组合。

春日发生最早，原禀少阳初生之气，其性凉而长于表散，且有以皮达皮之妙用。西人又制以硫酸即硫氧，与石膏之原质原有相同之处，是以既能发表又善退热，然其透表之力胜于石膏，而其退热之力则远不如石膏。是以温病初得其内热未实者，用开水送服一瓦或一瓦强，得汗即愈。若其内热既已炽盛，其证犹连表可发汗者，单用阿斯必林发汗不效，若用生石膏两许，其脉甚洪实者，或用生石膏至二两，煎汤一大盅，送服阿斯必林以发汗则效，即服后不出汗，其病亦可愈。此愚屡经试验而确知其然者也。

按语：注意当阳明腑实热证已成，而"知其表证未罢"，则"犹可由汗而解"。张锡纯擅长把阿斯必林作辛凉解表药应用，但也有用连翘、薄荷、蝉蜕透表的精湛经验。其实，即使已无表证，纯属阳明腑热，张锡纯也是主张透达表散的，惯用生石膏即是明证。可参看多个医案中张锡纯对生石膏的反复阐述。

温病兼下痢

天津大胡同，范姓媪，年过五旬，得温病兼下痢证。

[**病因**] 家务劳心，恒动肝火，时当夏初，肝阳正旺，其热下迫，遂患痢证。因夜间屡次入厕又受感冒，兼发生温病。

[**证候**] 表里皆觉发热，时或作渴，心中烦躁，腹中疼甚剧，恒作呻吟。昼夜下痢十余次，旬日之后系纯白痢，其舌苔厚欲黄，屡次延医服药，但知治痢且用开降之品，致身体虚弱、卧不能起，其脉左右皆弦而有力，重按不实，搏近五至。

[**诊断**] 此病因肝火甚盛，兼有外感之热已入阳明，所以脉象弦而有力。其按之不实者，因从前服开降之药过多也。其腹疼甚剧者，因弦原主疼，兹（这个，此）则弦而且有力，致腹中气化不和故疼甚也。其烦躁者，因下久阴虚，肾气不能上达与心相济，遂不耐

肝火温热之灼耗，故觉烦躁也。宜治以清温凉肝之品，而以滋阴补正之药辅之[1]。

[处方] 生杭芍一两　滑石一两　生怀山药一两　天花粉五钱　山楂片四钱　连翘三钱　甘草三钱

共煎汤一大盅，温服。

[复诊] 将药煎服一剂，温热已愈强半，下痢腹疼皆愈，脉象亦见和缓，拟再用凉润滋阴之剂[2]，以清其余热。

[处方] 生怀山药一两　生杭芍六钱　天花粉五钱　生怀地黄五钱　玄参五钱　山楂片三钱　连翘二钱　甘草二钱

共煎汤一大盅，温服。

[效果] 将药连服两剂，病遂全愈。惟口中津液短少，恒作渴，运动乏力，俾用生怀山药细末煮作茶汤，兑以鲜梨自然汁，当点心服之，日两次，浃辰（jiāchén，古代以干支纪日，称自子至亥一周十二日为"浃辰"）之间当即可复原矣。盖山药多含蛋白质，原善滋阴，而其补益之力又能培养气化之虚耗。惟其性微温，恐与病后有余热者稍有不宜，借鲜梨自然汁之凉润以相济为用，则为益多矣。

按语：北宋以前，下利和下痢意思是混淆的，可以说是互相等同或互相包含。金元时期开始辨析，逐渐划分开来。基本上下利指腹泻，下痢指痢疾。二者的最主要区别是痢疾有赤白脓血黏冻或单纯有赤血或单纯有白脓黏冻，而腹泻没有。

从现代临床看，有赤白脓血的"痢疾"也分两种情况，一是细菌性痢疾，一是慢性非特异性溃疡性结肠炎。后者治疗困难，病程较长。而前者用现代抗菌治疗疗效快捷。此案两剂药痊愈，前者的可能性大。须知，中医学对二者的辨证论治基本是一致的。

中医学历来对痢疾的病位认识主要着眼于胃肠脾肾，实证多归结为胃肠湿热或寒湿，虚证多归结为脾肾阳虚或阴虚。张锡纯提出肝热下迫大肠，灼耗肾阴病机

[1] 方中益元散（滑石、甘草）、连翘清温；白芍、连翘凉肝；白芍、天花粉滋阴；山药补正；且有山楂行血化白痢之滞；天花粉、连翘、甘草解毒止痢。

[2] 凉润滋阴之剂系指全方，其中生地、玄参显然增强了滋润清热力量。

是学术创新，且凉肝滋肾治法疗效颇佳，值得后世效法。

当然，此案兼有温病，"表里皆觉发热，时或作渴，心中烦躁"，又因误治而"身体虚弱、卧不能起"。治疗起手也须清温和补正。

温病兼脑膜炎

天津东门里经司胡同，侯姓幼男，年八岁，得热病兼脑膜炎。

[**病因**] 蒙学暑假乍（zhà，刚，起初）放，幼童贪玩，群在烈日中嬉戏，出汗受风，遂得斯证。

[**证候**] 闭目昏昏，呼之不应，周身灼热无汗，其脉洪滑而长，两寸尤盛。其母言病已三日，昨日犹省人事，惟言心中发热，至夜间即昏无知觉。然以水灌之犹知下咽，问其大便三日未行。其母泣问犹可救否？答以准可为之治愈。

[**诊断**] 此温热之病，阳明腑热已实，其热循经上升兼发生脑膜炎也。脑藏神明主知觉，神经因热受伤，是以知觉全无，宜投以大剂白虎汤以清胃腑之热，而复佐以轻清之品，以引药之凉力上行，则脑中之热与胃腑之热全清，神识自明了矣。

[**处方**] 生石膏三两，捣细　知母八钱　连翘三钱　茵陈钱半　甘草三钱　粳米五钱

煎至米熟，其汤即成。取清汁三茶杯，徐徐分三次温服，病愈无须尽剂。

[**效果**] 服至两次已明了能言，自言心中犹发热，将药服完，其热遂尽消，霍然全愈。

[**说明**] 按脑膜炎之名，创自西人。所谓炎者，谓其膜红、热、肿、疼也。此多为伤寒温病之兼证，故中医对于此证皆责之阳明热实。然均是阳明热实，而其神明有昏愦不昏愦之殊，实因其脑膜有炎有不炎也，是以西人之说原自可信。然脑中所藏者元神，心中所藏者识神，故寒温之热，若窜入手少阴，亦可使神明昏愦此

证极少。西人不知心中有识神，而热入手少阴以昏人之神明，自非西人所能知也。

按语：此案系高热昏迷，脑膜炎之说未必确切。中医辨证为阳明腑热证是没有异议的。张锡纯以"大剂白虎汤以清胃腑之热"。而"引药之凉力上行"的"轻清之品"就是连翘和茵陈。张锡纯认为，此二药与生石膏均有透达凉散之功，即具有表散之力。

张锡纯"脑藏元神、心藏识神"之说，不拘泥于西医学的解剖与生理认识，是中医整体观念和宏观取象特点的体现，是中医理论的独特之处，是一种认识事物的方法和结果，大具中医特色。这个观点当今也常被中医学术界推许。但似乎也不能把这种生理功能的推测当作客观实在而与西医论高下，解剖学没有手少阴心经，当然就会"西人不知心中有识神，而热入手少阴以昏人之神明，自非西人所能知也"。

温热泄泻

天津一区，钱姓幼男，年四岁，于孟秋得温热兼泄泻，病久不愈。

[**病因**] 季夏感受暑温[1]，服药失宜，热留阳明之腑，久则灼耗胃阴，嗜凉且多嗜饮水，延至孟秋，上热未清，而下焦又添泄泻。

[**证候**] 形状瘦弱已极，周身灼热，饮食少许则恶心欲呕吐。小便不利，大便一昼夜十余次，多系稀水，卧不能动，哭泣无声，脉数十至且无力四岁时，当以七至为正脉，指纹现淡红色，已透气关。

[**诊断**] 此因外感之热久留耗阴，气化伤损，是以上焦发热懒食，下焦小便不利而大便泄泻也。宜治以滋阴清热，利小便兼固大便之剂。

[**处方**] 生怀山药一两五钱　滑石一两　生杭芍六钱　甘草三钱

煎汤一大盅，分数次徐徐温服下。

[**方解**] 此方即拙著三期五卷中滋阴清燥汤也。

[1] 暑温是由感受暑热病邪所致的急性外感热病。本病的发生有较明显的季节性，一般认为是夏至到立秋之间。暑温发病急骤，初起即见壮热、汗多、烦渴引饮、面赤、脉洪大等气分阳明热盛证候。病变过程极易耗气伤津。

《医学衷中参西录》临证助读系列

医案分册

原方生山药是一两，今用两半者，因此幼童瘦弱已极，气化太虚也。方中之义，山药与滑石同用，一利小便，一固大便，一滋阴以退虚热，一泻火以除实热。芍药与甘草同用，甘苦化合，味近人参，能补益气化之虚损。而芍药又善滋肝肾以利小便，甘草又善调脾胃以固大便，是以汇集而为一方也。

[**效果**]　将药连服两剂，热退泻止，小便亦利，可进饮食，惟身体羸瘦不能遽（jù，急忙，仓促）复。俾用生怀山药细末七八钱许，煮作粥，调以白糖，作点心服之。且每次送西药百布圣一瓦，如此将养（jiāngyǎng，调养）月余始胖壮。

[**附记**]　此钱姓幼男之舅，系西医杨秀章君，为愚在陆军充（充当、担任）军医正（军医官名）时之从事。见愚治愈此病，深叹中药若用之得法，有挽回造化（生命）之权。于斯从愚兼习中医，今已深窥（探究）医理之奥，中西并用而为救世之良医矣。

按语：此案暑热久羁，伤气伤阴，并损伤脾胃功能。张锡纯滋阴清燥汤切中病机，清补兼施，药简力宏。张锡纯阐释了山药与滑石、白芍与甘草两组对药的应用心得，弥足珍贵。特别是白芍与甘草，与通常所谓的酸甘化阴、缓急止痛不同，强调"甘苦化合，味近人参，能补益气化之虚损"，且能调节二便，真令人耳目一新。此外，滑石与甘草组合为益元散，为清解暑热、利小便的经典方，也作用不凡，匠心独具。

医学衷中参西录第六期第四卷

温病门

温病兼虚热

高振之，山西人，年二十八岁，来天津谋事，寓居其友家一区陈宅，于仲秋得温病。

[**病因**] 朋友招饮，饮酒过度，又多喝热茶，周身出汗，出外受风。

[**证候**] 周身骨节作疼，身热三十九度四分，心中热而且渴，舌苔薄而微黄。大便干燥，小便短赤，时或干嗽，身体酸软殊甚，动则眩晕，脉数逾五至，浮弦无力。自始病至此已四十日矣，屡次延医服药无效。

[**诊断**] 此证乃薄受外感，并非难治之证。因治疗失宜，已逾月而外表未解，内热自不能清。病则懒食，又兼热久耗阴，遂由外感之实热，酿成内伤之虚热，二热相并，则愈难治矣。斯当以大滋真阴之药为主，而以解表泻热之药佐之。

[**处方**] 生怀山药一两　生怀地黄一两　玄参一两　沙参六钱　生杭芍六钱　大甘枸杞五钱　天冬五钱　天花粉五钱　滑石三钱　甘草三钱

共煎汤一大碗，分三次温饮下，其初饮一次时，先用白糖水送服西药阿斯必林半瓦，然后服汤药。

[**复诊**] 初服药一次后，周身得汗，骨节已不觉疼，二次、三次继续服完，热退强半，小便通畅，脉已不浮弦，跳动稍有力，遂即原方略为加减，俾再服之。

[**处方**] 生怀山药一两　生怀地黄八钱　玄参六钱　沙参六钱　大甘枸杞六钱　天门冬六钱　滑石三钱　甘草二钱　真阿胶三钱，捣碎

药共九味，先将前八味煎汤两大盅，去渣入阿胶融化，分两次温服。其服初次时，仍先用白糖水送服阿斯必林三分瓦之一。此方中加阿胶者，以其既善滋阴，又善润大便之干燥也。

[**效果**] 将药先服一次，周身又得微汗，继将二

分服下，口已不渴，其日大便亦通下。便下之后，顿觉精神清爽，灼热全无，病遂从此愈矣。

[**按**] 方中重用大队凉润之品，滋真阴即以退实热，而复以阿斯必林解肌，滑石利小便者，所以开实热之出路也。至于服阿斯必林半瓦，即遍身得汗者，因体虚者其汗易出，而心有燥热之人，得凉药之濡润亦恒自出汗也。

按语：此案患者高热40天，势必伤阴。而里热持久仍有表证，也属罕见。须知，表证未解的指征，是周身骨节作疼而脉浮；其余表现，均为里热炽盛。张锡纯以大滋真阴、利小便来清退里热，用阿斯必林解肌发表。如不用阿斯必林，当用金银花、连翘、桑叶、薄荷、蝉蜕之属辛凉解表。而体虚者易汗，发表药用量要小；阴虚燥热者，用凉药濡润也可出汗。这两条提醒，是实在的经验，应当重视。

温病体虚

辽宁清丈局科员刘敷辰之幼子，年七岁，于暮春得温病。

[**病因**] 因赴澡塘洗澡，汗出未竭（wèijié，未尽），遽出冒风，遂成温病。

[**证候**] 病初得时，医者不知用辛凉之药解肌，而竟用温热之药为发其汗，迫汗出遍体，而灼热转剧。又延他医，遽以承气下之，病尤加剧，因其无可下之证而误下也。从此不敢轻于服药，迟延数日。见病势浸增，遂延愚为诊视。其精神昏愦，间作谵语，气息微喘，肌肤灼热。问其心中亦甚觉热，唇干裂有凝血，其舌苔薄而黄，中心干黑，频频饮水不能濡润[1]。其脉弦而有力，搏近六至，按之不实，而左部尤不任重按，其大便自服药下后未行。

[**诊断**] 此因误汗、误下，伤其气化，兼温热既久，阴分亏耗，乃邪实正虚之候也。宜治以大剂白虎加人参汤。以白虎汤清其热，以人参补其虚，再加滋阴之

[1] 唇干裂，苔薄黄中心干黑，频饮水不濡润，都是阴液亏耗的表现。

品数味，以滋补阴分之亏耗。

[**处方**] 生石膏四两，捣细　知母一两　野党参五钱　大生地黄一两　生怀山药七钱　玄参四钱　甘草三钱

共煎汤三大盅，分三次温饮下。病愈者勿须尽剂，热退即停服。白虎加人参汤中无粳米者，因方中有生山药可代粳米和胃也。

[**效果**] 三次将药服完，温热大减，神已清爽。大便犹未通下，心中犹觉发热，诊其脉仍似有力，遂将原方去山药，仍煎三盅，俾徐徐温饮下，服至两盅大便通下，遂停药勿服，病全愈。

按语：张锡纯常用的大滋真阴之品中，有大生地黄、玄参，二者都能滋阴清热通便。但二者的润肠通便作用，较为缓和，往往在服用第二剂药时显效。这是张锡纯巧妙把握的用药力度和次第，因为急剧通便甚至泻下稀便会伤气伤阴，对于阴液亏乏的患者是不利的。

温热腹疼兼下痢

天津一区教堂后，张姓媪，年过五旬，先得温病，腹疼即又下痢。

[**病因**] 因其夫与子相继病故，屡次伤心，蕴有内热，又当端阳节后，天气干热非常，遂得斯证。

[**证候**] 腹中搅疼，号呼，辗转不能安卧，周身温热，心中亦甚觉热，为其卧不安枕，手足扰动，脉难细诊，其大致总近热象，其舌色紫而干，舌根微有黄苔，大便两日未行。

[**诊断**] 此乃因日日伤心，身体虚损，始则因痛悼而脏腑生热，继则因热久耗阴而更生虚热，继又因时令之燥热内侵与内蕴之热相并，激动肝火下迫腹中，是以作疼，火热炽盛，是以表里俱觉发热。此宜清其温热，平其肝火，理其腹疼，更宜防其腹疼成痢也。

[**处方**] 先用生杭芍一两，甘草三钱，煎汤一大盅，分两次温服。每次送服卫生防疫宝丹[1]方载三期霍乱门四十粒，约点半钟服完两次，腹已不疼。又俾用连

[1] 卫生防疫宝丹：粉甘草、细辛、香白芷、薄荷冰、冰片、朱砂。治霍乱吐泻转筋，下痢腹疼，一切痧症，头疼、牙疼。

《医学衷中参西录》临证助读系列　医案分册

158

翘一两，甘草三钱，煎汤一大盅，分作三次温服。每次送服拙拟离中丹三钱方即益元散以生石膏代滑石，嘱约两点钟温服一次。

［复诊］　翌日晚三点钟，复为诊视，闭目昏昏，呼之不应。其家人言，前日将药服完，里外之热皆觉轻减，午前精神颇清爽，午后又渐发潮热，病势一时重于一时。前半点钟呼之犹知答应，兹则大声呼之亦不应矣。又自黎明时下脓血，至午后已十余次，今则将近两点钟未见下矣。诊其脉左右皆似大而有力，重按不实，数近六至，知其身体本虚，又因屡次下痢，更兼外感实热之灼耗，是以精神昏愦，分毫不能支持也。拟放胆投以大剂白虎加人参汤，复即原方略为加减，俾与病机适宜。

［处方］　生石膏三两，捣细　野台参五钱　生杭芍一两　生怀地黄一两　甘草三钱　生怀山药八钱

共煎汤三盅，分三次徐徐温服下。

此方系以生地黄代原方中知母，生山药代原方中粳米，而又加芍药。以芍药与方中甘草并用，即《伤寒论》中甘草芍药汤，为仲圣复真阴之妙方。而用于此方之中，又善治后重腹疼，为治下痢之要药也。

［复诊］　将药三次服完后，时过夜半，其人豁然省悟，其家人言自诊脉疏方后，又下脓血数次，至将药服完，即不复下脓血矣。再诊其脉，大见和平，问其心中，仍微觉热，且觉心中怔忡不安。拟再治以凉润育阴之剂，以清余热，而更加保合气化之品，以治其心中怔忡。

［处方］　玄参一两　生杭芍六钱　净萸肉六钱　生龙骨六钱，捣碎　生牡蛎六钱，捣碎　沙参四钱　酸枣仁炒捣，四钱　甘草二钱

共煎汤两盅，分两次温服。每服一次，调入生鸡子黄一枚。

［效果］　将药连服三剂，余热全消，心中亦不复怔忡矣。遂停服汤药，俾用生怀山药细末一两弱，煮作

茶汤，少兑以鲜梨自然汁，当点心服之，以善其后。

[说明]　温而兼痢之证，愚治之多矣，未有若此证之剧者。盖此证腹疼至辗转号呼不能诊脉，不但因肝火下迫欲作痢也，实兼有外感毒疠之气以相助为虐。故用芍药以泻肝之热，甘草之缓肝之急，更用卫生防疫宝丹以驱逐外侵之邪气。迨腹疼已愈，又恐其温热增剧，故又俾用连翘甘草煎汤，送服离中丹以清其温热，是以其证翌日头午颇见轻。若即其见轻时而早为之诊脉服药，原可免后此之昏沉，乃因翌日相延稍晚，竟使病势危至极点，后幸用药得宜，犹能挽回，然亦险矣。谚有之"走马看伤寒"，言其病势变更之速也！至治温病亦何独不然哉？又此证过午所以如此加剧者，亦以其素本阴虚，又自黎明下痢脓血多次，则虚而益虚，再加以阴亏之虚热，与外感之实热相并，是以其精神即不能支持。所赖方中药味无多，而举凡虚热、实热及下痢所生之热，兼顾无遗。且又煎一大剂分三次温饮下，使药力前后相继，此古人一煎三服之法。愚遵此法以挽回险证救人多矣。非然者，则剂轻原不能挽回重病，若剂重作一次服病患又将不堪（kān，忍受，能支持）。惟将药多煎少服，病愈不必尽剂，此以小心行其放胆，洵（xún，确实，实在）为挽回险病之要着也。

按语：此案与前列多案相似，请互相参酌。在当今临床，对痢疾要注重抗生素治疗，或注重中医传统的治痢疾方药，如白头翁汤、芍药汤、香连丸等。

张锡纯对于重病险证的服药方法，采用多煎少服，非常切合临床实际，既避免了病重药轻、蜻蜓点水，又防止药重力大，造成病与药格拒，或体虚不能支撑。

温病兼下痢

津海道尹袁霖普君之夫人，年三十六岁，得温病兼下痢证。

[病因]　仲秋乘火车赴保定归母家省视，往来辛

苦，路间又兼受风，遂得温病兼患下痢。

[证候] 周身壮热，心中热而且渴，下痢赤多白少，后重腹疼，一昼夜十余次，舌苔白厚，中心微黄，其脉左部弦硬，右部洪实，一息五至。

[诊断] 此风温之热已入阳明之腑，是以右脉洪实，其炽盛之肝火下迫肠中作痢，是以左脉弦硬。夫阳明脉实而渴者，宜用白虎加人参汤，因其肝热甚盛，证兼下痢，又宜以生山药代粳米以固下焦气化，更辅以凉肝调气之品，则温与痢庶可并愈。

[处方] 生石膏三两，捣细　野党参四钱　生怀山药一两　生杭芍一两　知母六钱　白头翁五钱　生麦芽四钱　甘草四钱

将药煎汤三盅，分三次温饮下。

[复诊] 将药分三次服完，温热已退强半，痢疾已愈十之七八，腹已不疼，脉象亦较前和平，遂即原方略为加减，俾再服之。

[处方] 生石膏二两，捣细　野台参三钱　生怀山药八钱　生杭芍六钱　知母五钱　白头翁五钱　秦皮三钱　甘草三钱

共煎汤两盅，分两次温服下。

[效果] 将药煎服两剂，诸病皆愈，惟脉象似仍有余热，胃中似不开通，懒于饮食。俾用鲜梨、鲜藕、莱菔三者等分，切片煮汁，送服益元散三钱许，日服两次，至三次则喜进饮食，脉亦和平如常矣。

[说明] 凡温而兼痢之证，最为难治。盖温随下痢深陷而永无出路，即痢为温热所灼而益加疼坠，惟石膏与人参并用，能升举下陷之温邪，使之徐徐上升外散。而方中生山药一味，在白虎汤中能代粳米以和胃，在治痢药中又能固摄下焦气化，协同芍药、白头翁诸药以润肝滋肾，从容以奏肤功（亦作"肤公"，大功）也。至于麦芽炒用之为消食之品，生用之不但消食，实能舒发肝气，宣散肝火，而痢病之后重可除也。至后方加秦皮者，取其性本苦寒，力善收涩，借之以清热补

虚，原为痢病将愈最宜之品。是以《伤寒论》白头翁汤中亦借之以清厥阴热痢也。

袁霖普君，为桓仁（huánrén，县名，属辽宁省）名孝廉，虽在仕途多年，而胸怀冲淡，不改儒素（儒雅质朴）本色。拙著之书曾为呈部注册，对于愚之医学极为推奖。故方中如此重用寒凉而心中坦然不疑，是以愚得放手，速为之治愈也。若在他富贵之家，为开此等方，则决不肯服矣。

按语： 此案张锡纯强调了温病兼下痢最为难治的道理，在于"温随下痢深陷而永无出路，即痢为温热所灼而益加疼坠"，指出"惟石膏与人参并用，能升举下陷之温邪，使之徐徐上升外散"。这也使读者更好地理解为什么张锡纯治疗温热病擅用白虎加人参汤。

此案与上案显著的不同是，首方使用白头翁。虽然张锡纯指出"芍药、白头翁诸药以润肝滋肾"，但白头翁的作用远不止于此。《金匮要略》白头翁汤治热痢下重，用为主药。《药性论》云："止腹痛及赤毒痢，治齿痛，主项下瘤瘿。主百骨节痛。"其清热解毒，凉血止痢，燥湿杀虫的功效为历代医家所重视。比较张锡纯多个温病兼下痢的病案，可以省悟白头翁治痢的独特效果。

此案复诊方与首方的不同是，加入了秦皮。秦皮也是治痢要药，但其性收涩，恐早用敛邪，故张锡纯指出适宜"痢病将愈"。

两方均含有芍药甘草汤，有缓急止痛之功。

善后方中，鲜梨清热滋阴、甘凉开胃，鲜藕凉血止血，莱菔理气消食，滑石、甘草（益元散）清热利湿，清余邪，开胃气，简便而周全。

温病兼下痢

天津河北玄纬路，姚姓媪，年六旬有二，于孟秋得温病兼下痢。

[**病因**] 孟秋天气犹热，且自觉心中有火，多食

瓜果，又喜当风乘凉，遂致病温兼下痢。

[证候] 周身灼热，心中热且渴，连连呻吟不止，一日夜下痢十二三次，赤白参半，后重腹疼，饮食懒进，恶心欲呕，其脉左部弦而兼硬，右部似有力而重按不实，数近六至。延医治疗近旬日，病益加剧。

[诊断] 其左脉弦而兼硬者，肝血虚而胆火盛也。其右脉似有力而重按不实者，因其下痢久而气化已伤，外感之热又侵入阳明之腑也。其数六至者，缘（因为，由于）外感之热灼耗已久，而其真阴大有亏损也。证脉合参，此乃邪实正虚之候。拟用拙定通变白虎加人参汤[1]及通变白头翁汤[2]两方皆在三期三卷痢疾门二方相并治之。

[处方] 生石膏二两，捣细 野台参四钱 生怀山药一两 生杭芍一两 白头翁四钱 金银花四钱 秦皮二钱 生地榆二钱 甘草二钱 广三七二钱，轧细 鸦胆子去皮，拣成实者，五十粒

共药十一味，先用白糖水送服三七、鸦胆子各一半，再将余药煎汤两盅，分两次温服下。至煎渣再服时，亦先服所余之三七、鸦胆子。

[复诊] 将药煎服，日进一剂，服两日表里之热皆退，痢变为泻，仍稍带痢，泻时仍觉腹疼后重而较前轻减，其脉象已近平和，此宜以大剂温补止其泄泻，再少辅以治痢之品。

[处方] 生怀山药一两 炒怀山药一两 龙眼肉一两 大云苓片三钱 生杭芍三钱 金银花三钱 甘草二钱
共煎汤一大盅，温服。

[效果] 将药煎服两剂，痢已净尽而泻未全愈，遂即原方去金银花、芍药，加白术三钱，服两剂其泻亦愈。

按语： 此案也当与上案合参。简而言之，通变白虎加人参汤重在治温热而兼治痢，通变白头翁汤主治痢而兼以清热。取效甚捷。复诊方所谓"大剂温补"者，生山药、炒山药、龙眼肉、茯苓、白芍均是；所谓

[1] 生石膏、生杭芍、生山药、人参、甘草。主治：下痢，或赤或白，或赤白参半，下重腹疼，周身发热，服凉药而热不休，脉象确有实热者。

[2] 通变白头翁汤：生山药、白头翁、秦皮、生地榆、生杭芍、甘草、旱三七、鸦胆子。主治：热痢下重腹疼，及曾有鸦片嗜好而患痢之人。痢久而肠中腐烂者。

"治痢之品"，即清热解毒的金银花、甘草。

暑温兼泄泻

天津估衣街西头万全堂药局，侯姓学徒，年十三岁，得暑温兼泄泻。

[**病因**] 季夏天气暑热，出门送药受暑，表里俱觉发热，兼头目眩晕。服药失宜，又兼患泄泻。

[**证候**] 每日泄泻十余次，已逾两旬，而心中仍觉发热懒食，周身酸软无力，时或怔忡，小便赤涩发热，其脉左部微弱，右部重按颇实，搏近六至。

[**诊断**] 此暑热郁于阳明之腑，是以发热懒食，而肝肾气化不舒，是以小便不利致大便泄泻也。当清泻胃腑，调补肝肾，病当自愈。

[**处方**] 生怀山药两半　滑石一两　生杭芍六钱净萸肉四钱　生麦芽三钱　甘草三钱

共煎汤一大盅，温服。

[**复诊**] 服药一剂泻即止，小便通畅，惟心中犹觉发热，又间有怔忡之时，遂即原方略为加减，俾再服之。

[**处方**] 生怀山药一两　生怀地黄一两　净萸肉八钱　生杭芍六钱　生麦芽二钱　甘草二钱

共煎汤一大盅，温服。

[**效果**] 将药连服两剂，其病霍然全愈。

[**说明**] 初次所用之方，即拙拟之滋阴清燥汤在三期五卷加山萸肉、生麦芽也。从来寒温之热传入阳明，其上焦燥热、下焦滑泻者，最为难治，因欲治其上焦之燥热则有碍下焦之滑泻，欲补其下焦之滑泻则有碍上焦之燥热，是以医者对之恒至束手。然此等证若不急为治愈，则下焦滑泻愈久，上焦燥热必愈甚，是以本属可治之证，因稍为迟延竟至不可救者多矣。惟拙拟之滋阴清燥汤，山药与滑石并用，一补大便，一利小便，而山药多液，滑石性凉，又善清上焦之燥热，更辅以甘草、芍药以复其阴仲景谓作甘草芍药汤以复其阴，阴复自能胜燥

热，而芍药又善利小便，甘草亦善调大便，汇集四味为方，凡遇证之上焦燥热、下焦滑泻者，莫不随手奏效也。间有阳明热实，服药后滑泻虽止而燥热未尽清者，不妨继服白虎汤。其热实体虚者，或服白虎加人参汤，若虑其复作滑泻，可于方中仍加滑石三钱，或更以生山药代粳米煎取清汤，一次只饮一大口，徐徐将药服完，其热全消，亦不至复作滑泻。愚用此法救人多矣，滋阴清燥汤后，附有治愈多案可参观也。至此案方中加萸肉、生麦芽者，因其肝脉弱而不舒，故以萸肉补之，以生麦芽调之，所以遂其条达之性也。至于第二方中为泻止、小便已利，故去滑石。为心中犹怔忡，故将萸肉加重。为犹有余热未清，故又加生地黄。因其余热无多，如此治法已可消除净尽，无须服白虎汤及白虎加人参汤也。

按语：患者 13 岁，年幼。中暑发热而兼泄泻 20 多天，但热势不高。暑热伤气、伤心阴、伤阴津，泄泻失阴液。伤气，则周身酸软乏力；阴液不足，则小便赤涩；心失滋润，则怔忡脉数（心律失常，心动过速）。张锡纯言"肝肾气化不舒，是以小便不利致大便泄泻"，理论上与当今认识不同，是不易理解之处。其所谓"清泻胃腑"者，即指用滑石、白虎汤清泻上焦或阳明之热。"调补肝肾"者，实为用山药、白芍、山萸肉补敛肝肾阴液，用生麦芽条达肝气。总之，滋阴清燥汤滋阴液、清燥热而以滋阴为主，使"阴复自能胜燥热"，与白虎加人参汤清热为主、滋液为辅是不同的。

温病

孙雨亭，武清县人，年三十三岁，小学教员，喜阅医书，尤喜阅拙著《衷中参西录》。于孟秋时得温病，在家治不愈，遂来津求为诊治。

[**病因**] 未病之前，心中常觉发热[1]，继因饭后有汗，未暇休息，陡有急事冒风出门，致得温病。

[**证候**] 表里俱觉壮热，嗜饮凉水、食凉物，舌

[1] 伏气化热的依据。

苔白厚，中心已黄，大便干燥，小便短赤，脉象洪长有力，左右皆然，一分钟七十八至。

[**诊断**] 此因未病之先已有伏气化热，或有暑气之热内伏，略为外感所激，即表里陡发壮热，一两日间阳明府热已实，其脉之洪长有力是明征也。拟投以大剂白虎汤，再少佐以宣散之品。

[**处方**] 生石膏四两，捣细　知母一两　鲜茅根六钱青连翘三钱　甘草三钱　粳米三钱

共煎汤三盅，分三次温服下。

[**复诊**] 将药分三次服完，表里之热分毫未减，脉象之洪长有力亦仍旧，大便亦未通下。此非药不对证，乃药轻病重、药不胜病也。夫石膏之性，《神农本草经》原谓其微寒，若遇阳明大热之证，当放胆用之。拟即原方去连翘、加天花粉，再将石膏加重^[1]。

[1] 加大清热生津的力度。

[**处方**] 生石膏六两　知母一两　天花粉一两　鲜茅根六钱　甘草四钱　粳米四钱

共煎汤三大盅，分三次温服下。

[**复诊**] 将药分三次服完，下燥粪数枚，其表里之热仍然不退，脉象亦仍有力。愚谓雨亭曰：余生平治寒温实热证，若屡次治以大剂白虎汤而其热不退者，恒将方中石膏研极细，将余药煎汤送服即可奏效。今此证正宜用此方，雨亭亦以为然。

[**处方**] 生石膏二两，研极细　生怀山药二两　甘草六钱

将山药、甘草煎汤一大碗，分多次温服。每次送服石膏末二钱许，热退勿须尽剂，即其热未尽退，若其大便再通下一次者，亦宜将药停服。

[**效果**] 分六次将汤药饮完，将石膏送服强半，热犹未退，大便亦未通下，又煎渣取汤两盅，分数次送服石膏末，甫完，陡觉表里热势大增。时当夜深，不便延医。雨亭自持其脉，弦硬异常，因常阅《衷中参西录》，知脉虽有力而无洪滑之致者，用白虎汤时皆宜加人参，遂急买高丽参五钱，煮汤顿饮下，其脉渐渐和

缓，热亦渐退，至黎明其病霍然全愈矣。

[**说明**] 按伤寒定例，凡用白虎汤若在汗吐下后及渴者，皆宜加人参。细询此证之经过，始知曾发大汗一次，此次所服之药虽非白虎汤原方，实以山药代粳米，又以石膏如此服法，其力之大，可以不用知母是其方亦白虎汤也。若早加党参数钱，与山药、甘草同煎汤以送服石膏，当即安然病愈。乃因一时疏忽，并未见及，犹幸病者自知医理以挽回于末路。此虽白虎汤与人参前后分用之，仍不啻同时并用之也。

[**又按**] 此证加人参于白虎汤中，其益有三：发汗之后人之正气多虚，人参大能补助正气，俾正气壮旺自能运化药力以胜邪，其为益一也。又发汗易伤津液，津液伤则人之阴分恒因之亏损。人参与石膏并用，能于邪热炽盛之时滋津液以复真阴，液滋阴复则邪热易退，其为益二也。又用药之法，恒热因凉用、凉因热用，《内经》所谓伏其所因也。此证用山药、甘草煎汤送服石膏之后，病则纯热，药则纯凉，势若冰炭不相容，是以其热益激发而暴动。加人参之性温者以为之作引，此即凉因热用之义，为凉药中有热药引之以消热，而后热不格拒，转与化合，热与凉药化合则热即消矣，此其为益三也。统此三益观之，可晓然于此病之所以愈，益叹仲圣制方之妙。即约略用之，亦可挽回至险之证也。

按语：此案三次处方，都是白虎汤的意思，寒凉直折阳明腑热。但症情不仅不见好转，反而"表里热势大增"。白虎汤与白虎加人参汤，一味人参之差，效果迥然有别。张锡纯人参三益论，可谓得其三昧，妙谛真言。

温病兼项后作疼

李芳岑督军之太夫人（官吏之母，称太夫人），年八旬有三，于孟夏得温病，兼项后作疼。

[**病因**] 饭后头面有汗，忽隔窗纱透入凉风，其汗遂闭，因得斯证。

［证候］ 项疼不能转侧，并（同时）不能俯仰，周身发灼热，心中亦热，思凉物，脉象左部弦而长，右部则弦硬有力，大便干燥，小便短少。

［诊断］ 此因汗出腠理不闭，风袭风池、风府，是以项疼，因而成风温也。高年之脉，大抵弦细，因其气虚所以无甚起伏，因其血液短少，是以细而不濡，至于弦硬而长有力，是显有温热之现象也。此当清其实热而辅以补正兼解表之品。

［处方］ 生石膏一两，轧细 野台参三钱 生怀地黄一两 生怀山药五钱 玄参三钱 沙参三钱 连翘二钱 西药阿斯必林一瓦

先将阿斯必林用白糖水送下，继将中药煎汤一大盅，至甫出汗时，即将汤药乘热服下。

［效果］ 如法将药服下后，周身得汗，表里之热皆退，项之疼大减，而仍未脱然。俾每日用阿斯必林一瓦强约三分，分三次用白糖水送下，隔四点钟服一次。若初次服后微见汗者，后两次宜少服，如此两日，项疼全愈。盖阿斯必林不但能发汗去热，且能为热性关节疼痛之最妙药也。

按语：此患者年高，从脉象细而不濡，张锡纯断其"血液短少"，从大便干、小便少来看，实为阴血不足。故方中除变通白虎加人参汤"清其实热"外，加用生地黄、玄参、沙参滋阴养血，即所谓"补正"。而连翘、阿斯必林，则是张锡纯"解表"的惯用"妙药"。

温病兼胁疼

李镜波律师，寓天津河北三马路颐寿里，年三十八岁，于孟冬上旬得温病。

［病因］ 其夫人于秋间病故，子女皆幼，处处须自经管，伤心又兼劳心，遂致暗生内热，薄受外感，遂成温病。

［证候］ 初得时，即表里俱热，医者治以薄荷、连翘、菊花诸药，服后微见汗，病稍见轻。至再诊时，

病患自觉呼吸短气，此气郁不舒也，医者误以为气虚[1]，遂于清热药中加党参以补其气，服后右胁下陡然作疼，彻夜不能卧，亦不能眠，心中发热，舌苔白厚，大便四日未行，其左右脉皆弦，右部尤弦而有力，一分钟八十二至。

[诊断] 凡脉象弦者主疼，又主血液短少[2]，此证之右胁非常疼痛，原为证脉相符，而其伤心劳心以致暗生内热者，其血液必然伤损，此亦证脉相符也。其右脉弦而有力者，外感之热已入阳明之府也。拟治以白虎汤而辅以开郁滋阴之品。

[处方] 生石膏二两，轧细　知母八钱　玄参八钱　天冬八钱　川楝子五钱，捣碎　生莱菔子五钱，捣碎　连翘三钱　甘草二钱　粳米三钱

共煎汤两大盅，分两次温服下。

[复诊] 将药服完，热退强半，胁疼已愈三分之二，脉象变为浮弦，惟胸膈似觉郁闷，大便犹未通下。再治以宽胸清热润燥之剂，为其脉浮有还表之象，宜再少加透表之药以引之外出，其病当由汗而解。

[处方] 糖瓜蒌[3]二两，切碎　生石膏一两，捣细　知母五钱　玄参五钱　连翘三钱　川楝子四钱，捣碎　甘草二钱

共煎汤两盅，分二次温服下。其服完两次之后，迟一点钟再服西药阿斯必林一瓦。温覆以取微汗。

[效果] 如法将药服完，果周身皆得微汗，病若失，其大便亦通下矣。

按语：首方用白虎汤原方清气分实热，兼以透达散邪，加天冬、玄参滋阴液，连翘、川楝子、莱菔子舒肝理气开郁。二诊据脉象浮弦，断定有热邪还表外达之机，果断加用阿斯必林发表（连翘也在此列），温覆取微汗，内清外解，上宣下通，故病去如失。

在治疗上，叶天士在《温热论》中指出："入营犹可透热转气。"即对于热性病初传入营分的治疗，可于清营解毒之中，配以清气分之药，引邪出气分，从外而

[1] 气郁与气虚，均自觉短气，临床当从脉症，仔细辨识。

[2] 张锡纯的独特见解。在众多的医案中，张锡纯均以脉弦判断肝肾阴血不足。

[3] 宽胸清热润燥之代表药。

解，代表方剂为清营汤。张锡纯用白虎汤清解气分热盛，也寓有向外透达宣散之意。在临床表现上，表证传变入里，比比皆是；内邪外出，发为疹痈，也司空见惯。但如此案之里热还表，尚属少见。不知此"表"，是表热未了，里热得清后反而彰显，还是白虎汤将阳明腑热透达到了肌表。更可能的是，张锡纯认为里热有外达之趋势。但无论如何，脉浮是客观指征。辨证论治，"有是证用是药"乃基本原则，因而发汗解表，适得其所。张锡纯的技术精湛与胆识果敢，于此可见一斑。

风温兼喘促

辽宁小南关柴市旁，赫姓幼子，年五岁，得风温兼喘促证。

[**病因**] 季春下旬，在外边嬉戏，出汗受风，遂成温病。医治失宜，七八日间又添喘促。

[**证候**] 面红身热，喘息极迫促，痰声漉漉，目似不瞬（shùn，眨眼；眼球一动）。脉象浮滑，重按有力。指有紫纹，上透气关，启口视其舌，苔白而润。问其二便，言大便两日未行，小便微黄，然甚通利。

[**诊断**] 观此证状况已危至极点，然脉象见滑，虽主有痰，亦足征阴分充足。且视其身体胖壮，知犹可治。宜用《金匮》小青龙加石膏汤，再加杏仁、川贝以利其肺气。

[**处方**] 麻黄一钱　桂枝尖一钱　生杭芍三钱　清半夏二钱　杏仁二钱，去皮，捣碎　川贝母二钱，捣碎　五味子一钱，捣碎　干姜六分　细辛六分　生石膏一两，捣细
共煎汤一大盅，分两次温服下。

[**方解**] 《金匮》小青龙加石膏汤，原治肺胀，咳而上气，烦躁而喘。然其石膏之分量，仅为麻桂三分之二《金匮》小青龙加石膏汤，其石膏之分量原有差误，五期五卷曾详论之，而此方中之生石膏则十倍于麻桂，诚以其面红身热，脉象有力，若不如此重用石膏，则麻、桂、姜、辛之热，即不能用矣。又《伤寒论》小青龙加

《医学衷中参西录》临证助读系列

医案分册

170

减之例，喘者去麻黄、加杏仁，今加杏仁而不去麻黄者，因重用生石膏以监制麻黄则麻黄即可不去也。

［复诊］ 将药服尽一剂，喘愈强半，痰犹壅盛，肌肤犹灼热，大便犹未通下，脉象仍有力，拟再治以清热利痰之品。

［处方］ 生石膏二两，捣细　瓜蒌仁二两，炒捣　生赭石一两，轧细

共煎汤两盅，分三次，徐徐温饮下。

［效果］ 将药分三次服完，火退痰消，大便通下，病遂全愈。

［说明］ 此案曾登于《名医验案类编》，何廉臣评此案云："风温犯肺，肺胀喘促，小儿尤多，病最危险，儿科专家，往往称为马脾风者此也。此案断定为外寒束内热，仿《金匮》小青龙加石膏汤，再加贝母开豁清泄，接方用二石、蒌仁等清镇滑降而痊。先开后降，步骤井然。惟五岁小儿能受如此重量，可见北方风气刚强，体质苗实，不比南方人之体质柔弱也。正惟能受重剂，故能奏速功。"

观何廉臣评语，虽亦推奖此案，而究嫌药量过重，致有南北分别之设想。不知此案药方之分量若作一次服，以治五岁孺子，诚为过重。若分作三次服，则无论南北，凡身体胖壮之孺子皆可服也。试观近今新出之医书，治产后温病，有一剂用生石膏半斤者矣，曾见于刘蔚楚[1]君《证治丛录》，刘君原广东香山人也。治鼠疫病亦有一剂用生石膏半斤者矣，曾见于李健颐[2]君《鼠疫新篇》，李君原福建平潭人也。若在北方治此等证，岂药之分量可再加增乎？由此知医者之治病用药，不可定存南北之见也。且愚亦尝南至汉皋（hàn'gāo，汉口的别称）矣，曾在彼处临证处方，未觉有异于北方，惟用发表之剂则南方出汗较易，其分量自宜从轻。然此乃地气寒暖之关系，非其身体强弱之关系也。既如此，一人之身则冬时发汗与夏时发汗，其所用药剂之轻重自迥殊（迥然不同）也。

[1] 刘蔚楚，民国时期医家，著有《遇安斋证治丛录》，与江西陆晋笙、杨如侯、直隶张锡纯同负盛名，称为"四大名医"。

[2] 李健颐，民国时期医家，创制"百灵丹"、"万应散"，药效显著。对鼠疫有系统的研究，经过21次实验，创立治鼠疫有效的"二一解毒汤"，制成"二一解毒注射液"，用此药救活不少人。著有《鼠疫治疗全书》等多部著作。

尝细验天地之气化，恒数十年而一变。仲景当日原（本来）先著《伤寒论》，后著《金匮要略》。《伤寒论》小青龙汤原有五种加法，而独无加石膏之例，因当时无当加石膏之病也。至著《金匮》时，则有小青龙加石膏汤矣，想其时已现有当加石膏之病也。忆愚弱冠时，见医者治外感痰喘证，但投以小青龙汤原方即可治愈。后数年，愚临证遇有外感痰喘证，但投以小青龙汤不效，必加生石膏数钱方效；又迟数年，必加生石膏两许，或至二两方效。由斯知为医者当随气化之转移，而时时与之消息（增减，变化），不可拘定成方而不知变通也。

按语：首方用小青龙加石膏汤，外以温散风寒，内以清化痰热。再诊时外邪已解，方药专以清热利痰通便。何廉臣之评析，张锡纯之辨析，各有见解，精细明白。而张锡纯对医者应知常达变之谆谆告诫，尤当为今日临床所重视。

秋温兼伏气化热

天津鼓楼东，徐姓媪，年五十九岁，于中秋上旬得温病，兼有伏气化热。

[**病因**] 从前原居他处，因迁居劳碌，天气燥热，有汗受风，遂得斯病。

[**证候**] 晨起觉周身微发热兼酸懒不舒，过午，陡觉表里大热，且其热浸增。及晚四点钟往视时，见其卧床闭目，精神昏昏，呻吟不止。诊其脉左部沉弦，右部洪实，数近六至。问其未病之前，曾有拂意之事乎？其家人曰：诚然，其禀性褊急，恒多忧思，且又易动肝火。欲见其舌苔，大声呼数次，始知启口，视其舌上似无苔而有肿胀之意，问其大便，言素恒干燥。

[**诊断**] 其左脉沉弦者，知其肝气郁滞不能条达，是以呻吟不止，此欲借呻吟以舒其气也[1]。其右脉洪实者，知此证必有伏气化热，窜入阳明，不然则外感之

[1] 脉证合参，判断肝郁气滞，故其问诊"有感"而发。

温病，半日之间何至若斯之剧也[1]。此当用白虎汤以清阳明之热，而以调气舒肝之药佐之。

[1] 伏邪化热的又一判断依据，也且脉证合参。

[**处方**] 生石膏二两，捣细　知母八钱　生莱菔子三钱，捣碎　青连翘三钱　甘草二钱　粳米四钱

共煎汤两盅，分两次温服。

[**方解**] 莱菔子为善化郁气之药。其性善升亦善降，炒用之则降多于升，生用之则升多于降。凡肝气之郁者宜升，是以方中用生者。至于连翘，原具有透表之力，而用于此方之中，不但取其能透表也，其性又善舒肝，凡肝气之郁而不舒者，连翘皆能舒之也。是则连翘一味，既可佐白虎以清温热，更可辅莱菔以开肝气之郁滞。

[**复诊**] 将药两次服完，周身得汗，热退十之七八，精神骤然清爽。左脉仍有弦象而不沉，右脉已无洪象而仍似有力，至数之数亦减。问其心中仍有觉热之时，且腹中知饥而懒于进食，此则再宜用凉润滋阴之品清其余热。

[**处方**] 玄参一两　沙参五钱　生杭芍四钱　生麦芽三钱　鲜茅根四钱　滑石三钱　甘草二钱

共煎汤一大盅，温服。方中用滑石者，欲其余热自小便泻出也。

[**效果**] 将药连服两剂，大便通下，其热全消，能进饮食，脉象亦和平矣。而至数仍有数象，俾再用玄参两半、潞参三钱，煎服数剂以善其后。

[**说明**] 医者论温病之成，多言由于伏气化热，而推本于《内经》"冬伤于寒，春必病温"二语，谓所受之伏气皆为冬令所感之寒。夫春日之温病，谓系冬日所感之寒化热，斯原近理，至夏日、秋日，皆有温病，若亦谓系冬日所感之寒化热则非是。盖凡伏气伏于三焦脂膜之中，能阻塞人身气化之流通，其人恒不易得汗。若能遍体出透汗，其伏气即可随汗发出。由斯而论，人之春日或可不出汗，至夏日则人有不出汗者乎？至夏日屡饮出汗，纵有伏气有不暗消者乎？盖人四时皆可受外

感，其受外感之轻者不能即发，皆可伏于三焦脂膜之中而为伏气，至于伏气之化热，冷时则迟，暖时则速，若交夏令以后，其化热不过旬日间耳。乃医者多不悟此理，仍执定旧说，遂致来西医之讥，谓病菌之伏于人身，其发皆有定期，未有至一月者，而况至数月乎？此固西医之轻言多事，然亦中医自遗人以口实也。

按语：本案病机有四：一是外感表热，二是伏气化热致阳明热盛（气分热盛），三是肝郁气滞，四是热盛伤阴。从舌似无苔和大便干燥来看，显然阴津不足。首方用意，针对前三者。白虎汤加连翘清解内外邪热，生莱菔加连翘疏理肝气郁滞。再诊方主对后者，滋阴液且清余热，兼以开胃进食。善后方益气养阴，势必有气虚之候。临床上此类患者，清余热和慎饮食非常重要。《素问·热论》云："病热少愈，食肉则复，多食则遗，此其禁也。"

伏气温病是客观存在的，古人的观察并不虚妄，张锡纯的见解也堪称独到。在劳累、汗出、洗浴、情绪波动等情况下，有感受风、寒、热、暑、湿等外邪的感觉，似乎不甚明显，似乎不了了之。一段时间后，或有或无新感引发，而突呈高热，起伏弛张，缠绵不愈，多属"发热待查"。这样的病例，并不少见，南方北方都有，治疗颇为棘手。张锡纯的经验足资效法。

温病兼呕吐

刘秀岩，年三十二岁，住天津城北金钢桥西，小学教员，于季夏得温热病，兼呕吐不受饮食。

[**病因**] 学校与住宅相隔甚近，暑假放学，至晚仍在校中宿卧，一日因校中无人，其衾褥被人窃去，追之不及，因努力奔跑，周身出汗，乘凉歇息，遂得斯病。

[**证候**] 心中烦热，周身时时汗出[1]，自第二日，呕吐不受饮食。今已四日，屡次服药亦皆吐出，即渴时饮水亦恒吐出。舌苔白厚，大便四日未行。其脉左部弦

[1] 心烦、发热、汗出，暑热的致病特点。

硬，右部弦长有力，一息五至。

[**诊断**]　其脉左部弦硬者，肝胆之火炽盛也。右部弦长者，冲气挟胃气上冲也。弦长而兼有力者，外感之热已入阳明之府也[1]。此证因被盗怒动肝气，肝火上冲，并激动冲气挟胃气亦上冲，而外感之热又复炽盛于胃中以相助为虐，是以烦热汗出不受饮食而吐药吐水也。此当投以清热镇逆之剂。

[**处方**]　生石膏细末二两　生赭石细末六钱　镜面朱砂细末五钱

和匀分作五包，先送服一包，过两点钟再送服一包，病愈即停服，不必尽剂。方用散剂不用汤剂者，止呕吐之药丸散优于汤剂也[2]。

[**效果**]　服至两包，呕吐已愈，心中犹觉烦热。服至四包，烦热全愈，大便亦通下矣。

[**说明**]　石膏为石质之药，本重坠且又寒凉，是以白虎汤中以石膏为主，而以甘草缓之，以粳米和之，欲其服后留恋于胃中，不至速于下行。故用石膏者，忌再与重坠之药并用，恐其寒凉侵下焦也，并不可与开破之药同用，因开破之药力原下行也。乃今因肝气、胆火相并上冲，更激动冲气挟胃气上冲，且更有外感之热助之上冲，因致脏腑之气化有升无降，是以饮食与药至胃中皆不能存留，此但恃石膏之寒凉重坠原不能胜任，故特用赭石之最有压力者以辅之。此所以旋转脏腑中之气化，而使之归于常也。设非（如果不）遇此等证脉，则石膏原不可与赭石并用也。

按语：全方用药三味，张锡纯说明中详论石膏，兼及代赭石，未及朱砂。朱砂甘寒质重，专入心经，寒能清热，重能镇潜。张锡纯着重指出了肝胆之火，胃热炽盛。虽然未明言心火，但暑热最易伤心，是暑邪的致病特点，不可不知。患者心中烦热、汗出（汗为心液），即是明证。方中朱砂清心除烦，也助代赭石重镇降冲。但朱砂有毒，损害肝肾和神经系统，当今慎用。

----

[1] 凭据脉象辨证。

[2] 细节反映经验丰富。

温病兼呕吐

天津北门里，杨姓媪，年过五旬，于季春得温病兼呕吐。

[**病因**] 家庭勃溪（bóxī，吵架，争斗，婆媳争吵），激动肝胆之火，继因汗出受风，遂得此证。

[**证候**] 表里壮热，呕吐甚剧，不能服药，少进饮食亦皆吐出。舌苔白厚，中心微黄。大便三日未行。其脉左部弦长，右部洪长，重按皆实。

[**诊断**] 此少阳、阳明合病也。为其外感之热已入阳明胃府，是以表里俱壮热，而舌苔已黄，为其激动之火积于少阳肝胆，是以其火上冲、频作呕吐[1]。治此证者欲其受药不吐，当变汤剂为散，且又分毫无药味，庶可奏效。

[**处方**] 生石膏一两，细末　鲜梨两大个

将梨去皮，切片，蘸石膏末，细细嚼服。

[**复诊**] 将梨片与石膏末嚼服一强半未吐，迟两点钟又将所余者服完，自此不复呕吐，可进饮食，大便通下一次。诊其脉犹有余热，问其心中亦仍觉热，而较前则大轻减矣。拟改用汤剂。以清其未尽之热。

[**处方**] 生石膏一两，捣细　生杭芍八钱　玄参三钱　沙参三钱　连翘二钱　甘草二钱　鲜白茅根三钱

药共七味，先将前六味水煎十余沸，入鲜白茅根再煎三四沸，取汤一大盅，温服。

[**效果**] 将药如法煎服一剂，热又减退若干，脉象已近和平，遂即原方将石膏改用六钱，芍药改用四钱，又服一剂，病遂全愈。

[**或问**] 石膏为清阳明之主药，此证原阳明、少阳均有实热，何以用石膏但清阳明之热而病即可愈？答曰：凡药服下，原随气血流行，无处不到。石膏虽善清阳明之热，究之，凡脏腑间蕴有实热，石膏皆能清之。且凡呕吐者皆气上逆也，石膏末服，其石质之重坠大能折其上逆之气使之下行[2]，又有梨片之甘凉开胃者以辅之，所以奏效甚捷也。若当秋夏之交无鲜梨时，可以西

[1] 肝胆之火横逆犯胃，胃气上逆。

[2] 石膏重坠降逆气，是张锡纯的新见解。

瓜代之。

　　按语：此案"表里壮热"，指阳明腑热，充斥内外，气分热盛。须知，此"表"非表证，无恶寒。加之右脉洪长，大便不通，胃腑之热确认无疑。故用药主选石膏。

　　所谓少阳阳明合病，是以争吵激动肝火，肝胆横逆，挟胃气上逆，频作呕吐，左脉弦长为依据的。单纯的胃热气逆，也会发生呕吐、便秘。因而，病机、病位判断当综合四诊所得具体分析。

　　因热盛易伤阴液，所以当时时顾护。两次处方中鲜梨、白芍、沙参、白茅根都是滋阴生津的，尽管张锡纯自己未作说明。

　　张锡纯指出："凡脏腑间蕴有实热，石膏皆能清之。且凡呕吐者皆气上逆也，石膏末服，其石质之重坠大能折其上逆之气。"当珍视。

温病兼衄血便血

　　天津城西梁家嘴，陈姓童子，年十五岁，在学校肄业，于仲秋得温病，兼衄血[1]、便血。

　　[**病因**] 初因周身发热出有斑点，有似麻疹。医用凉药清之，斑点即回，连服凉药数剂，周身热已退，而心中时觉烦躁。逾旬日因薄受外感，其热陡然反复。

　　[**证候**] 表里壮热，衄血两次，小便时或带血[2]。呕吐不受饮食，服药亦多吐出。心中自觉为热所灼，怔忡莫支（不能支撑）。其脉摇摇（摇摆不定）而动[3]，数逾五至，左右皆有力，而重按不实。舌苔白而欲黄，大便三日未行。

　　[**处方**] 本拟投以白虎加人参汤，恐其服后作呕，遂用生石膏细末三两、生怀山药二两，共煎汤一大碗，俾徐徐温饮下。为防其呕吐，一次只饮一大口，限定四小时将药服完。

　　[**方解**] 凡呕吐之证，饮汤则吐，服粥恒可不吐。

[1] 非外伤所致的某些部位的外部出血证。包括眼衄、耳衄、鼻衄、齿衄、舌衄、肌衄等，以鼻衄为多见。此处指鼻衄。

[2] 小便出血一般称为尿血，此案中张锡纯称为"便血"。通常便血指大便有血。

[3] 心中怔忡，而脉摇摆不定，是心气不足的表现。

生山药二两煎取浓汁与粥无异，且无药味，服后其粘滞之力自能留恋于胃中。且其温补之性，又能固摄下焦以止便血，培养心气以治怔忡也。而以治此温而兼虚之证，与石膏相伍为方，以石膏清其温，以山药补其虚，虽非白虎加人参汤，而亦不啻白虎加人参汤矣。

[**效果**] 翌日复诊，热退十之七八，心中亦不怔忡，少进饮食亦不呕吐，衄血、便血皆愈。脉象力减，至数仍数。又俾用玄参二两，潞参、连翘各五钱，仍煎汤一大碗，徐徐温饮下，尽剂而愈，大便亦即通下。盖其大热已退而脉仍数者，以其有阴虚之热也。玄参、潞参并用，原善退阴虚作热，而犹恐其伏有疹毒，故又加连翘以托之外出也。

[**按**] 此证若能服药不吐，投以大剂白虎加人参汤，大热退后其脉即可不数。乃因其服药呕吐，遂变通其方，重用生山药二两与生石膏同煎服。因山药能健脾滋肾，其补益之力虽不如人参，实有近于人参处也。至大热退后，脉象犹数，遂重用玄参二两以代石膏，取其能滋真阴兼能清外感余热，而又伍以潞参、连翘各五钱，潞参即古之人参。此由白虎加人参之义化裁而出，故虚热易退，而连翘又能助玄参凉润之力外透肌肤，则余热亦易清也。

按语：此案系毒热发疹（描述不详，不能确定何种疾病），清解尚未彻底，"心中时觉烦躁"，又复感外邪，引动余邪而导致表里热盛，且迫血妄行。由此看出，温热病后期清解余热的重要性。

大热已退而脉象仍数，表明余热尚在，且阴液已受灼耗。张锡纯清解余热常用玄参、沙参等滋阴药物，"以其有阴虚之热也"。而潞党参也在所必用，固然因其"即古之人参"，能滋润津液，但热病伤气，常有气阴两虚也是要有清晰认识的。

止呕的用药方法，上两案均指出丸散优于汤剂，本案再次提醒，粥优于汤，并要尽可能没有药味。

两次处方，都变通运用白虎加人参汤意，巧妙精准。治病抓主证，清热是根本，热去则诸症皆消。

温疹

天津南门西沈家台，杨姓幼子，年四岁，于季春发生温疹。

[**病因**] 春暖时气流行，比户（邻居，家家户户）多有发生此病者，因受传染。

[**证候**] 周身出疹甚密，且灼热异常。闭目昏昏，时作谵语。气息迫促，其唇干裂紫黑，上多凝血。脉象数而有力。大便不实，每日溏泻两三次。

[**诊断**] 凡上焦有热之证，最忌下焦滑泻。此证上焦之热已极，而其大便又复溏泻，欲清其热，又恐其溏泻益甚，且在发疹，更虞其因溏泻毒内陷也。是以治此证者，当上清其热、下止其泻，兼托疹毒外出，证候虽险，自能治愈。

[**处方**] 生怀山药一两 滑石一两 生石膏一两，捣细 生杭芍六钱 甘草三钱 连翘三钱 蝉蜕钱半，去土
共煎一大盅，分多次徐徐温饮下。

[**效果**] 分七八次将药服完。翌日视之其热大减，诸病皆见愈。惟不能稳睡，心中似骚扰不安，其脉象仍似有力。遂将方中滑石、石膏皆减半，煎汤送安宫牛黄丸[1]半丸，至煎渣再服时，又送服半丸，病遂全愈。

按语：对于出疹而伴发阳明热盛、表里壮热的"疹而兼温"，张锡纯主张用白虎汤清热为主，必配以托表透疹之药，以防疹毒内陷造成出而不畅。对于上焦燥热、下焦滑泄的复杂情况，主张上清热、下止泻。综合张锡纯《医学衷中参西录》中多处的有关内容，其治疗用药的经验是：生石膏、滑石清热透达肌表，且滑石利小便、泻热、实大便；生山药固摄下焦、厚肠胃、止泄泻；连翘、蝉蜕、薄荷解表托邪；金银花、甘草解毒；因热盛往往伤阴，故用沙参、玄参、天花粉、白芍等滋阴退虚热，且白芍兼利小便。大热清退后，再以滑石、石膏、玄参等清余热、复阴液，或兼用生山药、党参等益气养

[1] 出于《温病条辨》：牛黄、郁金、犀角、黄芩、黄连、雄黄、栀子、朱砂、冰片、麝香、珍珠、蜂蜜。主治：温热病，邪陷心包或痰阻心窍，高热，烦躁，神昏，谵语等。

阴。本案因热势大减后"心中似骚扰不安"，而采用滑石、生石膏配安宫牛黄丸清心安神除烦。

温疹兼喉痧

天津瑞云里，沈姓学生，年十六岁，于仲春得温疹兼喉痧证[1]。

[**病因**] 因在体育场中游戏，努力过度，周身出汗为风所袭，遂得斯病。

[**证候**] 初病时微觉恶寒头疼，翌日即表里俱壮热，咽喉闷疼。延医服药，病未见轻，喉中疼闷似加剧，周身又复出疹，遂延愚为诊治。其肌肤甚热，出疹甚密，连无疹之处其肌肤亦红，诚西人所谓猩红热[2]也。其心中亦自觉热甚，其喉中扁桃腺处皆红肿，其左边有如榆荚一块发白。自言不惟饮食疼难下咽，即呼吸亦甚觉有碍。诊其脉左右皆洪滑有力，一分钟九十八至。愚为刺其少商[3]出血，复为针其合谷[4]，又为拟一清咽、表疹、泻火之方，俾服之。

[**处方**] 生石膏二两，捣细　玄参六钱　天花粉六钱　射干三钱　牛蒡子三钱，捣碎　浙贝母三钱　青连翘三钱　鲜芦根三钱　甘草钱半　粳米三钱

共煎汤两大盅，分两次温服下。

[**复诊**] 翌日过午复为诊视，其表里之热皆稍退，脉象之洪滑亦稍减，疹出又稍加多。从前三日未大便，至此则通下一次。再视其喉，其红肿似加增，白处稍大，病患自言此时饮水必须努力始能下咽，呼吸之滞碍似又加剧。愚曰：此为极危险之病，非刺患处出血不可。遂用圭（guī，古玉器名。长条形，上圆或剑头形，下方）式小刀，于喉左右红肿之处，各刺一长口放出紫血若干，遽觉呼吸顺利。拟再投以清热消肿、托表疹毒之剂。

[**处方**] 生石膏一两，捣细　天花粉六钱　赤芍三钱　板蓝根三钱　牛蒡子三钱，捣细　生蒲黄三钱　浙贝母三钱　青连翘三钱　鲜芦根三钱

[1] 张锡纯著作中频频指出，温疹兼喉痧证为西医猩红热。

[2] 猩红热为A组β型溶血性链球菌（也称化脓链球菌）感染引起的急性呼吸道传染病。其临床特征为发热、咽峡炎、全身弥漫性鲜红色皮疹和疹退后明显脱屑。少数患者患病后可出现变态反应性心、肾、关节的损害。

[3] 手太阴肺经穴，在拇指桡侧去指甲根角0.1寸处。功用解表清热，通利咽喉，苏厥开窍。

[4] 手阳明大肠经穴。位于手背虎口处，于第1掌骨与第2掌骨间陷中。功用镇静止痛，通经活络，清热解表。

共煎一大盅半，分两次温服。

[**方解**] 赤芍药，张隐庵[1]、陈修园[2]皆疑是山中
野草之根，以其纹理甚粗，与园中所植之芍药根迥异
也。然此物出于东三省，愚亲至其地，见山坡多生此种
芍药，开单瓣红花，其花小于寻常芍药花约三倍，而其
叶则确系芍药无疑。盖南方亦有赤芍药，而其根仍白，
兹则花赤其根亦赤，是以善入血分活血化瘀也。又浙贝
治嗽，不如川贝，而以之治疮，浙贝似胜于川贝，以其
味苦性凉能清热解毒也。

[**效果**] 将药连服两剂，其病脱然全愈。

[**说明**] 《内经·灵枢·痈疽篇》谓："痈发嗌
（yì，咽喉）中，名曰猛疽，不治化为脓，脓不泻塞咽，
半日死。"此证咽喉两旁红肿日增，即痈发嗌中名为猛
疽者也。其脓成不泻则危在目前，若其剧者必俟其化脓
而后泻之，又恒有迫不及待之时，是以此证因其红肿已
甚、有碍呼吸，急刺之以出其紫血而红肿遂愈，此所谓
防之于预也。且化脓而后泻之，其疮口恒至溃烂，若未
成脓而泻，其紫血所刺之口半日即合矣。

喉证原有内伤、外感之殊，其内伤者虽宜注重清
热，亦宜少佐以宣散之品。如《白喉忌表抉微》[3]方中
之用薄荷、连翘是也。由外感者虽不忌用表散之品，然
宜表散以辛凉，不宜表散以温热，若薄荷、连翘、蝉
蜕、芦根诸药，皆表散之佳品也。

或有谓喉证若由于外感，虽麻黄亦可用者，然用麻
黄必须重用生石膏佐之。若《伤寒论》之麻杏甘石汤，
诚为治外感喉证之佳方也。特是，其方原非治喉证之
方，是以方中石膏仅为麻黄之两倍，若借以治外感喉
证，则石膏当十倍于麻黄。若遇外感实火炽盛者，石膏
尤宜多加，方为稳妥。是以愚用此方以治外感喉证时，
麻黄不过用至一钱，而生石膏恒用至两余，或重用至二
两也。然此犹论喉证之红肿不甚剧者，若至肿甚有碍呼
吸，不惟麻黄不可用，即薄荷亦不可用，是以治此证方
中止用连翘、芦根也。

[1] 张志聪，字隐
庵，清代医家，浙
江钱塘县人，著有
《素问集注》《伤
寒论集注》等。

[2] 陈念祖，字修
园，清代医家。今
福建长乐人，著有
《伤寒论浅注》
《长沙方歌括》等。

[3] 清代医书，作
者不详，题"耐修
子"著。

以上所论者，无论内伤、外感，皆咽喉证之属热者也。而咽喉中之变证，间有真寒假热者，又当另议治法。五期四卷载有治此等咽喉证之验案，可参观。

按语： 张锡纯在《医学衷中参西录》第五期第四卷《详论咽喉证治法》中，也载录了此案，也作了详细的阐解，应互参。张锡纯认为，此案是猩红热（烂喉痧）与白喉并病。白喉是由白喉棒状杆菌引起的急性呼吸道传染病，属于传染病，主要通过呼吸道飞沫或与感染病人接触传播。临床特征为咽、喉、鼻等处灰白粗厚的假膜形成及外毒素引起的心肌、神经及其他脏器的损害，伴有全身中毒症状如发热、乏力、恶心、呕吐、头痛等。张锡纯是依据"喉中扁桃腺处皆红肿，其左边有如榆荚一块发白"判断的。现在据病案提供的症情，尚不能断定是否猩红热或白喉。中医诊治的精髓和特点是辨证论治，张锡纯的治疗，无论内治还是外治，都精湛无误。他对疾病和用药的分析都是深入、独到的。

温病兼喉痧痰喘

马心琢，天津城里乡祠前皮局工人，年二十八岁，于季秋得温病兼喉痧痰喘证。

[**病因**]　初因外出受风感冒甚微，医者用热药发之，陡成温病，而喉病喘病遂同时发现。

[**证候**]　表里俱壮热，喘逆咳嗽，时吐痰涎，咽喉左边红肿作疼即西人所谓扁桃体炎。其外边项左侧亦肿胀，呼吸皆有窒碍。为其病喉且兼喘逆，则吸气尤形困难，必十分努力始能将气吸入。其舌苔白而薄，中心微黄。小便赤涩，大便四日未行。其脉左右皆弦长，右部重诊有力，一分钟九十六至。

[**诊断**]　此乃外感之热已入阳明之府，而冲气又挟胃气、肝火上冲也。为其外感之热已入阳明之府，是以右脉之力胜于左脉；为其冲气挟胃气、肝火上冲，是以左右脉皆弦长。病现喘逆及咽喉肿疼，其肿痛偏左

者，正当肝火上升之路也。拟治以麻杏甘石汤，兼加镇冲降胃、纳气利痰之品以辅之，又宜兼用针刺放血以救目前之急。

[处方] 麻黄一钱　生石膏二两，捣细　生赭石一两，轧细　生怀山药八钱　杏仁三钱，去皮，炒捣　连翘三钱　牛蒡子三钱，捣碎　射干二钱　甘草一钱

共煎汤两盅，分两次温服。

又于未服药之前，用三棱针刺其两手少商出血，用有尖小刀刺其咽喉肿处，开两小口，令其出血，且用硼砂[1]、西药盐酸加里[2]，融以三十倍之水，俾其含漱[3]。又于两手合谷处为之行针。其咽喉肿处骤然轻减，然后服药。

[复诊] 将药服后，其喘顿愈强半，呼吸似无妨碍，表里之热亦愈强半。脉象亦较前平和，其右部仍然有力。胸膈似觉郁闷，有时觉气上冲，仍然咳嗽，大便犹未通下。拟再治以开郁降气、清热理嗽之剂。

[处方] 糖瓜蒌二两，切碎　生石膏一两，捣细　生赭石五钱，轧细　生杭芍三钱　川贝母三钱　碎竹茹三钱牛蒡子三钱，捣碎

共煎汤一大盅，温服。

[效果] 将药煎服一剂，大便通下，诸病皆愈。唯一日之间犹偶有咳嗽之时，俾用川贝母细末和梨蒸食之，以善其后。

[说明] 凡用古人成方治病，其药味或可不动，然必细审其药之分量，或加或减，俾与病机相宜。如麻杏甘石汤原方，石膏之分量仅为麻黄之两倍，而此证所用麻杏甘石汤则石膏之分量二十倍于麻黄矣。盖《伤寒论》之麻杏甘石汤原非为治喉证而设，今借之以治喉证。原用麻黄以散风定喘，又因此证之喉肿太甚，有碍呼吸，而方中犹用麻黄，原为行险之道，故麻黄仅用一钱，而又重用生石膏二两以监制之。且于临服药时先用刀开其患处，用针刺其少商与合谷，此所以于险中求稳也。尝闻友人杨达夫言，有一名医深于《伤寒论》，

[1] 学名十水四硼酸钠，消毒防腐剂。

[2] 学名氯酸钾，强氧化剂。

[3] 消毒防感染。

自著有《注解伤寒论》之书行世，偶患喉证，自服麻杏甘石汤，竟至不起（病不能愈）。使（假如）其用麻杏甘石汤时，亦若愚所用者如此加减，又何患喉证不愈乎？纵使服药不能即愈，又何至竟不起乎？由此知非古人之方误人。麻杏甘石汤，原为发汗后及下后，汗出而喘，无大热者之的方，原未言及治喉证也。而欲借之以治喉证，能勿将药味之分量为之加减乎？尝总核（zǒnghé，综合起来加以考核）《伤寒论》诸方，用于今日，大抵多稍偏于热，此非仲景之不善制方也。自汉季至今，上下相隔已一千六百余年，其天地之气化，人生之禀赋，必有不同之处，是以欲用古方皆宜细为斟酌也。

按语： 此案为温病兼喉痧，又兼痰喘。因兼痰喘，故首方用麻黄配杏仁宣肺定喘，与石膏、甘草相合而成麻杏甘石汤。但是，麻黄、杏仁性温的一面，与阳明热盛及咽喉肿痛不相适宜，故张锡纯着重说明、强调了必重用石膏，监制麻黄之温。

如无痰喘，则基本与上案相同。

《医学衷中参西录》第五期第五卷《详论猩红热治法》中指出："猩红热本非危险之证，而所以多危险者，以其证现白虎汤证时，医者不敢放胆用白虎汤治之也。至愚治此证时，不但胃腑大实之候可放胆投以大剂白虎汤，即当其疹初见点，其人表里壮热，脉象浮洪，但问其大便实者，恒用生石膏一两或两半煎汤，送服西药阿斯必林二分，周身得微汗，其疹全发出而热亦退矣。"

案中首方所谓"镇冲降胃"之品指代赭石，"纳气"主要是生山药固摄下焦，"利痰"概括了解毒利咽化痰的连翘、甘草、牛蒡子、射干。牛蒡子具有疏散风热、宣肺透疹、利咽散结、解毒消肿之功，张锡纯在三期一卷《参麦汤》中还指出"牛蒡子能降肺气之逆"。射干清热毒，利咽喉，消痰涎。二诊方主用瓜蒌，既清热（配石膏），又化痰（配川贝、竹茹），既开郁（配白芍），又通便降逆（配代赭石、牛蒡子），面面俱到。

温病兼喉疼

胡珍簠（fǔ，古代祭祀时盛稻粱的器具），道尹，年五十四岁，原籍云南，寓天津一区，于仲秋感受温病兼喉疼证。

[**病因**]　子孙繁多，教养皆自经心，又兼自理家中细务，劳心过度，暗生内热。且日饮牛乳两次作点心，亦能助热，内热上潮，遂觉咽喉不利，至仲秋，感受风温，陡觉咽喉作疼。

[**证候**]　表里俱觉发热，咽喉疼痛，妨碍饮食。心中之热时觉上冲，则咽喉之疼即因之益甚。周身酸懒无力，大便干燥，脉象浮滑而长，右关尤重按有力，舌上白苔满布。

[**诊断**]　此证脉象犹浮，舌苔犹白，盖得病甫二日，表证犹未罢也。而右关重按有力，且时觉有热上冲咽喉者，是内伤外感相并而为病也。宜用重剂清其胃腑之热，而少佐以解表之品，表解里清，喉之疼痛当自愈矣。

[**处方**]　生石膏四两，捣细　西药阿斯必林一瓦

单将生石膏煎汤一大盅，乘热将阿斯必林融化其中服之。因阿斯必林之原质，存于杨柳皮津液中，实为酸凉解肌之妙药，与大量之石膏并用，服后须臾其内伤、外感相并之热，自能化汗而解也。

[**效果**]　服后约半点钟，其上半身微似有汗，而未能遍身透出，迟一点钟，觉心中之热不复上冲，咽喉疼痛轻减，时在下午一点钟。至晚间临睡时，仍照原方再服一剂，周身皆得透汗[1]，安睡一夜，翌晨，诸病若失矣。

胡珍簠君，前清名进士，为愚民纪后初次来津之居停（寄居之处的主人）也。平素博极群书，对于医书亦恒喜披阅。惟误信旧说，颇忌生用石膏。经愚为之解析则豁然顿悟，是以一日之间共服生石膏八两而不疑。经此番治愈之后，益信生石膏为家常必需之品。恒预轧细末数斤，凡家中人有心中觉热者，即用两许，煮水饮

----

[1] 汗法运用，必得全身透汗，才达最佳效果。

之，是以家中终岁（一年到头）鲜（少有，少见）病者。

按语：此案"表里俱觉发热"而非表里壮热，热势较轻。主要症状为咽喉疼痛。故疏方味少力专，重用石膏四两透肌清内热，辅以阿斯必林解表散邪，内外之邪随汗而解，咽肿自消。

温病兼阴虚

高诚轩，邻村张马村人，年二十五岁，业农，于仲夏得温病。

[**病因**] 仲夏上旬，麦秋（麦子成熟）将至，远出办事，又欲急回收麦，长途趋行（急行；赶路）于烈日之中，辛苦殊甚，因得温病。其叔父鲁轩与其表叔毛仙阁皆邑中名医，又皆善治温病。二人共治旬日无效，盖因其劳力过甚，体虚不能托病外出也。

[**证候**] 愚诊视时，其两目清白，竟无所见，两手循衣摸床，乱动不休，谵语无伦，分毫不省人事。其大便从前滑泻，此时虽不滑泻，每日仍溏便一两次，脉象浮而无力，右寸之浮尤甚，两尺按之即无，一分钟数至一百二十至。舌苔薄黄，中心干而微黑。

[**诊断**] 诊视甫毕，鲁轩与仙阁问曰：视此病脉何如，尚可救否？答曰：此证两目清白无火，而竟无所见者，肾阴将竭也。其两手乱动不休者，肝风已动也。病势至此，危险已至极点。幸喜脉浮为病还在太阳，右寸浮尤甚，又为将汗之兆。其所以将汗而不汗者，人身之有汗，如天地之有雨，天地阴阳和而后雨，人身亦阴阳和而后汗。此证两尺脉甚弱，阳升而阴不应，是以不能作汗。当用大滋真阴之品，济阴以应其阳必能自汗，汗出则病愈矣。然非强发其汗也，强发其汗则汗出必脱。调剂阴阳以听其自汗，是以汗出必愈也。鲁轩曰：余临证二十年，遇若此证者不知凡几，未尝救愈一人。今君英俊青年时年二十六，遇此等极险之证，慨然以为可救，若果救愈此子者，当更名再生矣。遂促急为

立方。

[**处方**]　熟怀地黄二两　生怀山药一两　玄参一两　大甘枸杞一两　甘草三钱　真阿胶四钱

药共六味，将前五味煎汤一大碗去渣，入阿胶融化，徐徐分数次温饮下。

[**效果**]　时当上午十点钟，将药煎服，至下午两点钟将药服完。形状较前安静，再诊其脉颇有起色。俾再用原方煎汤一大碗，陆续服之，至秉烛时（傍晚掌灯时候）遍身得透汗，其病霍然愈矣。此案曾载于《名医验案类编》，编辑主任何廉臣对于此案似有疑意，以为诚如案中所述病况，实为不可挽救之证也。故今将此案又登斯编，并细载临证时问答诸语，以征此案之事实。且其哲嗣（敬称他人之子）仙庄，后从愚学医，今已行道（执业行医）津沽（天津的别称），彰彰（清楚地显露出来）有声，其父偶与追述往事，犹不胜感激也。

[**说明**]　尝实验（实际验证）天地之气化，恒数十年而一变，医者临证用药，即宜随气化而转移，因病者所得之病已先随气转移也。愚未习医时，见医者治伤寒温病，皆喜用下药，见热已传里其大便稍实者，用承气汤下之则愈，如此者约二十年。及愚习医学时，其如此治法者则恒多偾（fèn，败坏，破坏）事，而愚所阅之医书，又皆系赵氏《医贯》[1]、《景岳全书》[2]、《冯氏锦囊》[3]诸喜用熟地之书，即外感证亦多喜用之。愚之治愈此证，实得力于诸书之讲究。而此证之外，又有重用熟地治愈寒温之坏证诸多验案三期六卷白虎加人参以山药代粳米汤，后载有数案可参观。此乃用药适（恰好）与时会，故用之有效也。且自治愈此证之后，仙阁、鲁轩二君，深与愚相契（xiāngqì，感情志趣投合的朋友），亦仿用愚方而治愈若干外感之虚证，而一变其从前之用药矣。后至愚年过四旬，觉天地之气化又变，病者多系气分不足，或气分下陷，外感中亦多兼见此证，即用白虎汤时多宜加人参方效。其初得外感应发表时，

[1]　明代医家赵献可著有《医贯》。

[2]　明代医家张景岳的代表性著作。

[3]　又名《冯氏锦囊秘录》，清代医家冯楚瞻著作。

亦恒为加黄芪效。如是者又有年。乃自民纪十稔（rěn，同"年"）以来，病多亢阳，宜用大剂凉润之药济阴以配其阳，其外感实热之证，多宜用大剂白虎汤，更佐以凉润之品。且人脏腑之气化多有升无降，或脑部充血，或夜眠不寐，此皆气化过升之故，亦即阳亢无制之故。治之者宜镇安其气化，潜藏其阳分，再重用凉润之药辅之，而病始可治。此诚以天地之气化又有转移，人所生之病即随之转移，而医者之用药自不得不随之转移也。由此悟，自古名医所著之书，多有所偏者非偏也，其所逢之时气化不同也。愚为滥竽（"滥竽充数"的简语）医界者已五十年，故能举生平之所经历而细细陈之也。

按语：本案断以温病，并无明显发热。热象体现在神昏、脉数、舌苔黄而微黑。而舌苔薄、中心干，无汗，提示阴虚。

阴虚来由，在于热邪伤阴和滑泻、溏泄失液两方面。阴虚失于涵养，肝失柔润，且肝热蒸灼，致使肝风内动，心神被扰。

处方大力滋补肝肾之阴而清热，壮水之主以制阳光，滋阴以潜阳，力匡阴阳失衡。方中无解表发汗之品，而得遍身透汗，使温热之邪随汗而解。之所以得汗，因为"寸浮尤甚，又为将汗之兆"，只待阴液充足而已。张锡纯关于"阴阳和而后汗"、"非强发其汗"的论述是对汗法理论的重要贡献。

张锡纯关于气候大周期变化的感悟符合实际。大环境变化会导致体质变化、疾病谱变化、症情变化，以及辨证规律、用药规律的相应变化，历代都有"古方今病，不相能也"的客观事实，从医者尤当用心。这对于中医学术发展变化的研究，也是很有价值的。

温病兼喘胀

邑中牛留里，王义源君之女，年十五岁，于仲春得温病久不愈。

［**病因**］ 仲春上旬，感受风温，医者诊治失宜，

迁延旬余，病益增剧，医者诿（wěi，推托）为不治，始延愚为诊视。

[**证候**]　心下胀满甚剧，喘不能卧，自言心中干甚，似难支持。其舌苔白而微黄。小便赤少，大便从前滑泻，此时虽不滑泻，然仍每日下行。脉搏一息五至强，左部弦而有力，右部似大而有力，然皆不任重按[1]。

[**诊断**]　此其温病之热，本不甚剧。因病久真阴亏损致小便不利，所饮之水停于肠胃则胀满，迫于心下则作喘。其心中自觉干甚，固系温病之热未清，亦足征其真阴亏损，阴精不能上奉也《内经》谓：阴精上奉其人寿。当滋其真阴，利其小便，真阴足则以水济火，而心中自然不干；小便利则水从下消，而胀满喘促自愈。至于些些温病之余热，亦可皆随小便泻出而不治自愈矣。

[**处方**]　鲜白茅根去净皮及节间细根，六两，锉碎

用水三大碗，煎一沸，俟半点钟，视其茅根若不沉水底，再煎一沸，至茅根皆沉水底，其汤即成。去渣当茶，徐徐温饮之。

[**效果**]　如法煎饮茅根两日，其病霍然全愈。盖白茅根凉润滋阴，又善治肝肾有热，小便不利，且具有发表之性，能透温病之热外出。一药而三善备，故单用之而能立建奇功也。然必剖取鲜者用之，且复如此煎法过煎则无效方能有效。

凡药之性，能利水者多不能滋阴，能下降者多不能上升，能清里者多不能达表。惟茅根既善滋阴，又善利水；既善引水气下行，又善助肾阴上升。且内清脏腑之热，外托肌表之邪，而尤善清肺利痰定其喘逆。盖凡物体之中空者皆象肺，茅根不但中空，其周围爿上又有十二小孔，是其中空象肺叶，而其爿上之小孔又象肺叶上之通气小管也。因其形与肺肖（相似），是以此证之病兼喘者服之亦愈也。

按语：张锡纯对鲜白茅根的煎服法嘱咐得很仔细，对白茅根的功用阐述得很深入，特别是"具有发表之

[1] 从脉象可见正气不足。

性，能透温病之热外出"是前人未曾提及的，而这一点，对本案治疗风温最为重要。

患者最突出最难受的症状是"心下胀满甚剧，喘不能卧"。张锡纯的病机分析为"所饮之水停于肠胃则胀满，迫于心下则作喘"。其实辨证也当考虑到肺胃热壅的问题，胃气不降作胀满，肺气上逆则喘喝。张锡纯自己也说白茅根"尤善清肺利痰定其喘逆"。明代李时珍《本草纲目》云白茅根"止吐衄诸血，伤寒，哕逆，肺热喘急，水肿，黄疸，解酒毒"，或可帮助对本案的思考。

温病兼虚热

邑城东赵家庄，刘氏女，年十五岁，于季春患温病久不愈。

[**病因**] 因天气渐热，犹勤纺织，劳力之余出外乘凉，有汗被（遭遇，遭受）风，遂成温病。

[**证候**] 初得周身发热，原宜辛凉解肌，医者竟用热药发之，汗未出而热益甚，心中亦热而且渴。此时若用大剂白虎加人参汤清之，病亦可愈，而又小心不敢用。惟些些投以凉润小剂，迁延二十余日，外感之热似渐退。然午前稍轻，而午后则仍然灼热，且多日不能饮食，形体异常清瘦。左脉弦细无根，右部关脉稍实，一息六至。舌苔薄而微黄，毫无津液。大便四五日一行，颇干燥。

[**诊断**] 此因病久耗阴，阴虚生热，又兼外感之热留滞于阳明之府未尽消也。当以清外感之热为主，而以滋补真阴之药辅之。

[**处方**] 生石膏一两，捣细　野党参三钱　生怀地黄一两　生怀山药一两　生杭芍四钱　滑石三钱　甘草三钱

共煎汤一大盅，分两次温服下。

[**复诊**] 将药煎服两剂后，外感之热已退，右关脉已平和，惟过午犹微发热，此其阴分犹虚也。当再滋

《医学衷中参西录》临证助读系列

医案分册

补其阴分。

[处方]　玄参一两　生怀山药一两　甘枸杞五钱，大者　生杭芍五钱　滑石二钱　熟地黄一两　生鸡内金一钱，黄色的，捣　甘草二钱

共煎一大盅，分两次温服。

[效果]　日服药一剂，连服三日，灼热全愈。

[说明]　按此方于大队滋阴药中犹少加滑石者，恐外感之热邪未尽，引之自小便出也。愚凡治外感之热兼有虚热者，恒生山药与滑石并用，泻热补虚一举两得。至（至于）上有外感燥热而下焦复滑泻者，用之以清热止泻宜各用一两，尤屡次奏效。二药相伍，原有化合之妙用，若再加芍药、甘草，即拙拟之滋阴清燥汤，载于三期五卷，可参观也。

按语：此案有几句文词有点绕弯。首诊治法言"以清外感之热为主"，复诊时言"外感之热已退"，而首诊处方是以变通白虎加人参汤为主的，即生石膏、野党参、生怀山药、甘草，是张锡纯清解阳明腑热的常用方。须明察，张锡纯认为"外感之热留滞于阳明之府未尽消"，所以，所谓的"外感之热"实指阳明腑热。虽然张锡纯再三阐述生石膏有透肌达邪之功，但白虎加人参汤是不适宜治疗外感表热证的。

首诊方滋补真阴之药为生地黄、白芍、生山药，复诊时加用了玄参、枸杞，而生地黄改为熟地黄，则减小了清热之力，增加了滋补之功。

温病兼吐血

沧州大西门外，吴姓媪，年过七旬，偶得温病兼患吐血。

[病因]　年岁虽高，家庭事务仍自操劳，因劳心过度，心常发热，时当季春，有汗受风，遂得温病，且兼吐血。

[证候]　三四日间，表里俱壮热，心中热极之时恒吐血一两口，急饮新汲（jí，从井里打水）井泉水其

血即止。舌苔白厚欲黄，大便三日未行。脉象左部弦长，右部洪长，一息五至。

[**诊断**] 此证因家务劳心过度，心肝先有蕴热，又兼外感之热传入阳明之府。两热相并，逼血妄行，所以吐血。然其脉象火热虽盛，而正犹不虚[1]，虽在高年，知犹可治。其治法当以清胃腑之热为主，而兼清其心肝之热，俾内伤外感之热俱清，血自不吐矣。

[**处方**] 生石膏三两，轧细　生怀地黄一两五钱　生怀山药一两　生杭芍一两　知母三钱　甘草三钱　乌犀角一钱五分　广三七二钱，轧细

药共八味，将前六味煎汤三盅，犀角另煎汤半盅，和匀，分三次温服下。每服药一次，即送服三七末三分之一。

[**效果**] 将药三次服完，血止热退，脉亦平和，大便犹未通下，俾煎渣再服，犀角亦煎渣取汤，和于汤药中服之，大便通下全愈。

[**说明**] 愚平素用白虎汤，凡年过六旬者必加人参，此证年过七旬而不加人参者，以其证兼吐血也[2]。为不用人参，所以重用生山药一两，取其既能代粳米和胃，又可代人参稍补益其正气也。

按语：方中变通白虎汤（生石膏、生山药、知母、甘草）清阳明胃热，生地、白芍清肝热，犀角清心热。所谓"外感之热"仍指阳明腑热。而三七无疑是止血化瘀的良药。

温病兼冲气上冲

郑伯恕，奉天裕盛铭印书局经理，年五十二岁，于季春得温病，兼冲气自下上冲。

[**病因**] 其人素有痰饮，偶有拂意之事，肝火内动，其冲气即挟痰饮上涌，连连呕吐痰水[3]。季春之时，因受感冒成温病。温热内传，触动冲气又复上冲。

[**证候**] 表里俱壮热，嗜饮凉水，痰涎上泛，屡

[1] 脉象不虚。

[2] 补气鼓动行血，于出血不宜。

[3] 原有胃失和降，饮浊上逆。

屡咳吐，呃逆哕气，连连不除，两胁作胀。舌苔白厚，而中心微黄。大便三日未行。其脉左部弦硬而长，右部洪滑而长，皆重按有力。此温病之热，已入阳明之府，又兼肝火挟冲气上冲也。是以其左脉弦硬为肝火炽盛，其弦硬而长即为冲脉上冲之现象也；其右脉洪滑，为温热已入阳明胃腑，其洪滑而长，亦冲气上冲之现象也。因冲脉虽居于上，而与阳明、厥阴皆有连带之关系也。欲治此证，当重用白虎汤以清阳明之热，而以泻肝降冲理痰之品辅之。

[**处方**] 生石膏三两，捣细　生赭石一两，轧细　生龙骨八钱，捣碎　生牡蛎八钱，捣碎　白知母八钱　生杭芍六钱　清半夏三钱　厚朴钱半　甘草二钱　粳米四钱

共煎汤三盅，分三次温饮下。

[**效果**] 将药分三次服完，热退气平，痰涎亦减十之七八，脉象亦近平和。其大便犹未通下，遂即原方将石膏、龙骨、牡蛎各减半，再煎服一剂，大便通下，病全愈。

方书用石膏未有与赭石并用者，即愚生平用石膏亦未尝与赭石并用，恐其寒凉之性与赭石之重坠者并用，而直趋下焦也。然遇有当用之病则病当之，非人当之。有如此证，不重用石膏则阳明之大热不除，不重用赭石则上逆之冲气莫制，此所以并用之而无妨碍也。设若此证，但阳明热实而无冲气上逆，服此药后其大便当即通下，或更至于滑泻。而阳明胃腑之热转难尽消，为其兼有冲气上逆，故必俟服之第二剂大便始能通下，此正所谓病当之，非人当之之明征也。

龙骨、牡蛎之性，皆善镇肝敛冲，以之治痰原非所长，而陈修园谓龙骨、牡蛎同用，能引逆上之火、泛滥之水下归其宅，为治痰之神品。其所谓痰，皆逆上之火、泛滥之水所成，即此证之冲气上冲、痰饮上泛者是也。是以方中龙骨、牡蛎各重用八钱，辅翼赭石以成降逆消痰之功，而非可泛以之治痰也。至于二药必生用者，非但取其生则性凉能清热也，《伤寒论》太阳篇用

龙骨、牡蛎者三方，皆表证未罢，后世解者谓龙骨、牡蛎敛正气而不敛邪气，是以仲师于表证未罢者亦用之。然三方中之龙骨、牡蛎下皆未注有煅字，其生用可知，虽其性敛正气、不敛邪气，若煅之则其性过涩，亦必于外感有碍也。且煅之则其气轻浮，不能沉重下达以镇肝敛冲，更可知矣。

　　按语：呕哕，通常的中医理论归结为胃气上逆，张锡纯则常将胃气上逆与冲脉上冲联系起来，这是他认识病机的一个特点。而通常的中医理论所谓的冲气上逆，主要表现为有气自小腹向胃脘攻冲，一般指"奔豚气"。

　　张锡纯重点论述了生龙骨、生牡蛎通过敛冲来消降痰饮上泛的原理，但也须认识到方中半夏、厚朴化痰降气的作用。

　　张锡纯擅长用代赭石通便。可是在阳明热盛的诸多病案中，虽有大便干燥的症情，但在使用生石膏清热时，却很少同用代赭石，也不重用其他润肠通便的药物，往往在阳明腑热清退之后，再行通便。原因是避免"大便当即通下，或更至于滑泻"，以至于"阳明胃腑之热转难尽消"。

疟疾门

疟疾兼阴虚

　　吴元跻，天津华新纺纱厂理事，常州人，年三十二岁，于仲秋病疟久不愈。

　　[**病因**]　厂中作工，歇人不歇机器，轮流恒有夜班。暑热之时，彻夜不眠，辛苦有火，多食凉物，入秋遂发疟疾[1]。

　　[**证候**]　其疟初发时，寒热皆剧，服西药金鸡纳

《医学衷中参西录》临证助读系列

医案分册

[1]　疟疾是由雌按蚊叮咬人体，将其体内寄生的疟原虫传入人体而引起的急性传染病。本病以周期性冷热发作为最主要特征，并发症有脾肿大、贫血，以及脑、肝、肾等受损。分为"间日疟"、"三日疟"、"卵圆疟"、"恶性疟"。恶性疟多凶险发作。

霜[1]治愈。旬日疟复发如前，又服金鸡纳霜治愈。七八日疟又发，寒轻热重，服金鸡纳霜不愈，服中药治疟汤剂亦不愈。迁延旬余，始求为延医。自言疟作时发热固重，即不发疟之日身亦觉热，其脉左右皆弦而无力，数逾五至，知其阴分阳分俱虚，而阴分之虚尤甚也。此当培养其气血，而以治疟之药辅之。

[**处方**] 玄参一两　知母六钱　天冬六钱　潞参三钱
何首乌三钱　炙鳖甲三钱　常山钱半，酒炒　柴胡钱半
茵陈钱半　生姜三钱　大枣三个，掰开

此方于发疟之前一夕煎服，翌晨煎渣再服，又于发疟之前四点钟送服西药盐酸规尼涅即金鸡纳霜以盐酸制者半瓦。

[**效果**] 将药如法服之，一剂疟即不发。而有时身犹觉热，脉象犹数，知其阴分犹虚也。俾用玄参、生怀山药各一两，生姜三片，大枣三枚，同煎服，以服至身不发热时停服。

按语：中医认为，疟疾是由感受疟邪引起，以寒战、壮热、头痛、汗出、休作有时为临床特征的疾病，欲称"打摆子"、"发寒热"。病机是疟邪伏于少阳半表半里，与阴争则寒，出于阳则热。早在《素问·刺疟》中就专门讨论了针灸治疟。张锡纯曾写《论伏暑成疟治法》，并设立"加味小柴胡汤"为"治疟疾方"。

他认为："疟邪不专在少阳，而实以少阳为主，故其六脉恒露弦象。其先寒者，少阳之邪外与太阳并也；其后热者，少阳之邪内与阳明并也。"故首诊方中用柴胡以升少阳之邪，茵陈清肝胆之热并助柴胡提出少阳之邪。生姜以祛太阳之寒，知母以清阳明之热。又疟成多挟痰，故常山善消脾中之痰以豁痰。因其疟久气虚，用潞参扶其正即所以逐邪外出。因疟久则胁下结有痞积（肝脾胀大），用鳖甲消其痞积，然后能断疟根柢。用大枣缓解常山之猛烈而服之不至瞑眩。依据辨证，加玄参、天冬补阴分之虚。他认为"外邪久在少阳，其经必虚"，而用何首乌补少阳经之虚（见《论伏暑成疟治

[1] 奎宁（Quinine）的俗称，茜草科植物金鸡纳树及其同属植物的树皮中的主要生物碱。是一种喹啉类抗疟药。

法》)。他还意识到了常山为杀疟专药："西人谓病疟者有疟虫，西药金鸡纳霜，善除疟虫，故善治疟，常山想亦善除疟虫之药品欤？"（见《常山解》）

疟疾兼脾胀

张宝华，住天津特别一区，年十九岁，习英文学生，于孟秋病疟，愈而屡次反复。

[**病因**] 其人性笃（dǔ，忠实，一心一意）于学，当溽暑（rùshǔ，暑湿之气，盛夏）放假之时，仍自补习功课，劳心过度，又复受热过度，兼又多食瓜果以解其热，入秋遂发疟疾。

[**证候**] 自孟秋中旬病疟，服西药金鸡纳霜治愈，后旬日反复，又服金鸡纳霜治愈，后又反复，服金鸡纳霜无效。以中药治愈，隔旬余，病又反复。服中西药皆无效，因来社求治于愚。其脉洪滑而实，右部尤甚，自觉心中杜塞满闷，常觉有热上攻，其病疟时则寒热平均，皆不甚剧，其大便四日未行。

[**诊断**] 此胃间积有热痰，又兼脾作胀也。方书谓久疟在肋下结有硬块名疟母，其块不消，疟即不愈。而西人实验所结之块确系脾脏胀大，此证之自觉满闷，即脾脏胀大也。又方书谓无痰不作疟，是以治疟之方多用半夏、常山以理其痰，此证之自觉满闷且杜塞，又时有热上攻，实为热痰充塞于胃脘也。治之者宜消其脾之胀大，清其胃之热痰，兼以治疟之品辅之。且更可因其大便不通，驱逐脾之病下行自大便泻出，其病疟之根柢（gēndǐ，草木的根）可除矣。

[**处方**] 川大黄四钱　生鸡内金三钱，黄色的，捣清半夏三钱　常山钱半，酒炒　柴胡钱半　茵陈钱半　甘草钱半　净芒硝钱半

药共八味，将前七味煎汤一盅，冲芒硝服之。其疟每日一发，在下午七点钟。宜于午前早将药服下，至午后两三点钟时，再服金鸡纳霜半瓦[1]。

[1] 依据疟疾发作周期，择时用药。

［**效果**］ 前午十点钟将药服下，至午后一点时下大便两次，其心中已不觉闷热杜塞，迟至两点将西药服下，其日疟遂不发，俾再用生怀山药一两、熟莱菔子二钱、生鸡内金钱半，煎汤，日服一剂，连服数日，以善其后。

　　按语：此案经反复治疗，疟疾寒热症状不甚显著。心下杜塞满闷，有热上攻，便秘是突出表现。张锡纯诊为胃热痰积，又兼肝脾胀大。用大黄、芒硝泻热通便，鸡内金、芒硝软坚散结，辅以半夏、常山豁痰截疟，柴胡、茵陈清利肝胆、提出少阳疟邪，甘草缓解常山药性之猛烈。同时，中西药结合，仍用奎宁专药杀疟。大有辨证与辨病相结合的意味，故收效满意。而张锡纯所谓的"肝脾胀大"，案中文字无检查记述，尚不足以确认。

疟疾兼暑热

　　天津鼓楼东，徐姓媪，年近五旬，于季夏得疟疾。

　　［**病因**］ 勤俭持家，中馈（zhōngkuì，指家中供膳诸事）事多躬操（亲自操持），且宅旁设有面粉庄，其饭亦由家出，劳而兼暑，遂至病疟。

　　［**证候**］ 其病间日一发，先冷后热，其冷甚轻，其热甚剧。恶心懒食，心中时常发热，思食凉物。其脉左部弦硬，右部洪实。大便干燥，小便赤涩，屡次服药无效。

　　［**诊断**］ 此乃肝胆伏有疟邪，胃腑郁有暑热，暑热疟邪相并而为寒热往来，然寒少热多，此方书所谓阳明热疟[1]也。宜祛其肝胆之邪，兼清其胃腑之热。

　　［**处方**］ 生石膏一两，研细

　　均分作三包，其未发疟之日，头午用柴胡二钱煎汤送服一包，隔半日许再用开水送服一包，至次日前发疟五小时，再用生姜三钱煎汤送服一包[2]。

　　［**效果**］ 将药按期服完后，疟疾即愈，心中发热、懒食亦愈。盖石膏善清胃热，兼能清肝胆之热，

［1］ 中医特色，对疟疾辨证分型。

［2］ 依据疟疾发作周期，择时用药。

初次用柴胡煎汤送服者，所以和解少阳之邪也。至三次用生姜煎汤送服者，是防其疟疾将发与太阳相并而生寒也。

按语：石膏清阳明，柴胡解少阳，生姜温太阳，疟疾所涉三经，无一疏漏，方简意赅。

疟痢兼证

刘星垣，天津津浦路机械厂中工师，年三十二岁，于季秋患疟又兼下痢。

[**病因**] 因军事繁多，需车孔亟（kǒngjí，很紧急，很急迫），机轮坏处，须得急速收拾，忙时恒彻夜不眠，劳苦过甚，遂至下痢，继又病疟。

[**证候**] 其痢赤白参半，一昼夜十余次，下坠腹疼，其疟间日一发，寒轻热重，其脉左右皆有弦象，而左关独弦而有力。

[**诊断**] 此证之脉，左右皆弦者，病疟之脉，大抵如此。其左关独弦而有力者，其病根在肝胆也。为肝胆有外受之邪，是以脉现弦象而病疟；为其所受之邪为外感之热邪，是以左关脉象弦而有力，其热下迫肠中而下痢[1]。拟清肝胆之热，散其外感之邪，则疟痢庶可同愈。

[1] 从脉象判断疟、痢病位。辨证论治。

[**处方**] 生杭芍一两　山楂片三钱　茵陈二钱　生麦芽二钱　柴胡钱半　常山钱半，酒炒　草果钱半，捣碎　黄芩钱半　甘草二钱　生姜三片

煎汤一大盅，于不发疟之日晚间服之，翌晨煎渣再服一次。

[**效果**] 将药如法服后，疟痢皆愈。又为开生怀山药一两，生杭芍三钱，黄色生鸡内金一钱，俾日煎服一剂，以滋阴、培气、化瘀，连服数日，以善其后。

按语：方中柴胡、黄芩、茵陈、白芍、麦芽清肝胆之热，驱逐少阳之疟邪，防止肝热下迫大肠；常山、草果祛痰截疟，为治疟专药；生姜与草果防止疟邪出于太阳而发寒冷；山楂善入血分为化瘀血之要药，能消化

饮食积聚，更能蠲除肠中瘀滞，止下痢脓血，且兼入气分以开气郁痰结，疗心腹疼痛；甘草调和诸药，且与白芍和合，缓急止痛。

文中所谓"散其外感之邪"与"清肝胆之热"是同义语，不是解表治表证。因肝胆之邪是外受而来的热邪，即疟邪。

霍乱门

霍乱兼转筋

王格言，盐山人，年三十八岁，在天津南开开义聚成铁工厂，于季冬得霍乱[1]证。

[**病因**] 厂中腊底事务烦杂，劳心过度，暗生内热，又兼因怒激动肝火，怒犹未歇，遽就寝睡，至一点钟时，觉心中扰乱，腹中作疼，移时则吐泻交作，遂成霍乱。

[**证候**] 心中发热而渴，恶心怔忡，饮水须臾即吐，腹中时疼时止，疼剧时则下泻，泻时异常觉热，偶有小便，热亦如斯，有时两腿筋转[2]，然不甚剧，其脉象无力，却无闭塞之象。

[**诊断**] 霍乱之证，恒有脉象无火而其实际转大热者，即或脉闭身冷显露寒凉之象，亦不可遽以凉断[3]。此证脉象不见有热，而心中热而且渴，二便尤甚觉热，其为内蕴实热无疑。至其脉不见有热象者，以心脏因受毒麻痹，而机关之启闭无力也。拟用大剂寒凉清其内热，而辅以解毒消菌之品。

[**处方**] 生石膏三两，捣细　生杭芍八钱　清半夏五钱，温水淘三次　生怀山药五钱　嫩竹茹三钱，碎的　甘松二钱　甘草三钱

共煎汤三盅，分三次温服下。每次送服卫生防疫宝丹五十粒。方载后。方中甘松亦名甘松香，即西药中之

[1] 霍乱是一种烈性肠道传染病，由霍乱弧菌污染水和食物而引起传播。临床上以起病急骤、剧烈吐泻、排泄大量米泔水样肠内容物、脱水、肌痉挛少尿和无尿为特征。严重者可因休克、尿毒症或酸中毒而死亡。

[2] 上吐下泻失水，以致两小腿腓肠肌痉挛，不能伸直。

[3] 霍乱脉象的特殊规律。

[1] 甘松为败酱科植物甘松和宽叶甘松的根和根茎。缬草（xiécǎo）为败酱科植物缬草的根及根茎。二者不是同一药物。

[2] 开宝七年（974），宋太祖再次诏命刘翰、马志等重新修订《开宝新详定本草》。最后由李昉、王佑、扈蒙等重加校勘，成书后命名为《开宝重定本草》，又简称《开宝本草》。

[3] 离中丹：生石膏细末二两，甘草细末六钱，朱砂末一钱半。主治肺病发热，咳吐脓血，兼治暴发眼疾，红肿作痛，头痛齿痛，一切上焦实热之症（见《医学衷中参西录》第八期《医话拾零·诊余随笔》）。

缬草[1]也。《本草纲目》谓马氏《开宝本草》[2]载，其主恶气，卒心腹痛满。西人谓其善治转筋，是以为治霍乱要药。且其性善熏劳瘵（láozhài，中医病名，指传染性虚劳病，即现代结核病），诚有解毒除菌之力也。

[复诊] 将药分两次服完，吐泻、腹疼、转筋诸证皆愈。惟心中犹觉热作渴，二便仍觉发热。诊其脉较前有力，显呈有火之象。盖其心脏至此已不麻痹，启闭之机关灵活，是以脉象更改也。其犹觉热与渴者，因系余火未清，而吐泻之甚者最足伤阴，阴分伤损，最易生热，且善作渴，此不可但治以泻火之凉药也，拟兼投以大滋真阴之品。

[处方] 生怀山药—两　大甘枸杞—两　北沙参—两　离中丹[3]五钱

药共四味，将前三味煎汤一大盅，送服离中丹一半，迟四点钟再将药渣煎汤一大盅，送服其余一半。离中丹载虚劳喘嗽门叶案中。

[效果] 将药分三次服完，热退渴止，病遂全愈。

[说明] 霍乱之证，原阴阳俱有。然愚五十年经验以来，知此证属阳，而宜治以凉药者十居其八；此证属阴，而宜治以热药者十居其一；此证属半阴半阳，当凉热之药并用，以调剂其阴阳者，又十居其一。而后世论者，恒以《伤寒论》所载之霍乱为真霍乱，至于以凉药治愈之霍乱皆系假霍乱，不知《伤寒论》对于霍乱之治法亦非专用热药也。有如其篇第七节云，霍乱头痛、发热、身疼痛、热多，欲饮水者，五苓散主之；寒多，不用水者，理中丸主之。夫既明言热多寒多，是显有寒热可分也。虽所用之五苓散中亦有桂枝而分量独轻，至泽泻、茯苓、猪苓其性皆微凉，其方原不可以热论也。且用显微镜审察此病之菌，系弯曲杆形，是以此证无论凉热，惟审察其传染之毒菌，现弯曲杆形即为霍乱无疑也。至欲细审此病之凉热百不失一，当参观三期七卷霍乱门及五期六卷《论霍乱治法》篇，自能临证无误。

卫生防疫宝丹方：粉甘草细末十两，细辛细末两半，香白芷细末一两，薄荷冰细末三钱，樟脑所升冰片[1]细末二钱，镜面朱砂三两。将前五味共和泛水为丸，如薏米粒大，晾干忌晒，将朱砂研细为衣，勿令余剩，瓶贮密封。以治霍乱宜服八十粒，不效，迟两三点钟可再服八十粒，无论霍乱凉热，服之皆宜。

按语：中医学对霍乱的病因病机一般认为是由于感受暑湿、邪阻中焦、秽浊撩乱胃肠，遂成洞泄呕吐。吐泻重则秽浊凝滞，脉络闭塞，阳气暴伤，阴液干枯，可因阴阳衰竭而死亡。中医治疗原则为根据病情进行辨证施治。

张锡纯明了霍乱由弯曲杆形菌所致，制成急救回生丹（粉甘草、薄荷冰、冰片、朱砂）用治热性霍乱，在急救回生丹中加入偏温的细辛、白芷，制成卫生防疫宝丹，用治寒性、热性霍乱，又拟订急救回阳汤治霍乱吐泻已极，精神昏昏，气息奄奄，至危之候。此三方既力主杀毒消菌，又体现辨证论治，成为治霍乱的专方，当时救人无数。本案的两次处方也均贯穿了辨证论治与专病专方的结合意识。

甘松，《本草纲目》："芳香能开脾郁，少加入脾胃药中，甚醒脾气。"《本草汇言》："醒脾畅胃之药也。《开宝方》主心腹辛痛，散满下气，皆取温香行散之意。其气芳香，入脾胃药中，大有扶脾顺气、开胃消食之功。"缬草，《陕西中草药》："安神镇静，驱风解痉，生肌止血，止痛。"二者不同，但曾有长时间的混淆。据方意，张锡纯所用者实为甘松。

霍乱吐泻无腹疼。本案未提供流行背景和理化检查等，也或是一种胃肠炎。张锡纯的方药，获效满意，也证实了中医学"异病同治"的特色和优势。

[1] 樟脑炼成的冰片。张锡纯认为樟脑"原善振兴心脏，同活周身血脉，尤善消除毒菌"，炼为冰片，"又易上升至脑，以清脑中之毒"。

霍乱吐泻

天津荣业大街，李姓媪，年过六旬，于仲夏得霍乱证。

［**病因**］ 天气炎热，有事出门，道途受暑，归家又复自炊（自己做饭），多受炭气，遂病霍乱。

［**证候**］ 恶心呕吐，腹疼泄泻，得病不过十小时，吐泻已十余次矣。其手足皆凉，手凉至肘，足凉至膝，心中则觉发热，其脉沉细欲无，不足四至。

［**诊断**］ 此霍乱之毒菌，随溽暑之热传入脏腑也。其心脏受毒菌之麻痹，跳动之机关（设有机件而能制动的器械，这里指机制、机能）将停，是以脉沉细且迟；其血脉之流通无力，不能达于四肢，是以手足皆凉；其毒菌侵入肠胃，俾肠胃之气化失和，兼以脏腑之正气与侵入之邪气互相格拒（抵抗格斗），是以恶心腹疼，吐泻交作；其心中发热者固系夹杂暑气，而霍乱之属阳者，即不夹杂暑气，亦恒令人心中发热也。此宜治以解毒清热之剂。

［**处方**］ 卫生防疫宝丹百六十粒　离中丹四钱　益元散四钱

先将卫生防疫宝丹分三次用开水送服，约半点多钟服一次，服完三次，其恶心腹疼当愈，呕吐泄泻亦当随愈。愈后若仍觉心中热者，再将后二味药和匀，亦分三次用开水送服。每一点钟服一次，热退者不必尽服。离中丹见前。

［**效果**］ 将卫生防疫宝丹分三次服完，果恶心、呕吐、腹疼、泄泻皆愈。而心中之热，未见轻减，继将离中丹、益元散和匀，分三次服完，其热遂消，病全愈。

按语：张锡纯明了霍乱由弯曲杆形菌所致，然而，在以上两个病案中都列出了劳心、恼怒、受暑等原因，说明张锡纯认为感受霍乱与外感、内伤诸多因素是密切相关的。这是中医学的思维和认识特点。

本案有腹疼，也未必能确诊霍乱。但张锡纯的辨证治疗，完全依照他的思路达到了预期的效果，同样体现了中医的治疗特色，体现了中药治疗的广泛性。

霍乱也好，其他类的胃肠炎也好，目前临床上西医、中医治疗都有较好的疗效。张锡纯运用的卫生防疫宝丹、离中丹中都有朱砂，当今慎用。

霍乱脱证

辽宁小南关，寇姓媪，年过六旬，得霍乱脱证[1]。

[**病因**] 孟秋下旬染霍乱，经医数人，调治两日，病势垂危，医者辞不治，其家人来院恳求往为诊治。

[**证候**] 其证从前吐泻交作，至此吐泻全无。奄奄一息，昏昏似睡，肢体甚凉，六脉全无。询之犹略能言语，惟觉心中发热难受。

[**诊断**] 此证虽身凉脉闭，而心中自觉发热，仍当以热论。其所以身凉脉闭者，因霍乱之毒菌窜入心脏，致心脏行血之机关将停，血脉不达于周身，所以内虽蕴热而仍身凉脉闭也。此当用药消其毒菌，清其内热，并以助心房之跳动，虽危险仍可挽回。

[**处方**] 镜面朱砂钱半　粉甘草一钱，细面　冰片三分　薄荷冰二分

共研细末，分作三次服，病急者四十分钟服一次，病缓者一点钟服一次，开水送下。

[**复诊**] 将药末分三次服完，心热与难受皆愈强半。而脉犹不出，身仍发凉，知其年过花甲，吐泻两日，未进饮食，其血衰惫已极，所以不能鼓脉外出以温暖于周身。

[**处方**] 野台参一两　生怀地黄一两　生怀山药一两　净萸肉八钱　甘草三钱，蜜炙

煎汤两大盅，分两次温服。

[**方解**] 方中之义，用台参以回阳，生怀地黄以滋阴，萸肉以敛肝之脱此证吐泻之始，肝木助邪侮土、至吐泻之极，而肝气转先脱，炙甘草以和中气之漓（lí，浅薄，浇薄）。至于生山药，其味甘性温，可助台参回阳；其汁浆稠润，又可助地黄滋阴。且此证胃中毫无谷气，又可借之以培养脾胃，俾脾胃运化诸药有力也。

[1] 阴阳气血津液严重耗损的综合征。症见大汗淋漓、手足厥冷、目合口开、手撒尿遗、脉微细欲绝等。临床上把大汗、大吐、大泻、大失血或精液大泄等精气急骤耗损导致阴阳离决者，称为暴脱。

[**效果**] 将药两次服完，脉出周身亦热，惟自觉心中余火未清，知其阴分犹亏不能潜阳也。又用玄参、沙参、生山药各六钱，煎汤服下，病遂全愈。

[**说明**] 此证初次所服之药末，原名急救回生丹。载在三期七卷霍乱门。因民纪八稔孟秋，霍乱盛行。时在辽宁立达医院，拟得此方，登报广告，凡用此方者皆愈。时桓仁友人袁霖普，为河北故城县尹，用此方施药二百六十剂，即救愈二百六十人。复将此方遍寄河北、山东各县署，又呈明省长，登于《北洋公报》。次年河北南半省又有霍乱证，复为寄去卫生防疫宝丹见前王案中，袁君按方施药六大料，救愈千人，又将方传遍各处，呈明省长及警务处长，登之《北洋公报》。袁君可为好行其德者矣。大抵前方治霍乱阳证最宜，后方则无论阴阳证及阴阳参半之证用之皆效。

按语：张锡纯在《治霍乱方》中指出，该病的病机是："毒即乘虚内袭，盘据胃肠，上下不通，遂挥霍撩乱，而吐泻交作矣。吐泻不已，其毒可由肠胃而入心，更由心而上窜于脑，致脑髓神经与心俱病。左心房输血之力与右心房收血之力，为之顿减。是以周身血脉渐停，而通体皆凉也。"因而提出，治疗方法"以解毒之药为主，以助心活血之药为佐，以调阴阳奠中土之药为使"。

急救回生丹，朱砂色赤入心，能解窜入心中之毒，且又重坠，善止呕吐，使服药不致吐出。冰片善振兴心脏，通活周身血脉，尤善消除毒菌；又易上升至脑，以清脑中之毒。薄荷冰善解霍乱之毒，且其味辛烈香窜，无窍不通，无微不至，周身之毒皆能扫除；与冰片同具发表之性，能作汗解，使内蕴之邪由汗透出；且与冰片皆性热用凉，无论症之因凉因热，投之咸宜。粉甘草最善解毒，又能调和中宫，以止吐泻；且又能调和冰片、薄荷冰之气味，使人服之不致过于苛辣。复诊方为急救回阳汤的主要药物加减而来，温阳滋阴，益气养血，摄元固脱。

霍乱暴脱证

邑北境故县，刘氏妇，年近四旬，得霍乱暴脱证。

[**病因**] 受妊五六个月，时当壬寅秋令，霍乱盛行，因受传染，吐泻一昼夜，病似稍愈，而胎忽滑下。自觉精神顿散，心摇摇似不能支持。时愚在其邻村训蒙（教导初入学的人或孩童），遂急延为诊视。

[**证候**] 迨愚至，欲为诊视，则病势大革（jí，通"亟"。病情危急、危重），殓（liàn，给尸体穿衣下棺）服已备，着于身，将舁（yú，抬）诸（助词，相当于"之于"）床，病家辞以不必入视。愚曰：此系暴脱之证，一息尚存，即可挽回。遂入视之，气息若无，大声呼之亦不知应，脉象模糊如水上浮麻，莫辨至数。

[**诊断**] 此证若系陈病（久病）状况，至此定难挽回。惟因霍乱吐泻已极，又复流产，则气血暴脱，故仍可用药挽救。夫暴脱之证，其所脱者元气也。凡元气之上脱必由于肝所以人之将脱者，肝风先动，当用酸敛之品直趋肝脏以收敛之。即所以杜塞元气上脱之路，再用补助气分之药辅之。虽病势垂危至极点，亦可挽回性命于呼吸之间。

[**处方**] 净杭萸肉二两　野党参一两　生怀山药一两

共煎汤一大盅，温服。

方虽开就，而药局相隔数里，取药迫不及待。幸其比邻刘翁玉珍是愚表兄，有愚所开药方，取药二剂未服，中有萸肉共六钱，遂急取来暴火煎汤灌之。

[**效果**] 将药徐徐灌下，须臾气息稍大，呼之能应，又急煎渣灌下，较前尤明了。问其心中何如，言甚难受，其音惟在喉间，细听可辨。须臾药已取到，急煎汤两茶杯，此时已自能服药。俾分三次温服下，精神顿复，可自动转。继用生山药细末八钱许，煮作茶汤，调以白糖，令其适口当点心服之。日两次，如此将养五六

日，以善其后。

[**说明**]　按人之气海有二，一为先天之气海，一为后天之气海。《内经》论四海之名，以膻中即膈上为气海，所藏者大气，即宗气也。养生家及针灸家皆以脐下为气海，所藏者元气，即养生家所谓祖气也。此气海之形状，若倒提鸡冠花形，纯系脂膜结成而中空剖解猪腹者，名之为鸡冠油，肝脏下垂之脂膜与之相连，是以元气之上行，原由肝而敷布，而元气之上脱，亦即由肝而疏泄也《内经》谓肝主疏泄。惟重用萸肉以酸敛防其疏泄，借以杜塞元气上脱之路，而元气即可不脱矣。所最足明征者，若初次即服所开之方以治愈此证，鲜不谓人参之功居多。乃因取药不及，遂单服萸肉，且所服者只六钱即能建此奇功。由此知萸肉救脱之力，实远胜人参。盖人参以救元气之下脱，犹（还可以）足恃（zúshì，足以依赖），而以救元气之上脱，若单用之转有气高不返之弊说见俞氏《寓意草》[1]，以其性温而兼升也。至萸肉则无论上脱下脱，用之皆效。盖元气之上脱由于肝，其下脱亦由于肝，诚以肝能为肾行气《内经》谓肝行肾之气，即能泻元气自下出也。为其下脱亦由于肝，故亦可重用萸肉治之也。

[**或问**]　同为元气之脱，何以辨其上脱下脱？答曰：上脱与下脱，其外现之证可据以辨别者甚多。今但即脉以论，如此证脉若水上浮麻，此上脱之征也。若系下脱，其脉即沉细欲无矣。且元气上脱下脱之外，又有所谓外脱者，周身汗出不止者是也。萸肉最善敛汗，是以萸肉亦能治之。《来复汤》及《山萸肉解》后载有治验之案数则，可参观也。

按语：张锡纯在实践中体会、验证了山萸肉的摄元固脱作用，进而将山萸肉与人参的固脱作用进行比较，分析出脱证中上脱与下脱以及外脱的不同，是中医治疗急危重症不可或缺的知识，是对中医理论的重大贡献。

[1]　明末清初医家喻昌撰于 1643 年（明崇祯十六年）。

妇女科

怀妊受温病

长安县尹何麟皋君夫人，年三十二岁，受妊五月，于孟秋感受温病。

[**病因**] 怀妊畏热，夜眠当窗，未上窗幔（màn，此指窗帘），自窗纱透风，感冒成温。

[**证候**] 初病时调治失宜，温热传里，阳明府实，延医数人皆言病原当用大凉之药，因怀妊，实不敢轻用。继延愚为诊视，见其面红气粗，舌苔白浓，中心已黄，大便干燥，小便短赤[1]。诊其脉左右皆洪滑而实，一息五至强。

[**诊断**] 据此证状脉象观之，不但阳明胃府之热甚实，即肝胆之热亦甚盛[2]。想其未病之前，必曾怒动肝火，若不急清其热，势将迫血妄行，危险即在目前。病家曰：先生之言诚然。今听先生用药，不知可保无虞否？答曰：此当治以白虎加人参汤，以白虎汤解其热，加参以保其胎，听吾用药，可保万全无虞。病家闻此言深相信服。遂为疏方，俾急服之。

[**处方**] 生石膏三两，捣细　野党参四钱　生怀地黄一两　生怀山药一两　生杭芍五钱　甘草三钱

共煎汤三盅，分三次温服下。

[**方解**] 按此方虽非白虎加人参汤原方，而实以生地黄代知母，以生山药代粳米，而外加芍药也。盖知母、地黄同能滋阴退热，而知母性滑，地黄则饶有补肾之力，粳米与山药皆有浓汁能和胃，而粳米汁浓而不粘，山药之汁浓而且粘，大有固肾之力。如此通变原方，自于胎妊大有益也。外加芍药者，欲借之以清肝胆之热也。

[**复诊**] 将药分三次服完，翌日午前大便通下一次，热已退十之七八，脉象已非洪实，仍然有力，心中

[1] 阴液已受灼耗。

[2] 左右脉皆洪滑而实。

仍觉发热，拟再用凉润滋阴之品清之。

[**处方**]　玄参一两　生怀地黄一两　天花粉五钱　生杭芍五钱　鲜茅根四钱　甘草二钱

共煎汤两盅，分两次温服下。

[**效果**]　将药煎服两剂，病遂霍然全愈。

[**说明**]　凡外感有热之证，皆右部之脉盛于左部之脉，至阳明府实之证，尤必显然于右部见之。因胃府之脉原候于右关也。今此证为阳明府实，其右部之脉洪滑而实宜矣。而左部之脉亦现此象，是以知其未病之先，肝中先有郁热[1]，继为外感之热所激，则勃然发动，而亦现洪滑而实之脉象也。

　　按语：张锡纯善于用变通白虎汤、白虎加人参汤治疗阳明热证，在其著作中案例比比可见。加人参，通常是在汗、吐、下后或脉虚的情况下，用人参可以补元气，保真阴，助石膏升提下陷的热邪。而此案，对于怀胎5个月的孕妇，用人参却在于"以保其胎"。大医家处方遣药的圆润灵动，令人击掌称赞。

　　此案还提示，即使孕妇，阳明热盛时，当用白虎汤尽管放胆用之。但是，需顾护胎气。

　　因阴液已伤，故首诊方虽重在清热益气，也不忽视滋阴退热（生地、白芍），顾护阴液。

　　外感有热，右脉盛于左脉；阳明腑实，右脉洪滑实；左脉也洪滑实，则肝胆热也盛。张锡纯的脉诊心得，与众不同，读者可在临床细细体会。

受妊呕吐

　　天津一区王氏妇，年二十六岁，受妊后，呕吐不止。

[**病因**]　素有肝气病，偶有拂意，激动肝气，恒作呕吐[2]。至受妊后，则呕吐连连不止。

[**证候**]　受妊至四十日时，每日必吐，然犹可受饮食，后则吐浸加重，迨至两月以后，勺水不存。及愚诊视时，不能食者已数日矣。困顿已极，不能起床。诊

其脉虽甚虚弱，仍现滑象，至数未改，惟左关微浮，稍似有力。

[**诊断**] 恶阻呕吐，原妊妇之常，兹因左关独浮而有力，知系肝气胆火上冲[1]，是以呕吐特甚。有谓恶阻呕吐虽甚剧无碍者，此未有阅历之言。愚自行道以来，耳闻目睹，因此证偾事者已有多人，甚（确实，真的）勿忽视。此宜急治以镇肝降胃之品，不可因其受妊而不敢放胆用药也。

[**处方**] 生赭石两半，轧细　党参三钱　生怀山药一两　生怀地黄八钱　生杭芍六钱　大甘枸杞五钱　净萸肉四钱　青黛三钱　清半夏六钱

药共九味，先将半夏用温水淘三次，将矾味淘净，用做饭小锅煮取清汤一盅，调以面粉煮作茶汤，和以白糖令其适口，服下其吐可止。再将余药八味煎汤一大盅，分三次温服。

[**复诊**] 将药连服两剂，呕吐即止。精神气力稍振，可以起坐，其脉左关之浮已去，六部皆近和平。惟仍有恶心之时，懒于饮食，拟再治以开胃、理肝、滋阴、清热之剂。

[**处方**] 生怀山药一两　生杭芍五钱　冬瓜仁四钱，捣碎　北沙参四钱　碎竹茹三钱　净青黛二钱　甘草二钱

共煎汤一大盅，分两次温服下。

[**效果**] 将药连服三剂，病遂全愈，体渐复原，能起床矣。

[**或问**] 赭石《别录》称其能坠胎，原为催生要药，今重用之以治恶阻呕吐，独不虑其有坠胎之弊乎？答曰：《别录》谓其能坠胎者，为赭石之质重坠，可坠已成形之胎也。若胎至五六月时诚然忌之。若在三月以前之胎，虽名为胎，不过血脉一团凝聚耳。此时，唯忌用破血之品，而赭石毫无破血之性。且《本经》谓治赤沃[2]、漏下[3]，李氏《纲目》谓治妇人血崩[4]，则其性可知。且其质虽重坠，不过镇降其肝胃上逆之气，使归于平。是重坠之力上逆之气当之，即病当之非人当之

---

[1] 凭脉辨证。

[2] 利下赤色黏沫。

[3] 简称漏。指妇女经水停后，又续见下血，淋漓不断者。

[4] 亦称崩中、暴崩，指妇女不在经期而突然阴道大量出血的急性病证。

也。况又与潞参、黄肉、山药诸补益之药并用，此所谓节制（控制不使过度）之师，是以战则必胜也。

按语：妊娠恶阻，其剧烈者，母子受累甚或出现危象的不在少数，张锡纯之告诫，确属阅历之言，"甚勿忽视"！

对恶阻呕吐，张锡纯曾拟方安胃饮，由半夏、青黛、赤石脂组成。半夏辛温下行，为平胃降逆止呕之主药。青黛清肝胆之热，降肝胆之冲逆。赤石脂镇冲降胃，固涩下焦，防止泄泻。若服后仍呕吐不止，或大便燥结，或上脘固结，水、药入口，须臾即吐，则去赤石脂加生赭石，大力镇潜，降逆通便。

此案患者"勺水不存"，故首诊方以半夏、生赭石为主，辅以青黛、生地黄、白芍清肝热，佐以党参、山药、枸杞、山萸肉等温阳益气，滋阴固元，安摄胎气，更能充实下焦，节制赭石重坠之性，以防其矫枉过正。二诊时大逆已平，手法变柔，仅以竹茹降逆和胃清痰，以平和群药善后，开胃理肝，滋阴清热。

半夏的服法，力求清淡，和合面食，矫味适口，减少刺激，唯图胃腑接纳，开启入药之门。灵机活法，堪称巧施妙用。不然的话，药不到如何病除？

怀妊得温病兼痰喘

天津北阁西，董绍轩街长之夫人，年三十四岁，怀妊，感受温病兼有痰作喘。

[**病因**] 受妊已逾八月，心中常常发热[1]。时当季春，喜在院中乘凉，为风袭，遂成此证。

[**证候**] 喘息有声，呼吸迫促异常，昼夜不能少（同"稍"）卧，心中烦躁。舌苔白厚欲黄[2]。左右寸脉皆洪实异常，两尺则按之不实，其数八至。大便干燥，小便赤涩[3]。

[**诊断**] 此证前因医者欲治其喘，屡次用麻黄发

之。致其元气将脱^[1]，又兼外感之热已入阳明^[2]。其实热与外感之气相并上冲，是以其脉上盛下虚^[3]。喘逆若斯迫促，脉七至即为绝脉，今竟八至恐难挽回。欲辞不治。而病家再三恳求，遂勉为拟方。以清其热，止其喘，挽救其气化之将脱。

[**处方**] 净萸肉一两　生怀地黄一两　生龙骨一两，捣碎　生牡蛎一两，捣碎

将四味煎汤，送服生石膏细末三钱，迟五点钟若热犹不退。煎渣再服，仍送服生石膏细末三钱。

[**复诊**] 服药头煎次煎后，喘愈强半，遂能卧眠。迨至黎明胎忽滑下，且系死胎。再诊其脉较前更数，一息九至，然不若从前之滑实，而尺脉则按之即无。其喘似又稍剧，其心中烦躁依旧，且觉怔忡^[4]，不能支持。此乃肝肾阴分大亏，不能维系阳分，而气化欲涣散也。当峻补肝肾之阴，兼清外感未尽之余热。

[**处方**] 生怀山药六两　玄参两半　熟鸡子黄六个，捻碎　真西洋参二钱，捣为粗末

先将山药煎十余沸，再入玄参、鸡子黄煎汤一大碗，分多次徐徐温饮下。每饮一次，送服洋参末少许，饮完再煎渣取汤接续饮之，洋参末亦分多次送服，勿令余剩。

国产之参，皆有热性。惟西洋参则补而不热，以治温热病气分虚者甚宜。然此参伪者极多，其性甚热，误用之足以偾事。惟其皮色黄，皮上皆系横纹，密而且细，其质甚坚者方真。若无真西洋参，可权用潞党参代之。剪成小块用药汤送服。

[**三诊**] 翌日又为诊视，其脉已减去三至为六至，尺脉按之有根，知其病已回生。问其心中已不怔忡，惟其心中犹觉发热。此非外感之热，乃真阴未复之热也。当纯用大滋真阴之品以复其阴。

[**处方**] 玄参三两　生怀山药两半　当归四钱　真西洋参二钱，捣为粗末

将前三味共煎汤一大碗，分多次温饮下。每饮一次

[1] 两尺脉按之不实。

[2] 阳明热盛，也即气分热盛，病位在肺胃两脏腑。

[3] 凭脉辨证。

[4] 一息九至，必有心中悸动慌乱之感。

送服洋参末少许。

[**四诊**]　前方服一剂，心中已不觉热，惟腹中作疼，问其恶露[1]，所下甚少，当系瘀血作疼。治以化瘀血之品，其疼当自愈。

[**处方**]　生怀山药一两　当归五钱　怀牛膝五钱　生鸡内金二钱，黄色的，捣　桃仁二钱　红花钱半　真西洋参二钱，捣为粗末

将前六味共煎汤一大盅，送服洋参末一半，至煎渣服时再送服余一半。

[**效果**]　前方日服一剂，服两日病遂全愈。

[**或问**]　他方用石膏皆与诸药同煎，此证何以独将石膏为末送服？答曰：石膏原为石质重坠之品，此证之喘息迫促，呼吸惟在喉间，分毫不能下达，几有将脱之势。石膏为末服之，欲借其重坠之力以引气下达也。且石膏末服，其退热之力一钱可抵半两，此乃屡经自服以试验之。而确能知其如斯，此证一日服石膏末至六钱，大热始退。若用生石膏三两，同诸药煎汤，病家将不敢服，此为救人计，不得不委曲（婉转，变通）以行其术也。

[**或问**]　产后忌用寒凉，第三方用于流产之后，方中玄参重用三两，独不虑其过于苦寒乎？答曰：玄参细嚼之其味甘而微苦，原甘凉滋阴之品，实非苦寒之药。是以《神农本草经》谓其微寒，善治产乳余疾[2]，故产后忌用凉药而玄参则毫无所忌也。且后世本草谓大便滑泻者忌之，因误认其为苦寒也。而此证服过三两玄参之后，大便仍然干燥，则玄参之性可知矣。

[**或问**]　此证之胎已逾八月，即系流产，其胎应活，何以产下竟为死胎？答曰：胎在腹中，原有脐呼吸，实借母之呼吸以为呼吸，是以凡受妊者其吸入之气，可由任脉以达于胎儿脐中。此证因吸入之气，分毫不能下达，则胎失所荫（yìn，庇护，保护），所以不能资生也。为其不能资生，所以下降，此非因服药而下降也。

[1] 产妇分娩后，随子宫蜕膜特别是胎盘附着处蜕膜的脱落，含有血液、坏死蜕膜等经阴道排出的组织，称为恶露。

[2] 古语人及鸟生子曰"乳"，兽曰"产"；产乳，即分娩。此处"乳"字，不指乳房、乳汁等。余，之后的；余疾，此处指产后诸病。

按语：此案是危急重症。张锡纯老辣稳健，从容应对，胆愈大而心愈细，步步为营，节节制胜，不愧为医界领袖。

首诊患者上盛（阳明热盛）下虚（元气欲脱），喘促欲绝。张锡纯创造性地采用生石膏末送服，强劲清透阳明之热；重用山萸肉、生龙骨、生牡蛎固涩回元，极力镇守生命之原。生地黄助生石膏清上，助山萸肉滋下濡润，两擅其能。不治喘而"喘愈强半，遂能卧眠"，治病必求其本也。

二诊死胎滑下，重创阴血，气化涣散，脉数九至，心肾不交，阴不系阳，行将离决。张锡纯"峻补肝肾之阴"，四药齐进，挽狂澜于既倒。虽说补阴，虽说清余热（玄参），而西洋参、山药益气摄元，功不可没。

三诊大局已稳，守方固效，加温性当归，养血活血，使气血互生，阴阳相谐。

四诊气血阴阳已平，恶露之阻碍，始得显现。此为流产或产后一般症情，用桃仁、红花、鸡内金活血化瘀，怀牛膝引血下行，已属常法。但仍需西洋参、山药、当归温养气血，以防活血之品耗气伤血。而山药、鸡内金的健脾强胃之功，也为今后饮食自养作了铺垫。

怀妊受温病兼下痢

天津一区橘街，张氏妇，年近三旬，怀妊，受温病兼下痢。

[**病因**] 受妊已六个月，心中恒觉发热[1]，继因其夫本为显宦（xiǎnhuàn，旧时指职位高、声势显赫的官吏），时事变革，骤尔（突然）赋闲（无事做，在家休闲），遂致激动肝火，其热益甚[2]，又薄为外感所束[3]，遂致温而兼痢。

[**证候**] 表里俱壮热无汗，心中热极，思饮冰水，其家人不敢予。舌苔干而黄，频饮水不濡润，腹中常觉疼坠，下痢赤多白少，间杂以鲜血，一昼夜十余次。其脉左部弦长，右部洪滑，皆重诊有力，一息五至。

[1] 素体有热。

[2] 情志化热。

[3] 内伤外感里应外合，热邪充斥。

[**诊断**]　其脉左部弦长有力者，肝胆之火炽盛也。惟其肝胆之火炽盛下迫，是以不但下痢赤白，且又兼下鲜血，腹疼下坠。为其右部洪滑有力，知温热已入阳明之府，是以舌苔干黄。心为热迫，思饮冰水。所犹喜者脉象虽热，不至甚数，且又流利无滞，胎气可保无恙（yàng，忧虑）也。宜治以白虎加人参汤以解温病之热，而更重用芍药以代方中知母，则肝热能清而痢亦可愈矣。

　　[**处方**]　生石膏三两，捣细　大潞参五钱　生杭芍一两　粳米五钱　甘草三钱

　　共煎汤三盅，分三次温饮下。

　　[**复诊**]　将药分三次服完，表里之热已退强半，痢愈十之七八，腹中疼坠亦大轻减，舌苔由黄变白，已有津液，脉象仍然有力而较前则和缓矣。遂即原方为之加减，俾再服之。

　　[**处方**]　生石膏二两，捣细　大潞参三钱　生怀山药八钱　生杭芍六钱　白头翁四钱　秦皮三钱　甘草二钱

　　共煎汤三盅，分三次温饮下。

　　[**方解**]　按此方即白虎加人参汤与白头翁汤相并为一方也。为方中有芍药、山药，是以白虎加人参汤中可省去知母、粳米；为白虎加人参汤中之石膏，可抵黄连、黄柏，是以白头翁汤中止用白头翁、秦皮，合用之则一半治温，一半治痢，安排周匝（zhōuzā，周密，圆满，周到），步伍整齐，当可奏效。

　　[**效果**]　将药如法服两剂，病遂全愈。

　　[**或问**]　《伤寒论》用白虎汤之方定例，汗吐下后加人参，渴者加人参。此案之证非当汗吐下后，亦未言渴，何以案中两次用白虎皆加人参乎？答曰：此案证兼下痢，下痢亦下之类也。其舌苔干黄、毫无津液，舌干无液亦渴之类也。且其温病之热，不但入胃，更随下痢陷至下焦，永无出路。惟人参与石膏并用，实能升举其下陷之温热而清解消散之，不至久留下焦以耗真阴。况此证温病与下痢相助为虐（nüè，残暴，残害，侵害），

《医学衷中参西录》临证助读系列

医案分册

实有累于胎气，几至于莫能支，加人参于白虎汤中，亦所以保其胎气使无意外之虞也。

按语：张锡纯通常达变，扩展了白虎汤加用人参的范围，完善了人参配石膏的功用，并巧妙化裁白虎加人参汤和白头翁汤为一方，深值后学三思而效法。

"一半治温，一半治痢"为今天辨证辨病之先驱。其中，甘草解毒治痢，与芍药相合缓急止痛；白头翁、秦皮清热凉血，为止痢专药，是张锡纯常用配伍，屡见于痢疾案例中。

产后下血

天津河东十字街东，李氏妇，年近四旬，得产后下血证。

[**病因**] 身形素弱，临盆时又劳碌过甚[1]，遂得斯证。

[**证候**] 产后未见恶露，纯下鲜血[2]。屡次延医服药，血终不止。及愚诊视，已二十八日矣。其精神衰惫（bèi，疲乏），身体羸（léi，衰弱）弱，周身时或发灼[3]，自觉心中怔忡莫支[4]。其下血剧时腰际疼甚，呼吸常觉短气，其脉左部弦细，右部沉虚，一分钟八十二至。

[**诊断**] 即此脉证细参，当系血下陷、气亦下陷。从前所服之药，但知治血，不知治气，是以屡次服药无效。此当培补其气血，而以收敛固涩之药佐之。

[**处方**] 生箭芪一两　当归身一两　生怀地黄一两　净萸肉八钱　生龙骨八钱，捣碎　桑叶十四片　广三七三钱，细末

药共七味，将前六味煎汤一大盅，送服三七末一半，至煎渣再服时，仍送服其余一半。

[**方解**] 此乃傅青主[5]治老妇血崩之方。愚又为之加生地黄、萸肉、龙骨也。其方不但善治老妇血崩，即用以治少年者亦效。初但用其原方，后因治一壮年妇人患血崩甚剧，投以原方不效，且服药后心中觉热，遂即

[1] 体虚气血不足，临产又劳形耗气，加之分娩气血俱损，病因明确。

[2] 气虚无力推动，故恶露不下；无力统摄，故鲜血不止。

[3] 阴血不足之虚热。

[4] 心神失养。

[5] 傅山，明末清初思想家、学者、书画家、医学家。初名鼎臣，字青竹，改字青主。传有《傅青主女科》等医著。

原方为加生地黄一两则效。从此，愚再用其方时，必加生地黄一两，以济黄芪之热，皆可随手奏效。今此方中又加萸肉、龙骨者，因其下血既久，下焦之气化不能固摄[1]，加萸肉、龙骨所以固摄下焦之气化也。

[1] 下血久久不愈，加以脉症表现，说明下焦气化无力，不能收敛固涩。

[复诊] 服药两剂，下血与短气皆愈强半，诸病亦皆见愈，脉象亦有起色。而起坐片时自觉筋骨酸软，此仍宜治以培补气血，固摄下焦气化，兼壮筋骨之剂。

[处方] 生箭芪一两　龙眼肉八钱　生怀地黄八钱　净萸肉八钱　胡桃肉五钱　北沙参五钱　升麻一钱　鹿角胶三钱

药共八味，将前七味煎汤一大盅，鹿角胶另炖化兑服。方中加升麻者，欲以助黄芪升补气分使之上达，兼以升提血分使不下陷也。

[三诊] 将药连服三剂，呼吸已不短气，而血分则犹见少许，然非鲜血而为从前未下之恶露，此吉兆也。若此恶露不下，后必为恙（yàng，疾病）。且又必须下净方妥，此当兼用化瘀之药以催之速下。

[处方] 生箭芪一两　龙眼肉八钱　生怀地黄八钱　生怀山药六钱　胡桃肉五钱　当归四钱　北沙参三钱　鹿角胶四钱　广三七三钱，细末

药共九味，先将前七味煎汤一大盅，鹿角胶另炖化兑汤药中，送服三七末一半，至煎渣再服时，仍将所余之鹿角胶炖化兑汤药中，送服所余之三七末。

[2] 恐峻猛逐瘀再次引发下血。

[方解] 按此方欲用以化瘀血，而不用桃仁、红花诸药者，恐有妨于从前之下血也[2]。且此方中原有善化瘀血之品，鹿角胶、三七是也。盖鹿角之性原善化瘀生新，熬之成胶其性仍在。前此之恶露自下，实多赖鹿角胶之力，今又助之以三七，亦化瘀血不伤新血之品。连服数剂，自不难将恶露尽化也。

[效果] 将药连服五剂，恶露下尽，病遂全愈。

按语：产妇下血屡治不止，张锡纯指出是"但知治血，不知治气"，大概是前医只在想方设法地止血了，没注重气血虚衰，也就是没有辨证施治。

据症情辨证论治，须"培补气血，收敛固涩"。傅青主治老妇血崩之方已经提示了这个思路。黄芪补气，当归养血（张锡纯认为也有止血功用），二者相合，即金元四大家之一李东垣《内外伤辨惑论》中创制的当归补血汤。桑叶清肝肺之热而凉血止血，三七化瘀血、止出血且能生新血。其中除桑叶性凉外，其余三味为甘温之品。张锡纯临床实践中体会到该方偏温，影响疗效，增补了生地黄制约黄芪之温热，完善了这张经验名方。须知，生地黄具有滋阴清热、养血活血、凉血止血之功。

张锡纯针对患者下焦气化不固而加用龙骨、山萸肉，也体现着因人制宜、辨证论治的精神。

二诊因筋骨酸软，在培补气血、固摄下焦的基础上，补肝肾，益精血，强筋骨，加入胡桃肉、鹿角胶，用龙眼肉补脾养血。因温性增加，而配沙参凉润制约。减去活血止血的桑叶、当归、三七，突出温补肝肾作用。并以升麻升提气血。

三诊气血已充，恶露始下，说明正气鼓舞，除邪有力。复以当归、三七伍鹿角胶缓力逐瘀推陈，以绝后患。

产后手足抽掣

天津大伙巷，于氏妇，年过三旬，于产后得四肢抽掣病。

[**病因**]　产时所下恶露甚少，至两日又分毫恶露不见[1]，迟半日遂发抽掣。

[**证候**]　心中发热，有时觉气血上涌，即昏然，身躯后挺，四肢抽掣。其腹中有时作疼[2]，令人揉之则少瘥（chài，病愈，病有好转），其脉左部沉弦，右部沉涩，一息四至强。

[**诊断**]　此乃肝气胆火[3]，挟败血上冲以瘀塞经络，而其气火相并上冲不已，兼能妨碍神经，是以昏然、后挺而四肢作抽掣也。当降其败血，使之还为恶露

[1] 恶露不尽。

[2] 恶露阻滞气血，不通则痛。西医之产后子宫收缩痉挛。

[3] 心中发热，气血上涌，左脉沉弦。

泻出，其病自愈。

[处方]　怀牛膝一两　生杭芍六钱　丹参五钱　玄参五钱　苏木三钱　桃仁三钱，去皮　红花二钱　土鳖虫五大个，捣　红娘虫[1]即樗鸡，六大个，捣

共煎汤一盅，温服。

[效果]　此药煎服两剂，败血尽下，病若失。

按语：产后恶露不下，阻塞经络，气血流通不畅，机体失于荣养。头为精明之府，失养则昏然不清；气血不达于四肢，则痉挛、抽搐。此案更挟有肝气胆火上冲，症情复杂。张锡纯用白芍、玄参清肝胆之热，并滋肝肾之阴，柔润而止痉；用怀牛膝补肾活血，引火下行，引血下行；更以大队活血、化瘀、攻积、导滞药物，力下败血。如苏木，《本草经疏》云：“凡积血与夫产后血胀闷欲死，无非心、肝二经为病，此药咸主入血，辛能走散，败浊瘀积之血行，则二经清宁，而诸证自愈。《日华子》《海药》所主，悉取其入血行血。辛咸消散，亦兼有软坚润下之功，故能祛一切凝滞留结之血，妇人产后尤为所须耳。”若非张锡纯老练果敢，难有如此桴鼓之效。

此案文字简短，看似简单，实为危急险症，是中医学产后血晕和产后痉证的合并。产后晕厥、抽搐并见，常见四种情况：失血过多、感染、子痫和肺栓塞。感染会有发热恶寒、高热等。子痫产前应有妊娠高血压综合征，即高血压、水肿、蛋白尿等改变，且产后子痫一般发生于产后24小时内。该患者无明显失血过程。此案应属肺栓塞。

孕产妇因生理性改变处于高凝状态，易形成深静脉血栓。产后因身体活动，血栓脱落可形成肺栓塞。肺栓塞可以是无症状的，一般无生命危险，临床表现包括呼吸困难、胸痛、束胸感、咳嗽、心动过速、肺不张、咯血、发热等，当肺循环阻塞达50%以上时，即可发生低血压、低氧血症、晕厥、抽搐、心力衰竭、猝死等。这就是张锡纯“能妨碍神经”的原委。

[1]　又名红娘子，有毒，内服宜慎。红娘子和樗（chū）鸡，在现代动物学上是两种不同科属的昆虫，而历代《本草》每多混淆。目前药材只用红娘子，樗鸡未见入药。

张锡纯大力活血逐瘀疗法为中医药救治产后肺栓塞重症提供了成功范例。

产后癥瘕

邑城西韩家庄，韩氏妇，年三十六岁，得产后癥瘕证[1]。

[**病因**] 生产时恶露所下甚少[2]，未尝介意，迟至半年，遂成癥瘕。

[**证候**] 初因恶露下少，弥月（满月）之后渐觉少腹胀满。因系农家，时当麦秋忙甚，未暇延医服药。又迟月余，则胀而且疼，始服便方数次，皆无效。后则疼处按之觉硬，始延医服药。延医月余，其疼似减轻而硬处转见增大，月信自产后未见。诊其脉左部沉弦，右部沉涩，一息近五至。

[**诊断**] 按生理正则，产后两月，月信当见。有孩吃乳，至四月亦当见矣。今则已半载月信未见，因其产后未下之恶露，结癥瘕于冲任之间，后生之血遂不能下为月信，而尽附益于其上，俾其日有增长，是以积久而其硬处益大（更大）也。是当以消癥瘕之药消之，又当与补益之药并用，使之消癥瘕而不至有伤气化。

[**处方**] 生箭芪五钱　天花粉五钱　生怀山药五钱　三棱三钱　莪术三钱　当归三钱　白术二钱　知母二钱　生鸡内金二钱，黄色的，捣　桃仁二钱，去皮

共煎汤一大盅，温服。

[**复诊**] 将药连服六剂，腹已不疼，其硬处未消，按之觉软，且从前食量减少，至斯已复其旧。其脉亦较前舒畅，遂即原方为之加减，俾再服之。

[**处方**] 生箭芪五钱　天花粉五钱　生怀山药四钱　三棱三钱　莪术三钱　怀牛膝三钱　野党参三钱　知母三钱　生鸡内金二钱，黄色的，捣　生水蛭二钱，捣碎

共煎汤一大盅，温服。

[**效果**] 将药连服十五六剂随时略有加减，忽下紫黑血块若干，病遂全愈。

[1] 癥瘕指腹腔内有包块肿物结聚的疾病，又称积聚。后世一般以坚硬不移，痛有定处的为癥，为积；聚散无常，痛无定处的为瘕，为聚。此处概言癥积。

[2] 败血留滞，阻遏气血，气滞血瘀。

医学衷中参西录第六期第四卷

219

[**说明**] 妇女癥瘕治愈者甚少，非其病之果难治也。《金匮》下瘀血汤，原可为治妇女癥瘕之主方。特其药性猛烈，原非长服之方。于癥瘕初结未坚硬者，服此药两三次或可将病消除。若至累月累年，癥瘕结如铁石，必须久服，方能奏效者，下瘀血汤原不能用。乃医者亦知下瘀血汤不可治坚结之癥瘕，遂改用桃仁、红花、丹参、赤芍诸平和之品；见其癥瘕处作疼，或更加香附、延胡、青皮、木香诸理气之品，如此等药，用之以治坚结之癥瘕，可决其虽服至百剂，亦不能奏效。然仗之奏效则不足，伤人气化则有余。若视为平和而连次服之，十余剂外人身之气化即暗耗矣。此所以治癥瘕者十中难愈二三也。若拙拟之方，其三棱、莪术、水蛭，皆为消癥瘕专药。即鸡内金人皆用以消食，而以消癥瘕亦甚有力。更佐以参、芪、术诸补益之品，则消癥瘕诸药不虑其因猛烈而伤人。且又用花粉、知母以调剂补药之热，牛膝引药下行以直达病所，是以其方可久服无弊，而坚结之癥瘕即可徐徐消除也。至于水蛭必生用者，三期八卷《理冲丸》后论之最详，且其性并不猛烈过甚，治此证者，宜放胆用之以挽救人命。

按语：妇科癥瘕涵盖了各种妇科良性肿瘤，病种较多，如子宫肌瘤、卵巢肿瘤、子宫内膜异位症、盆腔炎性包块、结核性包块等，是妇科常见病、疑难病症。病机多因脏腑失调，气血阻滞，瘀血内结。证候以气滞、血瘀、痰湿、湿热等四型多见。临证时一定要以胞中结块为主症，至于胀满、疼痛或阴道流血等，则不必具备。

张锡纯在《三棱、莪术解》中指出："三棱气味俱淡，微有辛意。莪术味微苦，气微香，亦微有辛意。性皆微温，为化瘀血之要药。以治男子痃癖，女子癥瘕，月闭不通，性非猛烈而建功甚速。其行气之力，又能治心腹疼痛，胁下胀疼，一切血凝气滞之证。若与参、术、耆诸药并用，大能开胃进食，调血和血。若细核二药之区别，化血之力三棱优于莪术，理气之力莪术优于三棱。"在《水蛭解》中指出："但破瘀血而不伤新血；且其色黑下趋，又善破冲任中之瘀。盖其破瘀血者乃此物之良能，非其性之猛烈也。"

此案的记述尚不能确定所患为西医何病。张锡纯对坚硬癥积的用药经验，多年来被广泛应用于临床，收效良好。其对三棱、莪术、水蛭、鸡内金、桃仁等药物的性能认识，已成为医界共识。

血闭成癥瘕

邻庄李边务，刘氏妇，年二十五岁，经血不行，结成癥瘕。

[**病因**] 处境不顺，心多抑郁，以致月信渐闭[1]，结成癥瘕。

[**证候**] 癥瘕初结时，大如核桃，屡治不消，渐至经闭后则癥瘕浸长。三年之后大如覆盂，按之甚硬。渐至饮食减少，寒热往来，咳嗽吐痰，身体羸弱，亦以为无可医治，待时（迁延时日）而已。后忽闻愚善治此证，求为诊视。其脉左右皆弦细无力，一息近六至。

[**诊断**] 此乃由经闭而积成癥瘕，由癥瘕而浸成虚劳之证也。此宜先注意治其虚劳，而以消癥瘕之品辅之。

[**处方**] 生怀山药一两　大甘枸杞一两　生怀地黄五钱　玄参四钱　沙参四钱　生箭芪三钱　天冬三钱　三棱钱半　莪术钱半　生鸡内金钱半，黄色的，捣

共煎汤一大盅，温服。

[**方解**] 方中用三棱、莪术，非但以之消癥瘕也。诚以此证廉于（少于）饮食，方中鸡内金固能消食，而三棱、莪术与黄芪并用，更有开胃健脾之功。脾胃健壮，不但善消饮食，兼能运化药力使病速愈也。

[**复诊**] 将药连服六剂，寒热已愈，饮食加多，咳嗽吐痰亦大轻减。癥瘕虽未见消，然从前时或作疼，今则不复疼矣。其脉亦较前颇有起色。拟再治以半补虚劳、半消癥瘕之方。

[**处方**] 生怀山药一两　大甘枸杞一两　生怀地黄

[1] 肝气郁结，气滞血瘀，瘀而成积。

八钱　生箭芪四钱　沙参四钱　生杭芍四钱　天冬四钱　三棱二钱　莪术二钱　桃仁二钱，去皮　生鸡内金钱半，黄色的，捣

共煎一大盅，温服。

[三诊] 将药连服六剂，咳嗽吐痰皆愈。身形已渐强壮，脉象又较前有力，至数复常。至此虚劳已愈，无庸再治。其癥瘕虽未见消，而较前颇软。拟再专用药消之。

[处方] 生箭芪六钱　天花粉五钱　生怀山药五钱　三棱三钱　莪术三钱　怀牛膝三钱　潞党参三钱　知母三钱　桃仁二钱，去皮　生鸡内金二钱，黄色的，捣　生水蛭二钱，捣碎

共煎汤一大盅，温服。

[效果] 将药连服十二剂，其瘀血忽然降下若干，紫黑成块，杂以脂膜，癥瘕全消。为其病积太久，恐未除根，俾日用山楂片两许，煮汤冲红蔗糖，当茶饮之，以善其后。

按语：此案用药与前案互参。所不同者，此案癥积日久，渐成虚劳。虚劳寒热往来，非少阳证和湿热证的寒热往来，病机是气血亏虚，或兼瘀血阻滞，或兼痰热郁结，导致阴阳不和。宋代《圣济总录·虚劳门》："虚劳寒热者，以腑脏久虚，阴阳交争，营卫不足所致，阳气胜则热，阴气胜则寒，阴阳相胜，故寒热互作。"

张锡纯的三次处方，药物基本相同，略有增减，体现了益气养阴、健脾和胃、活血化瘀、攻补兼施的治疗大法。

用药如用兵，战略与战术都不可忽视。同样的方药，因每味药物剂量不同，显示出攻与补力量的差别。三方先后依次体现了以补为主、攻补各半、以攻为主的策略。张锡纯的治病次第，昭然若揭。大家风范，指挥若定。

产后温病

天津一区，李氏妇，年二十七岁，于中秋节后得温病。

［**病因**］ 产后六日，更衣入厕，受风。

［**证候**］ 自厕返后，觉周身发冷，更数小时，冷已又复发热，自用生姜、红糖煎汤乘热饮之，周身得汗稍愈，至汗解而其热如故。迁延两日，热益盛，心中烦躁作渴。急延愚为诊视。见其满面火色，且微喘，诊其脉象洪实，右部尤甚[1]，一分钟九十三至。舌苔满布白而微黄，大便自病后未行。

［**诊断**］ 此乃产后阴虚生内热，略为外感拘束而即成温病也。其心中烦躁而渴者，因产后肾阴虚损，不能上达舌本，且不能与心火相济也。其微喘者，因肾虚不能纳气也。其舌苔白而微黄者，热已入阳明之府也。其脉洪实兼数者，此阳明府热已实，又有阴虚之象也。宜治以白虎加人参汤更少为变通之，方于产后无碍。

［**处方**］ 生石膏三两，捣细　野台参四钱　玄参一两
生怀山药八钱　甘草三钱

共煎汤三盅，分三次温饮下。

［**方解**］ 按此方即白虎加人参汤，以玄参代知母、生山药代粳米也。伤寒书中用白虎汤之定例，汗吐下后加人参，以其虚也；渴者加人参，以其津液不上潮也。至产后则虚之尤虚，且又作渴，其宜加人参明矣。至以玄参代知母者，因玄参《神农本草经》原谓其治产乳余疾也。以生山药代粳米者，因山药之甘温既能代粳米和胃，而其所含多量之蛋白质更能补益产后者之肾虚也。如此变通，其方虽在产后用之，可毫无妨碍，况石膏《神农本草经》原谓其微寒，且明载其主产乳乎？

［**复诊**］ 服药一剂，热退强半，渴喘皆愈。脉象已近和平，大便犹未通下。宜大滋真阴以退其余热，而复少加补气之药佐之。诚以气旺则血易生，即真阴易复也。

［**处方**］ 玄参二钱　野党参五钱
共煎汤两盅，分两次温饮下。

［**效果**］ 将药煎服两剂，大便通下，病遂全愈。

按语：产后阴血亏虚，复感外邪，外邪入里化热，阳明腑实已成。首用白虎加人参汤，清解气分之热。气

分热解后，用玄参、党参养阴益气，使患者归于平复。须知，玄参养阴清热，兼以润通大便，于此患尤为适宜。

流产后满闷

天津一区，张姓妇，年二十六岁，流产之后胃脘满闷，不能进食。

[**病因**] 孕已四月，自觉胃口满闷，倩人以手为之下推，因用力下推至脐，遂至流产。

[**证候**] 流产之后，忽觉气血上涌，充塞胃口，三日之间分毫不能进食。动则作喘，头目眩晕，心中怔忡，脉象微弱，两尺无根。其夫张耀华，曾受肺病吐脓血，经愚治愈，因相信复急延为诊治。

[**诊断**] 此证因流产后下焦暴虚，肾气不能固摄冲气，遂因之上冲。夫冲脉原上隶阳明胃府，其气上冲胃气即不能下降胃气以息息下行为顺，是以胃中胀满，不能进食。治此等证者，若用开破之药开之，胀满去而其人或至于虚脱。宜投以峻补之剂，更用重镇之药辅之，以引之下行，则上之郁开而下焦之虚亦即受此补剂之培养矣。

[**处方**] 大潞参四钱　生赭石一两，轧细　生怀山药一两　熟怀地黄一两　玄参八钱　净萸肉八钱　紫苏子三钱，炒捣　生麦芽三钱

共煎汤一大盅，分两次温服下。

[**方解**] 按方中用生麦芽，非取其化食消胀也。诚以人之肝气宜升，胃气宜降，凡用重剂降胃，必须少用升肝之药佐之，以防其肝气不舒[1]。麦芽生用原善舒肝，况其性能补益胃中酸汁，兼为化食消胀之妙品乎。

[**效果**] 将药煎服一剂，胃中豁然顿开，能进饮食，又连服两剂，喘与怔忡皆愈。

按语： 所谓怔忡者，流产后气血亏虚，心神失养；所谓喘者，流产后下焦不固，肾不纳气。故张锡纯以山药、党参补气，山萸肉、熟地养血，赭石镇冲，山药、山萸肉固摄下焦、纳气止喘，玄参防药物温热、滋阴补虚，苏子宽胸理气降逆，生麦芽舒肝生发，升提与镇潜

[1] 临床上和胃降逆常需疏肝理气，木达土疏，不仅仅是防止降胃时抑肝，舒肝也有助于降胃。

相得益彰，巩固人身气血，切中病机，一剂得功。

月闭兼温疹靥急

天津城里丁家胡同，杨氏女，年十五岁，先患月闭，继又染温疹靥急。

[**病因**] 自十四岁月信（月经）已通，后因肝气不舒，致月信半载不至，继又感发温疹，初见点即靥（yè，颊上的微窝，此指疹点塌陷如凹）。

[**证候**] 初因月信久闭，已发热，瘦弱，懒于饮食，恒倦卧终日不起。继受温疹，寒热往来，其寒时觉体热减轻，至热时，较从前之热增加数倍。又加以疹初见点即靥。其毒热内攻，心中烦躁怔忡，剧时精神昏愦，恒作谵语，舌苔白而中心已黄，毫无津液。大便数日未行。其脉觉寒时似近闭塞，觉热时又似洪大而重按不实，一息五至强。

[**诊断**] 此证因阴分亏损将成痨瘵[1]，又兼外感内侵，病连少阳，是以寒热往来，又加以疹毒之热，不能外透而内攻，是以烦躁怔忡、神昏谵语，此乃内伤外感两剧之证也。宜用大剂滋其真阴，清其毒热，更佐以托疹透表之品当能奏效。

[**处方**] 生石膏二两，捣细　野台参三钱　玄参一两　生怀山药一两　大甘枸杞六钱　知母四钱　连翘三钱　蝉蜕二钱　茵陈二钱　僵蚕钱半　鲜芦根四钱

共煎汤三盅，分三次温饮下。嘱其服一剂热不退时，可即原方再服，若服至大便通下且微溏时，即宜停药勿服。

[**复诊**] 将药煎服两剂，大热始退，不复寒热往来，疹未表出，而心已不烦躁怔忡。知其毒由内消，当不变生他故（tāgù，别的事，此指其他变症）。大便通下一次亦未见溏，再诊其脉已近和平，惟至数仍数，知其外感已愈十之八九，而真阴犹未复也。拟再滋补其真阴，培养其血脉，俾其真阴充足，血脉调和，月信自然通顺而不愆期（qiānqī，误期，失期）矣。

[1] 痨瘵是一种以肌肉瘦削，盗汗，午后发热，烦躁，咳嗽，倦怠无力，食少，痰涎带血，咯唾吐衄为特征的慢性精血耗竭的虚损性疾患。多数属于西医的结核性疾病，但不严格对应。此处当指虚劳。

［**处方**］ 生怀山药一两 大甘枸杞一两 玄参五钱 地骨皮五钱 龙眼肉五钱 北沙参五钱 生杭芍三钱 生鸡内金钱半，黄色的，捣 甘草二钱

共煎汤一大盅，温服。

［**三诊**］ 将药连服四剂，饮食增加，精神较前振作，自觉诸病皆无，惟腹中间有疼时，此月信欲通而未能即通也。再诊其脉已和平四至矣。知方中凉药宜减，再少加活血化瘀之品。

［**处方**］ 生怀山药一两 大甘枸杞一两 龙眼肉六钱 当归五钱 玄参三钱 地骨皮三钱 生杭芍三钱 生鸡内金钱半，黄色的，捣 土鳖虫五个大者，捣 甘草钱半 生姜三片

共煎汤一大盅，温服。

［**效果**］ 此药连服十剂，腹已不疼，身形已渐胖壮，惟月信仍未至，俾停药静候。旬日后月信遂见，因将原方略为加减，再服数剂，以善其后。

［**或问**］ 方书治温疹之方，未见有用参者。开首之方原以治温疹为急务，即有内伤亦当从缓治之，而方中用野台参者其义何居？答曰：《伤寒论》用白虎汤之例，汗吐下后加人参，以其虚也；渴者加人参，以其气虚不能助津液上潮也。今此证当久病内亏之余，不但其血分虚损，其气分亦必虚损。若但知用白虎汤以清其热，不知加参以助之，而热转不清，且更有病转加剧之时观四期人参后附载医案可知。此证之用人参，实欲其热之速退也。且此证疹瘄之急，亦气分不足之故。用参助石膏以清外感之热，即借其力以托疹毒外出，更可借之以补从前之虚劳。是此方中之用参，诚为内伤外感兼顾之要药也。

［**或问**］ 凡病见寒热往来者，多系病兼少阳，是以治之者恒用柴胡以和解之。今方中未用柴胡，而寒热往来亦愈何也？答曰：柴胡虽能和解少阳，而其升提之力甚大。此证根本已虚，实不任柴胡之升提。方中茵陈乃青蒿之嫩者，经冬不枯，饱沃霜雪，至春得少阳最初

之气，即萌动发生，是以其性凉而能散，最能宣通少阳之郁热，可为柴胡之代用品。实为少阳病兼虚者无尚之妙药也。况又有芦根亦少阳药，更可与之相助为理乎？此所以不用柴胡亦能愈其寒热往来也。

按语： 首诊张锡纯以变通白虎加人参汤为主，滋阴清热；用茵陈、芦根和解少阳，并协同连翘、僵蚕、蝉蜕升发、透表、托疹；其中芦根兼有外透内清之功。张锡纯在《苇茎、芦根解》中指出："芦根，实即苇根也。其善发痘疹者，以其得震卦振发之性也；其善利小便者，以其体中空且生水中自能行水也；其善止吐血、衄血者，以其性凉能治血热妄行，且血亦水属（血中明水居多），其性能引水下行，自善引血下行也。"

仅服两剂药，二诊时少阳热已解，疹也内消。这为治疗出疹内陷提供了新思路、新经验。二诊方即转为大力滋阴养血，为月经储备资源。三诊方在滋养的基础上，复加活血化瘀，为月经疏通道路。后世治经闭者，当酌情运用滋补与疏导两大法则，再据症情寒热增损变通。

处女经闭

天津南开中学旁，陈氏女，年十七岁，经通忽又半载（年，岁）不至。

[**病因**] 项侧生有瘰疬（luǒlì，指发生于颈部、腋下等处淋巴结之慢性感染疾患），服药疗治，过于咸寒，致伤脾胃，饮食减少，遂至经闭[1]。

[**证候**] 午前微觉寒凉，日加申时（15—17时），又复潮热，然不甚剧。黎明时或微出汗，咳嗽有痰，夜间略甚，然仍无妨于安眠。饮食消化不良，较寻常减半。心中恒觉发热、思食凉物、大便干燥、三四日一行。其脉左部弦而微硬，右部脉亦近弦，而重诊无力，一息搏逾五至。

[**诊断**] 此因饮食减少，生血不足以至经闭也。其午前觉凉者，其气分亦有不足，不能乘阳气上升之时

[1] 瘰疬多见于淋巴结结核感染，多因虚损致病。此病容易影响女子内分泌功能，导致月经失调。

而宣布也。至其晚间之觉热，则显为血虚之象。至于心中发热，是因阴虚生内热也。其热上升伤肺易生咳嗽，胃中消化不良易生痰涎，此咳嗽又多痰也。其大便燥结者，因脾胃伤损失传送之力，而血虚阴亏又不能润其肠也。左脉弦而兼硬者，心血虚损不能润肝滋肾也。右脉弦而无力者，肺之津液、胃之酸汁皆亏，又兼肺胃之气分皆不足也。拟治以资生通脉汤方在三期八卷，复即原方略为加减，俾与证相宜。

[**处方**] 白术三钱，炒　生怀山药八钱　大甘枸杞六钱　龙眼肉五钱　生怀地黄五钱　玄参四钱　生杭芍四钱　生赭石四钱，轧细　当归四钱　桃仁二钱　红花钱半　甘草二钱

共煎汤一大盅，温服。

[**复诊**] 将药连服二十余剂随时略有加减，饮食增多，身形健壮，诸病皆愈。惟月信犹未通，宜再注意通其月信。

[**处方**] 生水蛭一两，轧为细末　生怀山药半斤，轧为细末

每用山药末七钱，凉水调和煮作茶汤，加红蔗糖融化，令其适口，以之送服水蛭末六分，一日再服，当点心用之，久则月信必通。

[**效果**] 按方服过旬日，月信果通下，从此经血调和无病。

[**方解**] 按水蛭《神农本草经》原无炙用之文，而后世本草谓若不炙即用之，得水即活，殊为荒唐之言。尝试用此药，先用炙者无效，后改用生者，见效甚速[1]三期八卷理冲丸后附有医案，且论水蛭之性甚详。其性并不猛烈，惟稍有刺激性。屡服恐于胃不宜，用山药煮粥送服，此即《金匮》硝石矾石散送以大麦粥之义也。且山药饶有补益之力，又为寻常服食之品，以其粥送水蛭，既可防其开破伤正，且又善于调和胃腑也。

按语：白术、山药健脾益气，枸杞子、生地黄、玄参滋补肝肾，龙眼肉、生白芍养血，辅以桃仁、红

[1] 近贤王为兰老中医对水蛭亲尝亲试，认为水蛭生用晒干研粉，活血化瘀力量最强，若焙干或油炸或入煎剂其效力大减。所论与张锡纯相同。

花、当归活血，这是活血滋养法之具体应用，开当今之健脾补肾、养血活血治疗闭经之先河。

方中用赭石，在于降胃气、通便结，也且养血。

闭经在月经异常诸证中最为难调，有血滞不下者，理气活血即下。而大多数患者，先有气血精津不足，而后才见闭经。尤须补益脾胃精血，俾身壮肾足，再予活血，月信必通。此案足见张锡纯病案之真实可信，可师可法。另有体格肥壮，痰湿阻滞而闭经者，治疗也须假以时日。曾见许多闭经医案，三五剂即畅通，颇难置信。

血崩证

天津二区，徐姓妇人，年十八岁，得血崩证。

[**病因**]　家庭不和，激动肝火，因致下血不止[1]。

[**证候**]　初时下血甚多，屡经医治，月余血虽见少，而终不能止。脉象濡弱，而搏近五至。呼吸短气，自觉当呼气外出之时，稍须努力，不能顺呼吸之自然。过午潮热，然不甚剧。

[**诊断**]　此胸中大气下陷，其阴分兼亏损也。为其大气下陷，所以呼气努力，下血不止；为其阴分亏损，所以过午潮热。宜补其大气，滋其真阴，而兼用升举固涩之品，方能治愈。

[**处方**]　生箭芪一两　白术五钱，炒　大生地一两
龙骨一两，煅捣　牡蛎一两，煅捣　天花粉六钱　苦参四钱　黄柏四钱　柴胡三钱　海螵蛸三钱，去甲　茜草二钱
西药麦角[2]中者一个，搀乳糖五分，共研细。

将中药煎汤两大盅，分两次服，麦角末亦分两次送服。

[**效果**]　煎服一剂，其血顿止，分毫皆无，短气与潮热皆愈。再为开调补气血之剂，俾服数剂以善其后。

按语：经血不止月余，用张锡纯升陷汤加味治疗，一剂血止，分毫皆无，效如桴鼓，说明滋阴升陷之效

[1] 女子月经前期多有烦躁易怒表现，家人宜宽慰理解，若激惹其恼怒，极易出现经血异常，甚至血崩。

[2] 麦角是一种西药，含有多种生物碱，主要用于产后子宫复旧和产后止血。张锡纯谓，西药中有麦角……其性最善收摄血管，能治一切失血之证，而对于下血者用之尤效。

果。方中既有黄芪、白术健脾益气，黄芪配柴胡升气举陷，又有生地、天花粉滋养真阴，龙骨、牡蛎收敛固涩，苦参、黄柏清退虚热，更兼海螵蛸、茜草辅以西药麦角以治标止血，反映张锡纯治病务求实效之医风。

《黄帝内经》有四乌鲗骨一藘茹丸，治伤肝之病，时时前后血。方用乌鲗骨四，藘茹一，丸以雀卵，如小豆大，每服五丸，鲍鱼汤送下。乌鲗骨即海螵蛸，藘茹即茜草。诸家本草，载此二药之主治，皆谓其能治崩、带，是与《黄帝内经》用二药之义相合。张锡纯配用此方治疗崩漏、带下，屡试屡验，确系良方。

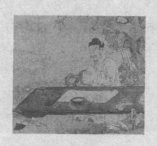

附录·保赤良方

治小儿之书，有《儿科辑要》，著此书者为姚济苍君。辽源友人王止孚曾赠一部。

书中谓：小儿初生时，宜急用手指蘸鸡蛋清摩擦其脊骨，自下而上须着力挨次摩擦，其摩擦之处，即出若干粗黑毛，为拔净可免抽风及他病。

王君曾自试其方，确有效验，因多买其书，以送朋友。

会比邻王姓小孩降生后不哭不乳，授以此方治之，现出黑粗毛若干，为拔净，即啼哭食乳矣。此诚保赤之良方也。其黑毛之生，多在脊骨靠下处，擦时于其处尤宜注意。

见此方者，若能广传，诚积善之一道也。

评语

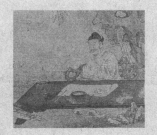

尝思五经之中，惟《易》理能包括万有。至于伏羲、文王周公、孔子，尝本《易》之象数推衍，以尽万事万物之理者无论矣。三代而后，若通书、若正蒙、若程传、若本义、若启蒙、若皇极经世，莫不各得《易》中神奥，以垂为寿世名言。而近今名医应运而出，更有本《易》理化为医理，以医药救世者，则寿甫世讲所著之《衷中参西录》是也。

盖余知寿甫有年矣，因余素有诗癖，而其先大人丹亭先生为近代诗家，且又在比邻，是以恒相过从，朝夕谈燕。时寿甫年在髫龄，既迥然器宇不凡。至弱冠时，博通五经，而又深于《易》，每与谈及，辄能剖析入微，爽人心怀。乃至弱冠后，更能由《易》理推出医理，著书立说，以医药救世活人，贤者之不可测，有如斯哉！

或疑《易》理本难穷，由《易》理化为医理则难之尤难，况寿甫弱冠，而竟能如此深造，先生果何所见，而能若斯确信乎？余闻之，忽然有感于中，不觉泪下曰：寿甫之于医诚神效也。昔者先慈患腕肿证三年，延医无效，及延寿甫诊视，数剂而大愈。因索观其所著医稿，凡至医理深奥之处，莫不引《易》理以为之解释，乃深知寿甫之于医学，洵由《易》理推衍而出者也。然寿甫素裕经猷，固医国才也，医药之神效犹其小焉者耳！

癸巳季春盐山李应熙子咸氏序于香鱼书院